JIANKANG PINGGU
KAOTIJIE

健康评估考题解

主编 王 骏 陈淑英 林 彬

编者（以姓氏笔画为序）

王 骏　上海医药高等专科学校
刘 芹　上海思博职业技术学院
陈淑英　上海思博职业技术学院
周英华　上海医药高等专科学校
周继华　复旦大学附属中山医院
周 鹏　复旦大学附属中山医院
林 彬　江苏省无锡卫生高等职业技术学校
岑慧红　广州医学院卫生职业技术学院
姚丽文　上海市普陀区中心医院
钱爱群　上海健康职业技术学院
盛爱萍　复旦大学护理学院
梁 婕　广东省顺德职业技术学院
熊 瑛　四川省乐山职业技术学院

复旦大學 出版社

主编 王 骏　陈淑英　林 彬

编者（以姓氏笔画为序）

王　骏　上海医药高等专科学校
刘　芹　上海思博职业技术学院
陈淑英　上海思博职业技术学院
周英华　上海医药高等专科学校
周继华　复旦大学附属中山医院
周　鹏　复旦大学附属中山医院
林　彬　江苏省无锡卫生高等职业技术学校
岑慧红　广州医学院卫生职业技术学院
姚丽文　上海市普陀区中心医院
钱爱群　上海健康职业技术学院
盛爱萍　复旦大学护理学院
梁　婕　广东省顺德职业技术学院
熊　瑛　四川省乐山职业技术学院

前　言

为了更好地促进护理学科发展,培养新型的护理人才,以适应高职高专护理教育发展的需要,更好地把握与深入学习教学内容;为了更好地帮助广大考生做好考前复习工作,我们受复旦大学出版社的委托,组织有关专家编写了《健康评估考题解》。

撰写时,我们遵循《健康评估》各层次教学大纲和考试大纲的要求,并紧扣全国卫生专业技术资格考试指导－护理学(执业护士含护士)最新考试大纲的要求,坚持以人为本的整体护理理念,反映"适用临床,突出护理"的特点,帮助护生、护士进一步理解教材中的基本理论、基本知识、基本技能,帮助考生掌握和熟悉医学基础知识、护理专业相关知识和护理专业知识,提高护理人员的职业道德和职业技能水平。同时我们还参考了国内外高等医药院校《诊断学和健康评估》教材、近年来诊断学和健康评估进展方面的新书,以及各类试题集,力求在定位和内容选择上完全符合当今护理学专业的培养目标。

全书共分为10章,每章后有答案,对部分题目附有题解,书后有附录,便于读者参考。本书的命题范围广,涵盖考试大纲的所有知识点,强调先进性、科学性、启发性和实用性,题型全面,题量丰富,质量较高,针对性强,重点突出,反映难点,便于记忆,是考生复习强化的必备用书,可适应和满足各层次护生与护士及广大读者的要求。

由于时间仓促和水平有限,难免有诸多疏漏和欠妥之处,恳请有关专家和广大读者提出宝贵意见和建议,不胜感激之至。

主　编
2013年9月

题型与解题说明

本考题题目采用的题型共有选择题、名词解释题、简述问答题和综合应用题四大类。题目的内容侧重于认知领域,包括记忆、理解、应用、分析、综合和评价 6 个层次能力的训练。

一、选择题

1. A_1 型单项选择题:即单句型最佳选择题,由 1 个题干和 5 个备选答案组成,答题时只能选择其中 1 个符合题意要求的最佳答案,其余 4 个为干扰答案。A_1 型单项选择题可以考核对知识的记忆、理解、应用及初步分析、综合能力。

2. A_2 型单项选择题:即病历摘要型最佳选择题,由 1 个叙述性题干(即 1 个小病例)和 5 个备选答案组成,要求答题者运用所学的知识对题目进行分析、综合、判断后选择 1 个最佳答案。A_2 型单项选择题主要考核对知识的分析、综合能力。

3. A_3 型单项选择题:即病历组型最佳选择题,此种题型须共用题干,题干为一个病情案例,然后提出几个相关的问题,每个问题都与案例有关,但测试点不同,问题之间相互独立。每个问题有 5 个备选答案,要求选择出最佳答案。A_3 型单项选择题主要考核正确判断能力和正确应用能力。

4. A_4 型单项选择题:即病历串型最佳选择题,此种题型也须共用题干,与 A_3 型相似,题干部分叙述一案例,然后提出 3 个以上问题。当病情展开时,可以增加新的信息,问题也随之变化。每个问题由 5 个备选答案组成,只有 1 个是最佳答案。A_4 型单项选择题主要考核综合分析和综合应用能力。

5. B 型配伍选择题:由若干道考题共用一组(5 个)备选答案,每一道考题只能选择其中最合适的 1 个答案,而每个备选答案可以被选用一次,也可被重复选用,或一次也不被选用。B 型配伍选择题的模式为先备选答案,后考题。B 型配伍选择题主要考核对密切相关知识的辨析能力。

6. X_1 型多项选择题:即多重是非选择题,由 1 个题干和 5 个备选答案组成,要求答题者在 5 个备选答案中选出 2 个,或 2 个以上的正确答案,多选、少选、错选均算错误。X_1 型多项选择题的特点是通过列举要点、比较异同、知识归类,让答题者掌握知识的深度,主要考核其对知识的全面理解、正确应用和确切辨析的能力。

7. X_2 型多项选择题:即多重知识串联型,由 1 个叙述性题干(即 1 个小病例)和 5 个备选答案组成,要求答题者在5个备选答案中选出2个,或2个以上的正确答案,多选、少选、错选均算错误。X_2型多项选择题的特点是通过题干所陈述的现象即病例叙述进行综合分析和灵活应用,然后对问题作出正确的判断,主要考核学生的知识结构是否完整。

二、名词解释题

简要答出定义、基本原理和临床意义,对双名词解释要作对比叙述。名词解释题主要考核对知识的记忆和理解。

三、简述问答题

答题要求围绕问题中心,扼要阐明。简述问答题主要考核对知识的应用和分析、综合能力。

四、综合应用题

综合应用题的资料来自于临床真实病例,具全面系统性,可供推理和综合分析。综合应用题主要考核理论联系实际的逻辑思维能力,用书本知识解决复杂而抽象问题的能力,以及在新情况下提出独特见解(评价)的能力。

选择题答案中有"*"号者附有题解。

目 录

第一章	健康评估绪论与方法	1
	答案与题解	8
第二章	临床常见症状评估	15
	答案与题解	72
第三章	体格检查	84
	答案与题解	134
第四章	心理评估	146
	答案与题解	156
第五章	社会评估	162
	答案与题解	173
第六章	实验室检查	178
	答案与题解	214
第七章	心电图检查	224
	答案与题解	241
第八章	影像学诊断	248
	答案与题解	266
第九章	护理诊断	273
	答案与题解	282
第十章	护理病历	287
	答案与题解	293
附录1	NANDA201项护理诊断一览表(2009～2011)	297
附录2	身体评估和心电图操作评分标准	304

前言

第一章　健康评估绪论与方法

选择题(1-1～1-63)

A₁型单项选择题(1-1～1-30)

1-1 我国何时将健康评估课程纳入高等护理教育课程体系
   A. 19世纪70年代　　　　　　　　　B. 19世纪80年代
   C. 20世纪70年代　　　　　　　　　D. 20世纪80年代
   E. 20世纪90年代

1-2 健康评估作为护理学专业一门桥梁课程的作用是
   A. 由基础课程过渡到临床课程　　　B. 由临床课程过渡到基础课程
   C. 由医学课程过渡到护理课程　　　D. 由专业课程过渡到人文学科课程
   E. 由护理课程过渡到医学课程

1-3 护理人员进行健康评估的重点除外下列哪项
   A. 人体系统状况　　　　　　　　　B. 疾病对身体的影响
   C. 备皮进行手术　　　　　　　　　D. 治疗的效果
   E. 并发症观察

1-4 FHPs是在下列何年提出
   A. 1967年　　　　　　　　　　　　B. 1970年
   C. 1977年　　　　　　　　　　　　D. 1982年
   E. 1987年

1-5 世界上首次提出护理程序的是哪一年
   A. 1955年　　　　　　　　　　　　B. 1960年
   C. 1967年　　　　　　　　　　　　D. 1970年
   E. 1982年

1-6 功能性健康型态的提出者是
   A. Lydia Hall　　　　　　　　　　B. Gordon
   C. Johnson　　　　　　　　　　　　D. G. I. Engel
   E. Orlando

1-7 器械检查不包括
   A. 超声检查　　　　　　　　　　　B. 心电图检查
   C. X线检查　　　　　　　　　　　D. 实验室检查
   E. 核医学检查

1-8 护理程序的首要环节是
   A. 护理目标　　　　　　　　　　　B. 护理措施

C. 健康评估　　　　　　　　　D. 护理诊断
E. 护理评价

1-9 提供护理病史最可靠的对象是
A. 患者本人　　　　　　　　　B. 家庭成员
C. 保健人员　　　　　　　　　D. 同事朋友
E. 事件目击者

1-10 采集护理病史的时间宜在
A. 入院即刻　　　　　　　　　B. 入院就餐时
C. 入院 24 小时后　　　　　　D. 入院安排床位时
E. 入院安排就绪后

1-11 收集患者客观资料的主要方法是
A. 采集病史　　　　　　　　　B. 阅读病历
C. 身体评估　　　　　　　　　D. 护理记录
E. 详细观察

1-12 收集护理资料的目的
A. 为正确诊断提供依据　　　　B. 为确认预期目标提供依据
C. 为进行正确评价提供依据　　D. 为正确列出护理诊断提供依据
E. 为正确列出护理措施提供依据

1-13 选出正确的问诊语言
A. 您是否下午发热　　　　　　B. 您心前区疼痛是否呈绞窄样的
C. 您头痛时还有什么不舒服　　D. 您大便有隐血吗
E. 您腹痛时有否背部放射痛

1-14 下列问诊语句哪句不妥
A. 您感到哪里不舒服　　　　　B. 您患这种病有多少日子了
C. 您是否用过什么药　　　　　D. 您有上腹痛吗
E. 您认为是什么原因使您生病的？

1-15 通过问诊所获得的资料为
A. 主观资料　　　　　　　　　B. 客观资料
C. 目前资料　　　　　　　　　D. 既往资料
E. 详细资料

1-16 护士收集资料成功的关键是
A. 护士能说会道　　　　　　　B. 得到患者的信任
C. 病情比较简单　　　　　　　D. 患者文化程度高
E. 患者能说会道

1-17 有关问诊内容、方法与技巧的叙述，错误的是
A. 环境需安静舒适　　　　　　B. 护理人员先做自我介绍
C. 选择适当的时机　　　　　　D. 问诊一般先从主诉开始
E. 尽量用医学术语

1-18 被评估者患病后的内心体验和感受称为
    A. 主诉   B. 病因
    C. 症状   D. 健康史
    E. 体征

1-19 经体格检查发现的异常表现称为
    A. 症状   B. 患病
    C. 伴随症状   D. 体征
    E. 辅助检查

1-20 下列哪项既是症状又是体征
    A. 水肿   B. 头痛
    C. 心悸   D. 咳嗽
    E. 呕吐

1-21 下列属于症状的是哪项
    A. 肝大   B. 恶心
    C. 蜘蛛痣   D. 紫癜
    E. 舒张期隆隆样杂音

1-22 主诉是指
    A. 最主要的症状或体征   B. 病人患病后的全过程
    C. 既往曾经患过的疾病   D. 社会经历与习惯嗜好
    E. 婚姻与月经生育史

1-23 病史的主体部分是指
    A. 一般资料   B. 主诉
    C. 现病史   D. 既往史
    E. 家族史

1-24 现病史不包括
    A. 起病情况   B. 患病时间
    C. 主症特点   D. 系统回顾
    E. 伴随症状

1-25 下列哪项不属于诱发因素
    A. 外伤骨折   B. 气候变化
    C. 饮食失衡   D. 起居失调
    E. 情绪起伏

1-26 既往史的内容正确的是
    A. 睡眠情况   B. 病因与诱因
    C. 诊治经过   D. 病情的演变
    E. 曾经患过的疾病

1-27* 哪类药物使用时应注明用法、剂量和时间
    A. 止咳化痰药   B. 抗结核药物
    C. 解热镇痛药   D. 抗组胺药物

  E. 维生素类药

1-28 生育史的了解内容
  A. 夫妻关系　　　　　　　　　B. 经期症状
  C. 性生活状况　　　　　　　　D. 妊娠次数
  E. 配偶健康情况

1-29 家族史了解的对象不包括
  A. 配偶　　　　　　　　　　　B. 双亲
  C. 兄弟　　　　　　　　　　　D. 姐妹
  E. 子女

1-30* 下面有关功能性健康型态叙述错误的是
  A. 1987年由 Marjory Gordon 提出　　B. 作为组织问诊内容的框架
  C. 体现以人为中心的整体护理理念　　D. 确定个体健康状况及护理的需要
  E. 与整体护理评估涉及14个方面内容

A_2型单项选择题(1-31～1-34)

1-31 患者,28岁,女性。近年来感乏力、纳差、面色苍白、记忆力减退;平素不喜肉食,月经量多。体格检查:中度贫血貌,睑结膜苍白,口唇苍白,余未见明显异常,来院诊治。根据上述资料评估患者最突出的症状是什么?
  A. 疲乏无力　　　　　　　　　B. 记忆力减退
  C. 食欲不振　　　　　　　　　D. 注意力不集中
  E. 月经量多

1-32 患者,33岁,男性。因高热、咳嗽5天急诊入院。查体:T 39℃,P 100次/分,R 20次/分,BP 120/80mmHg。急性病容,神志清楚,无皮疹,浅表淋巴结无肿大,巩膜无黄染,咽(一),气管居中。左中上肺叩浊音,语颤增强,可闻湿性啰音;叩诊心界无扩大,心率100次/分,律齐,无杂音。腹平软,肝脾未及,病理反射未引出。根据患者实际情况,下列哪项问诊语言欠妥?
  A. 5天前有无受凉　　　　　　　B. 有咳痰吗,颜色怎样
  C. 发热时有发冷、发抖吗　　　　D. 肺部有无不舒服
  E. 有无药物过敏史

1-33 唐先生,原有慢性支气管炎病史18年,3年来气促加重,来院检查证实为COPD。查体桶状胸,双侧呼吸运动和触觉语颤减弱,叩诊呈过清音,听诊呼吸音减弱。根据该患者的临床表现,你认为最主要的症状是什么?
  A. 桶状胸　　　　　　　　　　　B. 叩诊呈过清音
  C. 呼吸困难　　　　　　　　　　D. 长期咳嗽、咳痰
  E. 语颤减弱

1-34 患者原有高血压性心脏病史32年,近来患病毒性上呼吸道感染数天,咽喉疼痛、咳嗽频繁、胸闷气急、视力模糊;昨晚夜间睡眠基本不能平卧,来院急诊。听诊两肺底闻及细湿啰音。根据上述资料,应属于客观资料的是
  A. 咽喉疼痛　　　　　　　　　　B. 胸闷、气急

C. 咳嗽频繁　　　　　　　　　　D. 视力模糊

E. 两肺底闻及细湿啰音

B 型配伍选择题（1-35～1-51）

A. 确立护理评估的四项原则　　　B. 护理工作应按顺序进行

C. 生物-心理-社会的现代医学模式　D. 护理观察的重要性

E. 人的基本需要论

1-35　Nightingle 强调

1-36　G. I. Engel 提出

1-37　Maslow 提出

1-38　Lydia Hall 提出

1-39　Black 提议

A. 主观资料和客观资料　　　　　B. 部分资料和全部资料

C. 目前资料和既往资料　　　　　D. 间接资料和直接资料

E. 简单资料和详细资料

1-40　按照资料收集的方法分为

1-41　按照资料提供的时间可分为

A. 现病史　　　　　　　　　　　B. 个人史

C. 主诉　　　　　　　　　　　　D. 家族史

E. 既往史

1-42　病情的发展与演变应属于

1-43　预防接种史应属于

1-44　本次就诊的主要原因及持续时间属于

1-45　受教育程度应属于

1-46　有无遗传性疾病应属于

A. 咳嗽咳痰、气促、喘息、咯血、低热、胸痛等

B. 心悸、心前区疼痛、活动后气促、血压升高、水肿、晕厥等

C. 食欲减退、恶心呕吐、腹痛腹泻、腹胀、便秘、呕血、黑粪等

D. 尿频、尿急、尿痛、尿量改变、排尿困难、尿失禁、水肿等

E. 乏力、眼花、头晕、出血点、皮肤黏膜苍白、鼻出血、骨痛等

1-47　泌尿系统疾病系统回顾内容

1-48　血液系统疾病系统回顾内容

1-49　呼吸系统疾病系统回顾内容

1-50　循环系统疾病系统回顾内容

1-51　消化系统疾病系统回顾内容

X_1 型多项选择题（1-52～1-59）

1-52　健康评估时收集资料最常用和最基本的方法是

A. 询问交谈　　　　　　　　　　B. 健康教育

C. 身体评估 D. 实验室检查
E. 器械检查

1-53 现病史包括
A. 起病情况与患病时间 B. 病情发展与演变
C. 主要症状和伴随症状 D. 病因与诱发因素
E. 诊治和护理及其效果

1-54 主观资料的内容是
A. 对所患疾病和各症状的感受 B. 身体状况的评价
C. 个人经历和求医目的 D. 身体评估的结果
E. 健康问题的认识

1-55 病史内容的常用核实方法有
A. 澄清 B. 复述
C. 反问 D. 质疑
E. 解析

1-56 影响问诊的因素
A. 交谈过程 B. 沟通方法
C. 文化背景 D. 病情基础
E. 身高、体重

1-57 主诉的概念是指
A. 本次就诊的主要原因 B. 本次就诊的诱发因素
C. 本次就诊的持续时间 D. 本次就诊的病情演变
E. 本次就诊的伴随症状

1-58 病史中的成长发展史包括
A. 生长发育史 B. 个人史
C. 月经史 D. 生育史
E. 婚姻史

1-59 内科护理措施应注意保持老年患者的生理需要，其主要内容是
A. 适衡营养 B. 适度睡眠
C. 适可活动 D. 适时吸烟
E. 适当激动

X_2 型多项选择题（1-60～1-63）

1-60 患者，男性，28岁。自诉劳累淋雨后咳嗽、高热（体温40℃）、气急1天。今晨起尿量减少、四肢厥冷、大汗淋漓、唇与指发绀来院就诊。护士应常规为该患者做哪些健康评估？
A. 身体评估 B. X线检查
C. 实验室检查 D. CT或MRI
E. 进一步询问病史

1-61* 患者，男性，54岁。患十二指肠溃疡19年，近几个月来疼痛节律性有所改变，用抗酸药和质子泵抑制剂也不能缓解。为了解有无并发症的发生，医生给予属于有价值的客观资

料收集的检测项目是
A. 溃疡压痛点 B. 胃镜检查
C. X线钡餐检查 D. 生命体征
E. 血淀粉酶测定

1-62 患者,女性,23岁。自述常在咳嗽用力等情况下突然出现心悸,每次发作约数分钟至1小时余不等,多数能自行缓解,为突然停止。至医院就诊时心电图检查示:阵发性室上性心动过速。体格检查:T36.5℃,P180次/分,律齐,R20次/分,BP 110/70mmHg。根据上述内容,下列哪些是主观资料?
A. 咳嗽用力为诱因 B. 突然出现心悸
C. 突然停止 D. P180次/分,律齐
E. 阵发性室上性心动过速

1-63 患者,女性,26岁。昨天因吃坏东西出现恶心、呕吐伴腹痛腹泻,最可能的是患急性胃肠炎。请问病史采集内容重点是什么?
A. 吃坏什么东西 B. 恶心、呕吐状况
C. 心理精神状况 D. 休息睡眠状况
E. 腹痛腹泻状况

名词解释题(1-64～1-87)

1-64 健康评估

1-65 健康评估记录

1-66 主观资料

1-67 客观资料

1-68 目前资料

1-69 既往资料

1-70 功能性健康型态模式

1-71 Maslow的需要层次模式

1-72 人类反映型态模式

1-73 问诊

1-74 过渡性交谈

1-75 封闭式提问

1-76 开放式提问

1-77 症状

1-78 伴随症状

1-79 体征

1-80 主诉

1-81 现病史

1-82 既往史

1-83 冶游史

1-84 个人史

1-85 生育史
1-86 家族史
1-87 健康史

简述问答题(1-88~1-98)

1-88 健康评估的学习目的是什么?
1-89 健康评估课程包含哪些主要内容?
1-90 简述护理评估的四项原则。
1-91 学习健康评估的基本要求是什么?
1-92 健康史的主要内容。
1-93 问诊的重要性。
1-94 问诊该如何选择良好的环境?
1-95 问诊的方法和技巧?
1-96 哪些属于特殊情况的问诊对象?
1-97 功能性健康状态系统回顾包括哪11个方面?
1-98 健康资料的来源有哪些?

综合应用题(1-99~1-100)

1-99 一位男性患者,有长期高血压史,最近半年经常夜间睡眠中突然感到呼吸受"憋"而醒,被迫坐起。今晚又出现喘息,面色灰白,出冷汗,口唇发绀,阵阵咳嗽,咯出粉红色泡沫状痰。

体格检查:T 36.8℃,P 124次/分,R 33次/分,BP 160/65mmHg;两肺闻及哮鸣音,两肺底闻及少许湿性啰音;心界叩诊呈靴形增大,听诊心尖区闻及奔马律,心率124次/分,律齐,主动脉瓣区第二心音减弱,主动脉瓣区及心尖区闻及舒张期杂音。肝、脾未及,下肢无水肿。

请解答:上述内容哪些是主观资料?哪些是客观资料?

1-100 值班护士小孙在下午1时接班时,明确医嘱30床病人(王××,女性,35岁)明天抽血测定游离甲状腺素(FT4)和三碘甲状腺原氨酸(FT3),随即通知患者晚餐不要吃油腻食物。病人问:"可以喝酒吗?"小孙答:"只能喝啤酒。"次日凌晨5时,大夜班护士小张准备抽血,先在采血试管内加入抗凝剂,约5:15分时,至30床边,见病人下肢尚在静脉输液。为节约时间,便按下输液皮条,插上5ml干针筒,缓缓抽出静脉血,很快注入准备好的采血试管内,并随手在采血管上贴上化验单的标签,并将其放在试管架上。待到上午8时化验室日班上班时,再行送验。

请解答:值班护士小孙与小张的做法中,哪些是错误的,为什么?

答案与题解

【选择题】

| 1-1 E | 1-2 A | 1-3 C | 1-4 E | 1-5 A | 1-6 B | 1-7 D | 1-8 C |
| 1-9 A | 1-10 E | 1-11 C | 1-12 D | 1-13 C | 1-14 D | 1-15 A | 1-16 B |

1-17 E	1-18 C	1-19 D	1-20 A	1-21 B	1-22 A	1-23 C	1-24 D
1-25 A	1-26 E	1-27* B	1-28 D	1-29 A	1-30* E	1-31 A	1-32 D
1-33 C	1-34 E	1-35 D	1-36 C	1-37 E	1-38 B	1-39 A	1-40 A
1-41 C	1-42 A	1-43 E	1-44 C	1-45 B	1-46 D	1-47 D	1-48 E
1-49 A	1-50 B	1-51 C					

1-52 ABCE　　1-53 ABCDE　　1-54 ABCE　　1-55 ABCDE　　1-56 ABCD
1-57 AB　　　1-58 ABCDE　　1-59 ABC　　1-60 AE　　　1-61* BC
1-62 ABC　　1-63 BE

1-27 题解：询问用药史是指曾用过哪些药物、有无反应。特殊药物如激素、抗结核药物、抗生素等应记明其用法、剂量和时间。询问当前用药情况，包括药物名称、剂型、用法、用量、效果及不良反应等。对于过去用药史，主要询问药物过敏史、药物疗效及不良反应。同时可了解患者过敏原和变态(过敏)反应的具体表现。止咳化痰药、解热镇痛药、抗组胺药物、维生素类药属于一般类药物。

1-30 题解：功能性健康型态于1987年由 Marjory Gordon 提出，作为组织问诊内容的框架，它体现以人为中心的整体护理理念，确定个体健康状况及护理的需要，并规定了与整体护理评估所涉及的11个方面的内容。

1-61 题解：患者患十二指肠溃疡19年，近几个月来疼痛节律性有所改变，用抗酸药和质子泵抑制剂也不能缓解，估计出现了并发症。为了解有无并发症的发生，最有价值的检测项目是胃镜和X线钡餐检查。溃疡压痛点和生命体征检查可反映病情的变化，但不能证实出现哪一并发症。血淀粉酶测定是检测急性胰腺炎的实验室项目。

【名词解释题】

1-64 健康评估是运用现代护理基本理论和基本技能，有目的、有计划，系统地收集护理对象的主观和客观健康资料，通过临床思辨的方法，分析判断资料的价值，研究和诊断个体、家庭与社会因素，以及疾病间的相互作用和相互影响，识别和解决现存或潜在的生理、心理及其环境适应等方面健康问题或生命过程反应的一门应用学科。它既突出了护理特色，又体现了专业的独立性。全面、完整、正确的健康评估，是确保高质量优质护理服务的先决条件。

1-65 健康评估记录是将健康评估所获得的资料，也就是通过问诊、护理体检、实验室检查所获得的资料形成书面记录。它既是护理活动的重要文件，也是患者病情的法律文件，其格式和内容有严格而具体的要求。

1-66 主观资料是通过问诊获得的资料，包括主诉、亲属的代诉及经提问而获得的有关健康状况的描述，如对所患疾病的主观感觉、对各症状的感受、身体状况评价、个人经历、求医目的、健康问题的认识等。主观资料不能被直接观察或评估。

1-67 客观资料是指经过身体评估、实验室或器械检查等所获得的有关健康状况的结果。其中患病后机体的体表或内部结构发生了可以观察到或感触到的改变称为体征，如黄疸、肝大、心脏杂音等，是形成护理诊断的重要依据。

1-68 目前资料是患者目前发生的有关健康问题的资料，包括患者基本资料、现病史等。

1-69 既往资料则为此患者之前发生的有关健康问题的资料，包括既往史、治疗史、过敏史等。

1-70 功能性健康型态模式由 Marjory、Gordon 于 1987 年提出了带有明显护理特征的收集和组织健康资料的分类模式,该模式涉及人类健康和生命过程的 11 个方面:①健康感知——健康管理型态;②营养——代谢状态;③排泄型态;④活动——运动型态;⑤睡眠——休息型态;⑥认知——感知型态;⑦自我感知——自我概念型态;⑧角色——关系型态;⑨性——生殖型态;⑩压力——应对型态;⑪价值——信念型态。

1-71 Maslow 的需要层次模式是将资料按人的需要层次由低向高依次分为生理需要、安全需要、爱与归属的需要、尊重的需要、自我实现的需要 5 个方面进行组织。在满足较高级的需要前必须首先满足其较低级的基本生理需要。

1-72 人类反应型态模式是北美护理诊断协会为使护理诊断标准化而发展的一种护理诊断分类系统,包括 9 个人类反应型态,如交换、沟通、关系、价值、选择、移动、感知、认知、感觉。

1-73 问诊是通过有计划、有目的的沟通或谈话,有效地收集与护理对象健康相关的资料和信息,是采集健康资料的重要方法。成功的问诊,不仅可以获得护理对象的健康基础资料,还可以为做护理诊断,提出护理问题提供依据,有助于建立良好的护患关系,帮助护理对象获得心理与社会支持。

1-74 由于评估对象对环境的生疏和对疾病的恐惧,常有紧张情绪。评估者应通过过渡性的交谈消除评估对象的不安情绪。一般从礼节性的交谈开始,先作自我介绍(佩戴胸牌),讲明自己的身份或职责。用言语或体语表示愿意尽自己所能解除评估对象的病痛和满足评估对象的要求。如交谈开始应正确称呼评估对象为"先生"、"小姐"、"大爷"、"阿姨"或其他更合适的称呼;询问姓名时,如:"大爷,请问您怎么称呼?"这样的举措会很快缩短护患之间的距离,改善生疏局面,使问诊能顺利地进行下去。

1-75 封闭式提问是指使用一般疑问句,评估对象仅以"是"或"否"即可回答。如问:你现在心情好吗?只要求评估对象回答"好"或"不好"。封闭式提问直接简洁,易于回答、节省时间,但因要回答的内容已包含在问句中,评估者难以得到问句以外更多的信息,且此种提问具有较强的暗示性。

1-76 开放式提问是指使用特殊疑问句,评估对象要将自己的实际情况加以详细描述才能回答。开放式提问可使评估对象叙述的病史更客观、全面,评估者据此积极思考,逐步提出比较针对性的问题。开放式提问因问句中不包含要回答的内容,评估对象只有根据自己的具体情况才能回答,这样可以获得较多的资料,且提问不具有暗示性。但开放式提问因内容复杂,要求评估对象具有一定的语言表达能力,评估者也要花较多的时间耐心倾听。一般来说,为了获得和掌握更多的健康史资料,调动评估对象自己解决问题的主动性和积极性,问诊中宜多采用开放式提问。

1-77 症状是指患者主观感受到的异常感觉或某些病态改变,如疼痛、发热、呼吸困难等。

1-78 伴随症状指与主要症状同时或随后出现的其他症状,应记录其发生的时间、特点和演变情况,与主要症状之间的关系等。

1-79 体征是经体格检查发现异常表现,如肝、脾肿大,淋巴结肿大,杂音等。

1-80 主诉为患者感受到的最主要的痛苦、最明显的症状或体征,也是本次就诊的主要原因及其持续时间。

1-81 现病史是围绕主诉详细描述患者自患病以来疾病的发生、发展和诊疗、护理的全过程,是健康史的主体部分。为了使现病史层次清楚、简明扼要,可按3个层次记录现病史:①病史过程;②有鉴别意义的阴性症状;③患病后一般情况的改变。现病史包括起病情况与患病时间、主要症状的特点、病因与诱因、病情的发展与演变、伴随症状、所采取的诊治和护理及其效果。

1-82 既往史包括患者既往的健康状况和过去曾经患过的疾病(包括各种传染病)、外伤、手术史、预防接种史,以及对药物、食物和其他接触的过敏史等,特别是与现病史有密切关系的疾病。

1-83 冶游史是指患者有无与性病病人的接触史、自己曾否患过性病史。

1-84 个人史包括:①社会经历,出生地、居住地区和居留时间(尤其是疫源地和地方病流行区)、受教育程度、经济生活和业余爱好等。②职业及工作条件,工种、劳动环境、对工业毒物的接触情况及时间等职业及工作条件情况。③习惯与嗜好,起居与卫生习惯、饮食的规律与质量。烟酒嗜好的时间与摄入量,以及其他异嗜物和麻醉药品、毒品等。④有无不洁性交、是否患过性病等。

1-85 生育史是指妊娠与生育次数,人工或自然流产的次数,有无死产、手术产、围产期感染及计划生育状况等。对男性也应询问是否患过影响生育的疾病。

1-86 家族史包括双亲与兄弟、姐妹及子女的健康与患病情况,特别应询问是否患有同样的疾病,有无与遗传有关的疾病。对已死亡的直系亲属要问明死因与年龄,如血友病、糖尿病、高血压、冠心病、肿瘤、精神病、哮喘等具有遗传倾向的疾病史。

1-87 健康史是关于患者目前和既往的健康状况、影响健康状况的有关因素及对自己健康状况的认识与反应等主观和客观资料。健康史的内容即首次入院评估所表达要求的病史内容。以 Marjory Gordon 的功能性健康型态作为健康史的框架。

【简述问答题】

1-88 健康评估的学习目的是通过健康评估课程学习,掌握以患者为中心的包括身体、心理和社会文化在内的评估原理与方法,用于收集、综合、分析资料、概括护理诊断依据,形成护理诊断,以作为鉴定护理计划的基础及评估治疗和护理诊断的依据。通过学习要达到以下几个目标:①能够熟练运用人际沟通技巧通过问诊收集病史;②能够独立、熟练、准确地进行全面、系统的体格检查,并能解释异常体征产生的原理及其临床意义;③能够掌握常用的辅助检查前准备、标本采集、参考值及其临床意义;④能够对服务对象的心理、社会和家庭状况做出整体评价;⑤能够书写完整的护理病历,并在收集护理对象客观资料的基础上做出护理诊断。

1-89 健康评估课程包含的主要内容:健康史采集、临床常见症状评估、身体评估、心理与社会评估、实验室及其他检查、心电图检查、影像学检查、健康评估记录。

1-90 护理评估的四项原则:①评估是护理程序的第一步;②评估是一个系统的、有目的的护患互动过程;③护理评估的重点在于个体的功能能力,如日常生活能力;④评估过程包括收集资料和临床判断。

1-91 学习健康评估的基本要求:①要体现以患者为中心的护理理念,明确学习目的、端正学习态度,关心、爱护、体贴患者,建立良好的护患关系;②要树立求实创新和批判性思维的学习精神,理论联系实际,勤学苦练,善于思考;③要清楚所有的基本概念,基本知识要牢固,基本技能要熟练;④要独立进行系统而有针对性的问诊,能熟练掌握主诉、症状、体征之间的内在联系和临床意义;⑤要以规范化的方法进行系统、全面、重点、有序的身体评估;⑥要掌握常用实验室检查的标本采集方法,熟悉实验室检查结果和常用器械检查结果及其临床意义;⑦要能够将问诊、身体评估及其他检查结果进行系统整理,写出格式正确、文字通顺、表达清楚、字体规范、符合要求的护理病历;⑧要能够根据健康史、身体评估、实验室检查和其他器械检查所提供的资料进行分析,提出初步的护理诊断。

1-92 健康史的主要内容:①一般资料包括患者姓名、性别、年龄、职业、民族、婚姻、籍贯、文化程度、宗教信仰、工作单位、职业、家庭地址、电话号码、入院时间及记录日期等。②主诉为患者感受到的最主要的痛苦、最明显的症状或体征,也是本次就诊的主要原因及其持续时间。记录主诉要简明扼要,一般不超过20字,或不超过3个主要症状。③现病史是围绕主诉详细描述患者自患病以来疾病的发生、发展和诊疗、护理的全过程,是健康史的主体部分,包括起病情况与患病时间、主要症状的特点、病因与诱因、病情的发展与演变、伴随症状、所采取的诊治和护理及其效果。④既往史包括患者既往的健康状况和过去曾经患过的疾病(包括各种传染病)、外伤、手术史、预防接种史,以及对药物、食物和其他接触的过敏史等,特别是与现病史有密切关系的疾病。⑤用药史是指曾用过哪些药物,有无反应;特殊药物如激素、抗结核药物、抗生素等应记明其用法、剂量和时间;询问当前用药情况,包括药物名称、剂型、用法、用量、效果及不良反应等。对于过去用药史,主要询问药物过敏史、药物疗效及不良反应。同时可了解患者过敏原和变态(过敏)反应的具体表现。⑥成长发展史包括生长发育史、月经史、婚姻史、生育史、个人史。⑦家族健康史主要是了解其直系亲属,包括父母、兄弟、姐妹及子女的健康状况、患病及死亡情况。特别应注意询问有无遗传性、家族性、传染性疾病或同样疾病,以及直系亲属死亡年龄及死因等,以明确遗传、家庭及环境等对患者目前的健康状况和需求的影响。⑧系统回顾是通过回顾患者有无各系统或与各功能性健康型态相关的症状及其特点,全面系统地评估以往已发生的健康问题及其与本次健康问题的关系。通过系统回顾可避免遗漏重要的信息。系统回顾的组织与安排可根据需要采用不同的系统模式,如身体、心理、社会模式或Gordon的功能性健康状态模式等。

1-93 问诊的重要性:①问诊是建立良好护患关系的桥梁,正确的问诊方法和良好的问诊技巧,使患者感到护理人员的亲切和可信,也为护患之间建立治疗性关系提供了机会。②问诊是获得诊断依据的重要手段,通过详细地问诊获取的健康资料,能得出确切的医疗诊断和护理诊断。③问诊是了解病情的主要方法,通过问诊可全面了解患者所患疾病的发生、发展、病因、诊治经过及既往健康状况等全过程,了解患者的社会心理状况及其对疾病的影响,有利于全面了解患者的健康状况,以消除或减轻其不必要的顾虑及不良影响。④问诊可为身体评估的重点提供线索,如患者以咳嗽、咯血为主要症状时,若同时伴有低热、盗汗等病史,则提示可能为肺结核。根据这一线索,进行详细的肺部评估和(或)X线检查,一般即可明确护理诊断。

1-94 由于对医疗环境的生疏和对疾病的恐惧,评估对象在接受问诊前常有紧张情绪,往往不能顺畅有序地陈述自己的感受及病情演变的过程。评估者应主动创造一种宽松和谐的环境,以解除评估对象的不安心情。注意保护评估对象隐私,最好不要当着陌生人开始问诊。如果评估对象要求家属在场,评估者可以同意。选择比较安静、舒适和私密性好的环境,光线、温度要适宜。在有多张病床的普通病房,评估者应该利用自己的谈话技巧,弥补环境条件的不足,如声音大小的适当把握、隐秘问题的含蓄设计等。

1-95 问诊的方法和技巧。问诊的方法和技巧与获取健康史资料的数量和质量有密切的关系,这涉及沟通交流技能、护患关系、医学知识、仪表礼节,以及提供咨询和教育评估对象等多方面的内容。行之有效的问诊方法与技巧,对护士有着重要的实用价值。①问诊前选择合适的时间、良好的环境,以及选择适宜的沟通和做好过渡性交谈。②问诊过程中一般由主诉开始,避免使用生涩、难懂的医学术语;根据情况采取封闭式提问或开放式提问;注意时间顺序和有效倾听,态度要诚恳,及时核实疑问,避免重复提问,避免不良的刺激,及时记录。③问诊结束时,总结问诊的主要内容,以结束语表明问诊结束。并将评估对象的陈述加以归纳、整理,按规范格式写成健康史。

1-96 特殊情况问诊的对象:①文化程度低;②沟通较为困难的儿童或老年人;③缄默不语、伤心哭泣、忧伤、充满敌意者;④患者同时存在多种症状、病情危重、语言障碍或残疾;⑤来自不同的文化背景而语言交流困难者。

1-97 功能性健康状态系统回顾包括11个方面:①健康感知-健康管理型态:自觉一般健康状况如何;为保持或促进健康所作的最重要的事情及其对健康的影响;有无烟、酒、毒品的嗜好,每天摄入量,有无药物成瘾或药物依赖、计量及持续时间;是否经常作乳房自检;平时能否服从医护人员的健康指导。是否知道所患疾病的原因,出现症状时采取的措施及其结果。②营养-代谢状态:食欲及日常食物和水分摄入种类、性质、量,有无饮食限制;有无咀嚼或吞咽困难及其程度、原因和进展情况;近期体重变化及其原因;有无皮肤、黏膜的损害;牙齿有无问题等。③排泄型态:每天排便与排尿的次数、量、颜色、性状,有无异常改变及其类型、诱发或影响因素,是否应用药物。④活动-运动型态:进食、转位、洗漱、如厕、洗澡、穿衣、行走、上下楼梯、购物、备餐等生活自理能力及其功能水平,有无借助轮椅或义肢等辅助用具。日常活动或运动方式、活动量、活动耐力,有无医疗或疾病限制。⑤睡眠-休息型态:日常睡眠情况,睡眠后精力是否充沛,有无睡眠异常及其原因或影响因素,是否借助药物或其他方式辅助入睡。⑥认知—感知型态:有无听觉、视觉、味觉、嗅觉、记忆力、思维能力、语言能力等改变,视、听觉是否借助辅助用具;有无疼痛及其部位、性质、程度、持续时间等;学习方式及学习中有何困难等。⑦自我感知-自我概念型态:如何看待自己,自我感觉如何;有无导致焦虑、抑郁、恐惧等情绪的因素。⑧角色-关系型态:职业、社会交往情况;角色适应及有无角色适应不良;独居或与家人同住;家庭结构与功能,有无处理家庭问题方面的困难,家庭对患者患病或住院持何看法;是否参加社会团体;与朋友关系是否密切,是否经常感到孤独;工作是否顺利;经济收入能否满足个人生活所需。⑨性-生殖型态:性别认同和性别角色、性生活满意程度、有无改变或障碍;女性月经史、生育史等。⑩压力-应对型态:是否经常感到紧张,用什么方法解决(药物、酗酒或其他);近期生活中有无重大改变或危机,当生活中出现重大问题时如何处理,能否成功,此时对其帮助最大者是谁等。⑪价值-信念型态:能否在生活中得到自己所需要的,有无宗教信仰等。

1-98 健康资料的来源:①主要来源:患者本人,如患病的经过、患病后的感受、对健康的认识及需求、对治疗及护理的期望等。这些资料只有患者本人最为清楚、最能准确地加以表述,因此也最可靠。②次要来源:除患者本人外,护理人员还可以从其他人员或记录中获得所需资料,如患者的家庭成员或其他与患者关系密切者、事件目击者、其他社区卫生保健人员和目前或以往的健康记录或病历等。

【综合应用题】

1-99 主观资料:有长期高血压史,最近半年经常在夜间睡眠中突然感到呼吸受"憋"而醒,被迫坐起。今晚又出现喘息,面色灰白,出冷汗,口唇发绀,阵阵咳嗽,咯出粉红色泡沫状痰。客观资料:R 124次/分,P 33次/分,BP 160/65mmHg;两肺闻及哮鸣音,两肺底闻及少许湿性啰音;心界叩诊呈靴形增大,听诊心尖区闻及奔马律,心率124次/分,主动脉瓣区第二心音减弱,主动脉瓣区及心尖区闻及舒张期杂音。

1-100 护士小孙的做法有两处错误:①在采集放射免疫分析血样的前晚应禁止饮酒和吃油腻食物。啤酒也是酒,她答应患者可以喝啤酒是错误的;②通知患者时,应作必要解释,防止因精神紧张等因素而影响甲状腺激素的分泌;同时还应嘱咐患者早点休息,避免情绪激动等。护士小张的做法有4处错误:①不应在采血试管内加抗凝剂,因为测定甲状腺激素用的是血清标本;②用放射免疫法测定血甲状腺激素应采肘静脉血,而小张直接从下肢输液针头中抽血,不仅位置不正确,而且由于针头中及局部血管中药液浓度较高,还可能影响测定结果;③虽然抽血时速度缓慢,但注入试管时速度太快,同样易致溶血而影响测定结果;④采集放射免疫测定血标本后应立即送验,否则应将样品置于-20℃保存。小张于清晨5:15分抽取血样后,仅置室温中,至8时后方送验。这将使测定结果大受影响,因为室温下易促使微量甲状腺激素发生酶解、降解和变质。

(熊 瑛)

第二章 临床常见症状评估

选择题（2-1～2-550）

A_1 型单项选择题（2-1～2-260）

2-1 有关正常人体温的描述下列哪项不妥
   A. 口温为 36.3～37.2℃
   B. 清晨 2～5 点体温最低
   C. 午后 2～5 点体温最高
   D. 24 小时内波动不超过 1℃
   E. 老年人体温稍偏高

2-2* 下列关于体温变化的叙述不正确的是
   A. 妇女月经期体温较高
   B. 青壮年体温较老年人高
   C. 剧烈运动体温可以升高
   D. 进餐后体温升高
   E. 孕妇体温较高

2-3 引起发热最主要的原因是
   A. 病原微生物感染
   B. 抗原抗体反应
   C. 无菌坏死物吸收
   D. 皮肤散热减少
   E. 体温调节中枢功能失常

2-4 引起发热最常见的病原微生物是
   A. 病毒
   B. 支原体
   C. 细菌
   D. 寄生虫
   E. 真菌

2-5 属于内源性致热源的是
   A. 微生物及其产物
   B. 肿瘤坏死因子
   C. 抗原抗体复合物
   D. 致热性类固醇
   E. 炎性渗出物

2-6 下列哪项不属于功能性发热范畴
   A. 月经前及妊娠期低热
   B. 剧烈运动后低热
   C. 仅发生于夏季的低热
   D. 结核分枝杆菌感染后低热
   E. 自主神经功能紊乱的原发性低热

2-7 高热患者的体温范围是
   A. 36.3～37.2℃
   B. 37.3～38℃
   C. 38.1～39℃
   D. 39.1～41℃
   E. 41℃以上

2-8 产生高热期的机制是
   A. 产热与散热在较高水平
   B. 产热大于散热

C. 产热与散热在较低水平 D. 散热大于产热
E. 产热与散热在正常水平

2-9 体温在39~40℃以上,持续数日或数周,24小时内波动范围不超过1℃,称为
A. 波状热 B. 弛张热
C. 间歇热 D. 回归热
E. 稽留热

2-10 称为败血症热型的是下列哪一种热型
A. 稽留热 B. 弛张热
C. 间歇热 D. 回归热
E. 不规则热

2-11 高热期与无热期交替出现,无热期可持续数日,临床上主要见于
A. 伤寒 B. 淋巴瘤
C. 疟疾 D. 败血症
E. 肺结核

2-12 布氏杆菌病患者可出现下列哪种热型
A. 波状热 B. 弛张热
C. 间歇热 D. 回归热
E. 不规则热

2-13 发热患者的护理评估重点是
A. 发热的病因 B. 发热的治疗
C. 发热的特点 D. 发热的伴随症状
E. 发热的诊断

2-14 发热特点的评估不包括
A. 起病情况 B. 退热状况
C. 发热程度 D. 伴随症状
E. 热期热型

2-15 一般传染病的发热都伴有
A. 昏迷 B. 皮疹
C. 中暑 D. 疼痛
E. 寒战

2-16 下列发热性疾病中,不伴有单纯疱疹的是
A. 大叶性肺炎 B. 急性肾盂肾炎
C. 间日疟 D. 流行性感冒
E. 流行性脑脊髓膜炎

2-17 下列发热性疾病中,不伴有肝脾肿大的是
A. 急性ITP B. 传染性单核细胞增多症
C. 病毒性肝炎 D. 淋巴瘤
E. 白血病

2-18 发热患者最突出的护理诊断
　　A. 体液不足　　　　　　　　　B. 口腔黏膜改变
　　C. 营养失调　　　　　　　　　D. 皮肤黏膜受损
　　E. 体温升高
2-19 痛知觉是指
　　A. 个体的主观感觉　　　　　　B. 对疼痛刺激的保护性反应
　　C. 疼痛的表达方式　　　　　　D. 对疼痛刺激的病理性反应
　　E. 对健康的影响程度
2-20* 致痛物质应除外
　　A. 细胞因子　　　　　　　　　B. 前列腺素
　　C. 乙酰胆碱　　　　　　　　　D. 肾上腺素
　　E. 5-羟色胺
2-21 下列描述不属于疼痛性质分类的是
　　A. 烧灼痛　　　　　　　　　　B. 刺痛
　　C. 牵涉痛　　　　　　　　　　D. 绞痛
　　E. 刀割样痛
2-22 从疼痛病因判断,心肌梗死、肺栓塞等引起的胸痛属于
　　A. 炎症性疼痛　　　　　　　　B. 外伤性疼痛
　　C. 神经性疼痛　　　　　　　　D. 胸腔内占位性病变致疼痛
　　E. 血管栓塞性疼痛
2-23 从疼痛性质来看,带状疱疹致胸痛属于
　　A. 压榨样痛　　　　　　　　　B. 闷痛
　　C. 撕裂样痛　　　　　　　　　D. 绞痛
　　E. 刀割样痛
2-24 以下哪种刺激不是引起内脏痛的主要原因
　　A. 切割　　　　　　　　　　　B. 扩张
　　C. 局部缺血　　　　　　　　　D. 牵拉
　　E. 化学性刺激
2-25 下列哪一项是内脏痛的特点
　　A. 轻微刺痛　　　　　　　　　B. 有牵涉痛
　　C. 定位不明　　　　　　　　　D. 痛觉过敏
　　E. 缓慢持久
2-26 头痛的发病机制与下列哪一个关系不明确
　　A. 功能性疾病　　　　　　　　B. 地理位置
　　C. 精神性疾病　　　　　　　　D. 颅内疾病
　　E. 全身性疾病
2-27 符合颅内占位性病变的头痛时间特点是
　　A. 清晨加剧　　　　　　　　　B. 上午加剧
　　C. 午后加剧　　　　　　　　　D. 夜间加剧

E. 持续不变

2-28 颅内占位性病变的头痛特征
A. 头痛偏于一侧　　　　　　　B. 常伴颅内压升高
C. 直立时可缓解　　　　　　　D. 与精神因素有关
E. 呈搏动性头痛

2-29 关于头痛下列描述错误的是
A. 头痛伴视力障碍见于神经官能性头痛
B. 头痛伴癫痫见于脑内寄生虫病
C. 慢性头痛突然加剧并有意识障碍提示可能发生脑疝
D. 头痛伴脑膜刺激征提示脑膜炎或蛛网膜下隙出血
E. 头痛伴发热常见于全身感染性疾病或颅内感染

2-30 下列哪项是引起头痛的颅脑病变？
A. 神经衰弱　　　　　　　　　B. 脑血管病变
C. 颈椎病　　　　　　　　　　D. 三叉神经痛
E. 急性感染

2-31 下列哪项是引起头痛的全身性疾病
A. 心血管疾病　　　　　　　　B. 颅内感染
C. 癔症性头痛　　　　　　　　D. 颅骨疾病
E. 脑外伤后遗症

2-32 下列哪项是引起头痛的颅外病变
A. 颈椎病　　　　　　　　　　B. 蛛网膜下隙出血
C. 脑栓塞　　　　　　　　　　D. 神经衰弱
E. 颅脑外伤

2-33 偏头痛的病因学说正确的是
A. 基因突变学说　　　　　　　B. 微栓塞学说
C. 情绪调节学说　　　　　　　D. 遗传学说
E. 神经血管学说

2-34 引起心前区疼痛最常见的原因是
A. 心血管神经官能症　　　　　B. 急性缩窄性心包炎
C. 结核性干性胸膜炎　　　　　D. 心绞痛、心肌梗死
E. 严重主动脉瓣狭窄

2-35 患者突发胸痛，吸气时加重，屏气可减轻，提示病变累及
A. 胸壁皮肤　　　　　　　　　B. 肋间神经
C. 胸膜脏层　　　　　　　　　D. 胸膜壁层
E. 肺实质

2-36 有关胸痛性质的叙述，正确的是
A. 心绞痛常呈胀痛　　　　　　B. 肺癌早期呈刺痛
C. 带状疱疹压榨样痛　　　　　D. 自发性气胸呈隐痛
E. 肋间神经痛呈灼痛

2-37 典型心绞痛的症状是
    A. 胸痛伴局部压痛　　　　　　　B. 胸痛于吞咽时加重
    C. 胸骨后压榨样痛　　　　　　　D. 胸痛伴呼吸困难
    E. 胸痛呈针刺样

2-38 心前区及胸骨后疼痛,有时向左肩及左手放射,可见于
    A. 大叶性肺炎　　　　　　　　　B. 干性胸膜炎
    C. 支气管肺癌　　　　　　　　　D. 心绞痛
    E. 自发性气胸

2-39 有关腹痛性质和程度的描述,哪项是错误的
    A. 消化性溃疡中上腹节律性疼痛　　B. 腹膜炎有肌卫、压痛、反跳痛
    C. 急性胰腺炎中上腹持续性疼痛　　D. 结肠病变的腹痛于排便后可加重
    E. 胆道蛔虫症剑突下钻顶样疼痛

2-40 消化性溃疡引起的疼痛属于
    A. 上腹痛　　　　　　　　　　　B. 剑下痛
    C. 下腹痛　　　　　　　　　　　D. 脐周痛
    E. 小腹痛

2-41 阑尾炎致疼痛的典型特征为
    A. 转移性右上腹痛　　　　　　　B. 转移性左上腹痛
    C. 转移性左下腹痛　　　　　　　D. 脐周腹痛
    E. 转移性右下腹痛

2-42 腰背部的主要疼痛部位是
    A. 腰背、腰骶、骶髂部　　　　　B. 背部、骶部、尾骶部
    C. 腰背、腰骶、臀部　　　　　　D. 背部、胸椎、骶髂部
    E. 胸部、腰部、腹部

2-43 下列哪项不属于脊椎病变
    A. 结核性脊椎炎　　　　　　　　B. 脊髓压迫症
    C. 化脓性脊柱炎　　　　　　　　D. 椎间盘突出
    E. 增生性脊柱炎

2-44 胸腔、腹腔、盆腔内脏器官病变引起的腰背痛主要是由哪项所致
    A. 侵犯腰肌　　　　　　　　　　B. 牵涉痛
    C. 累及皮肤　　　　　　　　　　D. 累及脊柱
    E. 累及腰椎

2-45 椎间盘突出的临床特点,除外下列哪项
    A. 好发于中老年　　　　　　　　B. 以腰4～骶1易发
    C. 有搬重物或扭伤史　　　　　　D. 可突发或缓慢发病
    E. 以坐骨神经痛为主

2-46 十二指肠后壁穿孔常向何部位放射
    A. 左上肢　　　　　　　　　　　B. 右上肢
    C. 背部　　　　　　　　　　　　D. 颈部

E. 胸部
2-47 关节痛伴发热及局部单关节红、肿、热、痛，多见于
　　　A. 风湿性关节炎　　　　　　　　B. 类风湿关节炎
　　　C. 化脓性关节炎　　　　　　　　D. 反应性关节炎
　　　E. 外伤性关节炎
2-48 关节痛伴低热、盗汗、冷脓肿见于
　　　A. 强直性脊柱炎　　　　　　　　B. 痛风
　　　C. 骨关节炎　　　　　　　　　　D. 关节结核
　　　E. 遗传性疾病
2-49 引起咳嗽、咳痰最常见的病因是
　　　A. 呼吸系统疾病　　　　　　　　B. 五官科疾病
　　　C. 循环系统疾病　　　　　　　　D. 精神性疾病
　　　E. 中枢神经系统疾病
2-50 指导有效咳嗽适用于
　　　A. 长期卧床无力咳嗽患者　　　　B. 痰液黏稠不易咳出者
　　　C. 痰量较多咳嗽反射弱者　　　　D. 神志清醒，尚能咳嗽者
　　　E. 排痰无力，意识障碍患者
2-51 有呼吸系统疾病，不适宜作剧烈咳嗽的患者为
　　　A. 流行性感冒　　　　　　　　　B. 支气管肺炎
　　　C. 肺炎链球菌肺炎　　　　　　　D. 支气管哮喘
　　　E. 阻塞性肺气肿
2-52 长期吸烟者痰液的颜色为
　　　A. 白色　　　　　　　　　　　　B. 黄脓色
　　　C. 红色　　　　　　　　　　　　D. 粉红色
　　　E. 灰黑色
2-53 厌氧菌感染时痰液可呈
　　　A. 白色黏痰　　　　　　　　　　B. 铁锈色痰
　　　C. 脓臭痰　　　　　　　　　　　D. 棕褐色痰
　　　E. 灰黑色痰
2-54 咳铁锈色痰主要见于
　　　A. 肺炎杆菌肺炎　　　　　　　　B. 原发性肺脓肿
　　　C. 肺炎链球菌肺炎　　　　　　　D. 支气管扩张症
　　　E. 肺炎支原体肺炎
2-55 咳棕色胶冻痰应考虑为
　　　A. 支原体肺炎　　　　　　　　　B. 铜绿假单胞菌肺炎
　　　C. 金黄色葡萄球菌肺炎　　　　　D. 大肠埃希菌肺炎
　　　E. 肺炎杆菌肺炎
2-56 支气管扩张及肺脓肿患者痰液的典型表现是
　　　A. 血性痰　　　　　　　　　　　B. 草绿色

C. 黏液痰 D. 灰黑色
E. 分层痰

2-57 烂桃样痰主要见于下列哪一种疾病
A. 肺吸虫病 B. 大叶性肺炎
C. 支气管扩张 D. 支气管哮喘
E. 阿米巴肺脓肿

2-58 粉红色泡沫样血痰最常见于
A. 肺癌 B. 肺结核
C. 支气管扩张 D. 大叶性肺炎
E. 急性肺水肿

2-59 病人痰液有恶臭味,提示感染的细菌是
A. 腺病毒 B. 铜绿假单胞菌
C. 厌氧菌 D. 金葡菌
E. 嗜肺军团菌

2-60 大量咳痰者,若痰量骤然减少而体温升高,常提示
A. 病情加重 B. 病情好转
C. 窒息 D. 咯血先兆
E. 排痰不畅

2-61 急性左心衰竭肺淤血导致的咯血产生
A. 铁锈色血痰 B. 浆液泡沫样痰
C. 黏稠暗红色血痰 D. 砖红色胶冻样血痰
E. 浆液性粉红色泡沫样痰

2-62 顽固性呛咳或刺激性干咳或金属音的咳嗽应首先考虑
A. 左心衰竭 B. 胸膜病变
C. 支气管肺癌 D. 支气管炎
E. 上呼吸道感染

2-63 咳嗽与体位改变有明显关系的是
A. 支气管哮喘 B. 阻塞性肺气肿
C. 支气管肺炎 D. 支气管肺癌
E. 支气管扩张

2-64 护理评估病人大量痰,是指每天痰量超过
A. 30ml B. 50ml
C. 100ml D. 300ml
E. 500ml

2-65 通过哪项评估可判定病人需要吸氧
A. 轻度发热 B. 肺闻及大水泡音
C. 面色萎黄 D. 心率稍快
E. 血压升高

2-66 咳嗽伴有杵状指的呼吸系统疾病不包括哪项
A. 慢性肺脓肿 B. 支气管扩张

C. 支气管肺癌　　　　　　　　　　D. 自发性气胸
　　　E. 脓胸

2-67* 痰培养标本的采用方法最为常用的是
　　　A. 自然咳痰法　　　　　　　　　　B. 导管吸痰法
　　　C. 体位引流法　　　　　　　　　　D. 环甲膜穿刺法
　　　E. 经纤维支气管镜采样法

2-68 咳嗽、咳痰病人最突出的护理诊断是
　　　A. 清理呼吸道无效　　　　　　　　B. 低效性呼吸型态
　　　C. 睡眠型态混乱　　　　　　　　　D. 活动无耐力
　　　E. 气体交换受损

2-69 引起咯血最常见的疾病是
　　　A. 肺癌　　　　　　　　　　　　　B. 肺结核
　　　C. 肺炎　　　　　　　　　　　　　D. 肺脓肿
　　　E. 支气管扩张

2-70 小量咯血指每天咯血量不超过
　　　A. 100ml　　　　　　　　　　　　 B. 200ml
　　　C. 300ml　　　　　　　　　　　　 D. 400ml
　　　E. 500ml

2-71 中等量咯血指病人每日咯血量在
　　　A. 100mL　　　　　　　　　　　　 B. 100～500mL
　　　C. 500mL 以上　　　　　　　　　　D. 500～800mL
　　　E. 1 000mL

2-72 24 小时内一次咯血量超过 500ml,称为
　　　A. 痰中带血　　　　　　　　　　　B. 小量咯血
　　　C. 大量咯血　　　　　　　　　　　D. 中等量咯血
　　　E. 持续痰中带血

2-73 小量咯血尤其是持续痰中带血,可为以下哪一种疾病的早期症状
　　　A. 支气管肺癌　　　　　　　　　　B. 自发性气胸
　　　C. 支气管扩张　　　　　　　　　　D. 二尖瓣狭窄
　　　E. 继发性肺脓肿

2-74 40 岁以上长期吸烟者,咯血应考虑
　　　A. 大叶性肺炎　　　　　　　　　　B. 支气管扩张
　　　C. 风心病二尖瓣狭窄　　　　　　　D. 慢性支气管炎
　　　E. 肺结核

2-75 咯血的特点不包括
　　　A. 常见病因为肺结核　　　　　　　B. 无黑便
　　　C. 先兆症状为喉部痒感、胸闷、咳嗽　D. 血液呈咖啡渣样
　　　E. 可混有痰液

2-76 对咯血患者的病情观察须特别注意
　　A. 体温高低　　　　　　　　　　B. 血压变化
　　C. 咯血的性状　　　　　　　　　D. 咯血量多少
　　E. 有无窒息表现
2-77 大咯血时患者出现情绪紧张、面色灰暗、胸闷气促提示
　　A. 出现窒息先兆　　　　　　　　B. 有体液不足的危险
　　C. 患者恐惧　　　　　　　　　　D. 发生窒息
　　E. 出现休克
2-78 大咯血时出现哪项症状提示已经发生窒息
　　A. 精神紧张　　　　　　　　　　B. 咯血不畅
　　C. 面色灰暗　　　　　　　　　　D. 张口瞪目
　　E. 胸闷气促
2-79 病人大咯血时最危险的并发症是
　　A. 出血性休克　　　　　　　　　B. 贫血
　　C. 肺不张　　　　　　　　　　　D. 肺部感染
　　E. 窒息
2-80 咯血伴高热常见于
　　A. 肺癌　　　　　　　　　　　　B. 支气管扩张
　　C. 二尖瓣狭窄　　　　　　　　　D. 肝硬化腹腔积液
　　E. 十二指肠球部溃疡
2-81 咯血伴低热、消瘦等见于
　　A. 支气管炎　　　　　　　　　　B. 支气管扩张
　　C. 支气管肺癌　　　　　　　　　D. 肺炎
　　E. 肺结核
2-82 咯血伴大量脓痰见于
　　A. 自发性气胸　　　　　　　　　B. 支气管扩张
　　C. 急性肺水肿　　　　　　　　　D. 阻塞性肺气肿
　　E. 浸润性肺结核
2-83 大咯血患者的并发症,除外
　　A. 窒息　　　　　　　　　　　　B. 肺不张
　　C. 继发感染　　　　　　　　　　D. 失血性休克
　　E. 患侧胸腔积液
2-84 咯血的特点下列哪项不妥
　　A. 出血前多有喉痒、胸闷、咳嗽　　B. 血中含有泡沫、痰液
　　C. 多呈酸性　　　　　　　　　　D. 多呈碱性
　　E. 多由肺或支气管病变引起
2-85 大咯血时患者突然呼吸困难,胸闷、烦躁不安、大汗淋漓、颜面发绀,提示出现了下列哪种情况?
　　A. 失血性休克　　　　　　　　　B. 气胸

C. 继发性感染 D. 窒息
E. 胸膜破裂

2-86 关于咯血,下列说法中错误的是
A. 咯血量的差异可以很大 B. 咯血量与病变严重性成正比
C. 大咯血后可以排黑粪 D. 出血量超过500ml即为大量咯血
E. 肺癌多表现为持续痰中带血

2-87 大咯血病人最突出的护理诊断是
A. 焦虑 B. 恐惧
C. 知识缺乏 D. 有窒息的危险
E. 低效性呼吸型态

2-88* 一般不会出现"有窒息危险"护理诊断的疾病是
A. 支气管扩张 B. 中毒性肺炎
C. 二尖瓣狭窄 D. 肺结核大咯血
E. 慢性呼吸衰竭

2-89 发绀是指毛细血管内还原血红蛋白超过
A. 15g/L B. 50g/L
C. 30 g/L D. 100g/L
E. 150g/L

2-90 发绀最常见的原因是
A. 贫血 B. 寒冷
C. 剧痛 D. 缺氧
E. 吸烟

2-91 发绀的常见部位不包括下述哪项
A. 耳垂 B. 结膜
C. 肢端 D. 舌唇
E. 鼻尖

2-92 心力衰竭引起的发绀属于
A. 肺源性发绀 B. 缺血性周围性发绀
C. 淤血性周围性发绀 D. 混合性发绀
E. 中心性发绀

2-93* 患者有呼吸困难就会有发绀,但除外
A. 严重贫血 B. 肺淤血
C. 休克 D. 严重水肿
E. 右心功能不全

2-94 患者虽有发绀,但不出现呼吸困难的是
A. 严重的先天性心脏病 B. 严重中毒
C. 严重休克 D. 高铁血红蛋白血症
E. 风心病二尖瓣狭窄

2-95 关于中心性发绀说法不对的是
　　A. 肢体冰冷　　　　　　　　　B. 可伴有杵状指(趾)
　　C. 皮肤多温暖　　　　　　　　D. 可伴有红细胞增多
　　E. 四肢与面颊外,黏膜与躯干皮肤也可出现发绀

2-96 "肠源性紫绀"是指血中
　　A. 还原血红蛋白增高　　　　　B. 高铁血红蛋白增高
　　C. 正铁血红蛋白增高　　　　　D. 硫化血红蛋白增高
　　E. 碳氧血红蛋白增高

2-97 下列不是周围性发绀表现的是
　　A. 可发生于右心功能不全的病人　B. 出现在肢体末梢部位
　　C. 发绀部位皮肤冰冷　　　　　D. 发绀部位皮肤温暖
　　E. 按摩或加温后发绀可减轻或消失

2-98 中心性发绀见于
　　A. 右心衰竭　　　　　　　　　B. 法洛四联症
　　C. 休克　　　　　　　　　　　D. 缩窄性心包炎
　　E. 雷诺病

2-99 周围性发绀见于
　　A. 阻塞性肺气肿　　　　　　　B. 气胸
　　C. 慢性肺脓肿　　　　　　　　D. 肺炎
　　E. 严重休克

2-100 当血液中高铁血红蛋白血症大于多少时会出现发绀
　　A. 10g/L　　　　　　　　　　B. 20g/L
　　C. 30g/L　　　　　　　　　　D. 40g/L
　　E. 50g/L

2-101 当血液中硫化血红蛋白血症大于多少时会出现发绀
　　A. 1g/L　　　　　　　　　　 B. 2g/L
　　C. 3g/L　　　　　　　　　　 D. 4g/L
　　E. 5g/L

2-102 下列哪项为发绀病人最突出的护理诊断
　　A. 焦虑　　　　　　　　　　　B. 体温过高
　　C. 低效性呼吸型态　　　　　　D. 知识缺乏
　　E. 气体交换受损

2-103 引起呼吸困难最常见的病因是
　　A. 呼吸系统疾病　　　　　　　B. 心血管疾病
　　C. 中毒　　　　　　　　　　　D. 血液病
　　E. 神经精神因素

2-104 呼气性呼吸困难的发生机制是
　　A. 呼吸面积减少　　　　　　　B. 上呼吸道梗阻
　　C. 胸膜炎症牵拉　　　　　　　D. 肺组织弹性减弱

E. 呼吸中枢受抑制

2-105 下列哪一项疾病不出现吸气性呼吸困难
A. 喉癌
B. 肺气肿
C. 喉头水肿
D. 喉痉挛
E. 气管异物

2-106 下列可引起呼气性呼吸困难的是
A. 喉水肿
B. 急性喉炎
C. 气管异物
D. 气管肿瘤
E. 支气管哮喘

2-107 糖尿病酮症酸中毒的呼吸是
A. 呼气延长,吸气浅促
B. 吸气困难呈"三凹征"
C. 呼吸深快
D. 呼吸浅快
E. 呼吸节律异常

2-108 在呼吸系统疾病中,突发呼吸困难和(或)哮鸣音,下列哪种情况最多见
A. 膈肌运动受限
B. 神经肌肉疾病
C. 胸廓疾病
D. 肺疾病
E. 气道阻塞

2-109 "三凹征"是指
A. 胸骨上窝,锁骨上窝,心窝明显凹陷
B. 胸骨上窝,锁骨上窝,肋间隙明显凹陷
C. 胸骨下窝,锁骨下窝,肋间隙明显凹陷
D. 胸骨下窝,锁骨下窝,肋间隙明显凹陷
E. 剑突下、锁骨下窝、肋间隙明显凹陷

2-110 三凹症最常见于下列哪种情况
A. 大量胸腔积液
B. 癔症
C. 阻塞性肺气肿
D. 气管异物
E. 右心衰竭

2-111 严重吸气性呼吸困难最主要的特点为下列哪项
A. 呼吸频率,深度,节律改变
B. 发绀明显
C. 鼻翼扇动
D. "三凹征"
E. 干性咳嗽

2-112 心源性呼吸困难不包括
A. 劳力性呼吸困难
B. 呼吸频率和节律的改变
C. 端坐呼吸
D. 阵发性夜间呼吸困难
E. 吸气性呼吸困难

2-113 心源性呼吸困难的特点是
A. 坐位时加重
B. 有肺部感染
C. 劳动时加重
D. 有气道异物
E. 仰卧位时减轻

2-114 夜间阵发性呼吸困难是由于
   A. 肺部感染
   B. 感冒发热
   C. 劳累或剧烈活动后
   D. 迷走神经兴奋性增高
   E. 交感神经兴奋性增高

2-115 夜间阵发性呼吸困难常见于
   A. 胸腔积液
   B. 支气管炎
   C. 急性左心功能不全
   D. 喉炎
   E. 右心功能不全

2-116 左心衰竭发生呼吸困难最主要的原因是
   A. 肺淤血
   B. 血氧含量减少
   C. 肺泡张力增加
   D. 左心房压力增加
   E. 肺循环压力增加

2-117 心源性呼吸困难最早出现的是
   A. 吸气性呼吸困难
   B. 呼气性呼吸困难
   C. 劳力性呼吸困难
   D. 阵发性夜间呼吸困难
   E. 端坐呼吸

2-118 心源性呼吸困难是指
   A. 血液中各种代谢产物增高,直接兴奋呼吸中枢
   B. 通气和换气功能障碍导致缺氧和二氧化碳潴留
   C. 左心衰竭所致的肺淤血、肺泡弹性降低和肺循环淤血
   D. 呼吸中枢受颅内压和供血减少的刺激
   E. 红细胞携氧量减少,血氧含量降低

2-119 血源性呼吸困难常见于
   A. 尿毒症
   B. 严重贫血
   C. 脑出血
   D. 右心衰竭
   E. 喉水肿

2-120 有关端坐呼吸的描述正确的是
   A. 多在夜间,睡眠中可突然憋醒
   B. 活动时发生呼吸困难,休息可缓解
   C. 不能平卧,被迫取坐位或半卧位
   D. 呼吸困难时口含硝酸甘油可缓解
   E. 睡眠中可憋醒,被迫站立位伴咳粉红色泡沫痰

2-121 病人日常生活不能自理,需要完全帮助,判断呼吸困难的程度为
   A. Ⅰ度
   B. Ⅱ度
   C. Ⅲ度
   D. Ⅳ度
   E. Ⅴ度

2-122 呼吸困难病人最突出的护理诊断是
   A. 疼痛
   B. 体温过高
   C. 有窒息的危险
   D. 气体交换受损
   E. 清理呼吸道无效

2-123 精神性因素引起的呕吐,主要见于
    A. 急性胃炎   B. 癫痫
    C. 颅内感染   D. 癔症
    E. 脑血栓形成

2-124 呕吐物多为隔夜宿食,甚至有粪臭味,提示
    A. 胃肠梗阻   B. 颅内高压
    C. 前庭功能障碍   D. 妊娠
    E. 神经官能症

2-125 呕吐宿食常提示
    A. 幽门梗阻   B. 肠梗阻
    C. 食物中毒   D. 胃神经官能症
    E. 颅内压增高

2-126 幽门梗阻所致的呕吐最主要的特征是
    A. 有恶心先兆   B. 呕后感轻松
    C. 食后6～12小时发生   D. 大量宿食
    E. 无喷射性呕吐

2-127 已婚妇女晨起呕吐伴停经应注意
    A. 盆腔炎   B. 早孕
    C. 慢性肝炎   D. 肾结石
    E. 肠梗阻

2-128 呕吐伴眩晕、眼球震颤者,应考虑
    A. 急性胃肠炎   B. 前庭器官疾病
    C. 脑炎   D. 尿毒症
    E. 脑出血

2-129 前庭功能紊乱所致的呕吐特点,除外下列哪一项
    A. 有恶心先兆   B. 眩晕症明显
    C. 伴眼球震颤   D. 闭目平卧后缓解
    E. 与头部位置改变无关

2-130 头痛伴喷射性呕吐见于
    A. 青光眼   B. 脑膜炎
    C. 神经官能症   D. 颅内压增高
    E. 肠炎

2-131 下列哪一项不属于神经官能性呕吐的特点
    A. 食后6～12小时发生   B. 食后即刻发生
    C. 呕后可再进食   D. 呕吐量较少
    E. 与精神因素有关

2-132 恶心呕吐伴寒战、高热、腹痛、黄疸,提示发生了
    A. 急性胃肠炎   B. 胆道感染
    C. 洋地黄中毒   D. 急性中毒

　　　　E. 青光眼

2-133　呕血最常见的病因是
　　　　A. 胃癌
　　　　B. 消化性溃疡
　　　　C. 急性胃黏膜病变
　　　　D. 急性出血性胃炎
　　　　E. 食管静脉曲张破裂

2-134　引起上消化道出血最主要的疾病是
　　　　A. 胃溃疡
　　　　B. 十二指肠溃疡
　　　　C. 肝硬化门静脉高压
　　　　D. 急性糜烂性胃炎
　　　　E. 胃黏膜脱垂

2-135　上消化道出血的叙述,其正确的是
　　　　A. 主要表现是呕血和鲜血便
　　　　B. 出血量 5ml 以上呈柏油色
　　　　C. 最主要原因由肝硬化引起
　　　　D. 黄色粪便可排除消化道出血
　　　　E. 呕血定有黑粪,黑粪不一定有呕血

2-136　下列关于呕血的描述,不正确的是
　　　　A. 出血方式为呕出
　　　　B. 呕出物为碱性
　　　　C. 血中混有食物残渣、胃液
　　　　D. 病因最多见于消化性溃疡
　　　　E. 出血前有上腹部不适、恶心、呕吐

2-137　呕血呈鲜红色,量多,常见于
　　　　A. 急性胃炎
　　　　B. 胃癌出血
　　　　C. 胃溃疡出血
　　　　D. 十二指肠炎
　　　　E. 肝硬化食管静脉曲张破裂

2-138　病人出现呕血,提示胃内积血量至少达
　　　　A. 100～200mL
　　　　B. 250～300ml
　　　　C. 300～350ml
　　　　D. 400～500ml
　　　　E. 500～800ml

2-139　病人出现急性循环衰竭表现,提示失血量至少为
　　　　A. 300mL 以上
　　　　B. 300～500mL
　　　　C. 500mL 以上
　　　　D. 500～800mL
　　　　E. 1 000mL 以上

2-140　隐血便提示每日上消化道出血量大于多少
　　　　A. 5ml
　　　　B. 60ml
　　　　C. 250～300ml
　　　　D. 400ml
　　　　E. 1 000ml

2-141　黑便合并出现蜘蛛痣和肝掌,可提示
　　　　A. 胃癌
　　　　B. 直肠癌
　　　　C. 胆管癌
　　　　D. 溃疡性结肠炎
　　　　E. 肝硬化门脉高压

2-142　上消化道出血病人出血量至少在多少毫升以上才会有隐血便
　　　　A. 5ml
　　　　B. 60ml

C. 100ml D. 250ml
E. 400ml

2-143 黑便提示每日上消化道出血量大于多少
A. 5ml B. 60ml
C. 250～300ml D. 400ml
E. 1 000ml

2-144 上消化道出血病人一次出血量在60ml以上,大便可呈
A. 果酱样便 B. 脓血便
C. 隐血便 D. 黑粪
E. 血便

2-145 上消化道大量出血不会出现
A. 柏油样便 B. 头晕、心悸
C. 氮质血症 D. 网织红细胞下降
E. 低度发热

2-146 上消化道大量出血后,病人下列哪一项检查可升高
A. 血肌酐 B. 血尿素
C. 血尿酸 D. 血小板
E. 血红蛋白

2-147 急性上消化道出血能反映血容量变化的观察项目是
A. 面色 B. 神志
C. 脉搏 D. 呼吸
E. 瞳孔

2-148 提示上消化道出血停止的指标之一
A. 柏油样便变 B. 尿量>30ml/h
C. 脉搏细速 D. 肠鸣音亢进
E. 口渴

2-149 提示上消化道再出血的指标是
A. 黑便次数减少 B. 尿素氮恢复正常
C. 血压波动 D. 网织红细胞计数正常
E. 口渴好转

2-150* 上消化道大出血被送至急诊室,值班护士在医生未到达前首先应
A. 记录病人到院时间和病情变化 B. 向家属了解病史,耐心解释
C. 通知住院处,办理入院手续 D. 测生命体征,建立静脉通路
E. 抽血标本定血型,及时输血

2-151 呕血与便血最常见的并发症是
A. 失血性休克 B. 肝功能衰竭
C. 肾功能衰竭 D. 心功能衰竭
E. 窒息

2-152 呕血与黑便病人最突出的护理诊断是
A. 组织灌注量改变　　　　　B. 有误吸的危险
C. 活动无耐力　　　　　　　D. 有窒息的危险
E. 潜在并发症

2-153 引起便血的主要疾病是
A. 胃癌　　　　　　　　　　B. 结肠炎
C. 溃疡病　　　　　　　　　D. 大肠癌
E. 血液病

2-154 黏液脓血便伴里急后重,可提示
A. 肠结核　　　　　　　　　B. 结肠癌
C. 消化性溃疡　　　　　　　D. 小肠血管畸形
E. 急性细菌性痢疾

2-155 鲜血便常见于
A. 肛裂　　　　　　　　　　B. 胃溃疡
C. 急性胃炎　　　　　　　　D. 肝硬化食管静脉破裂
E. 十二指肠球部溃疡合并出血

2-156 急性出血性坏死性肠炎的便血特征为
A. 便后滴血　　　　　　　　B. 柏油样便
C. 洗肉水样便　　　　　　　D. 黏液脓血便
E. 果酱样脓血便

2-157 便血伴有里急后重,可提示
A. 胃癌　　　　　　　　　　B. 肝癌
C. 直肠癌　　　　　　　　　D. 败血症
E. 小肠疾病

2-158 对便血者来说,与病变部位密切相关的是
A. 便血方式　　　　　　　　B. 便血的颜色
C. 便血量及性状　　　　　　D. 伴随症状
E. 既往病史

2-159 无痛性鲜血便应考虑
A. 痔疮　　　　　　　　　　B. 急性细菌性痢疾
C. 直肠癌　　　　　　　　　D. 溃疡性结肠炎
E. 小肠病变

2-160 便血、血色鲜红,不与粪便混合仅黏附于粪便表面,提示
A. 上消化道出血　　　　　　B. 肛门或肛管疾病出血
C. 小肠出血　　　　　　　　D. 食管出血
E. 十二指肠出血

2-161 关于便血护理诊断不正确的是
A. 便血　　　　　　　　　　B. 组织灌注量改变
C. 活动无耐力　　　　　　　D. 焦虑

E. 恐惧

2-162 下列关于腹泻的叙述,不正确的是
A. 变态反应可引起腹泻
B. 某些发病因素互为因果
C. 病程超过2个月属于慢性腹泻
D. 渗出性腹泻的黏膜组织学基本正常
E. 分泌性腹泻系由胃肠黏膜分泌过多液体所致

2-163 慢性腹泻是指腹泻病程超过
A. 1周
B. 3周
C. 1个月
D. 2个月
E. 3个月

2-164 关于急性腹泻的病因错误的是
A. 病原体感染
B. 急性中毒
C. 某些全身性疾病如尿毒症
D. 溃疡性结肠炎
E. 进食过多生冷、油腻食物或饮食不节制

2-165 急性腹泻常见于
A. 肠结核
B. 细菌感染
C. 非特异性结肠炎
D. 吸收不良综合征
E. 甲状腺功能亢进

2-166 慢性腹泻常见于
A. 霍乱
B. 伤寒
C. 发芽马铃薯中毒
D. 肠道寄生虫感染
E. 甲状腺功能亢进

2-167 肠道炎症引起腹泻的主要机制是
A. 分泌性腹泻
B. 渗出性腹泻
C. 渗透性腹泻
D. 动力性腹泻
E. 吸收不良性腹泻

2-168 下列属于渗透性腹泻的是
A. 急性细菌性痢疾
B. 溃疡性结肠炎
C. 服用硫酸镁、甘露醇引起的腹泻
D. 霍乱
E. 慢性胰腺炎

2-169 腹泻伴重度脱水可见于
A. 霍乱
B. 肠结核
C. 溃疡性结肠炎
D. 慢性细菌性痢疾
E. 吸收不良综合征

2-170 霍乱病人属于哪一类腹泻
A. 分泌性腹泻
B. 渗透性腹泻
C. 渗出性腹泻
D. 动力学腹泻
E. 吸收不良性腹泻

2-171 霍乱引起腹泻的粪便特点
A. 大量黏液脓血便
B. 大量米泔水样或洗肉水样

C. 大量陶土样粪便　　　　　　　D. 大量鲜红色样血便
E. 大量糊状样水便

2-172 腹泻病人一般不会出现的护理诊断是
A. 焦虑　　　　　　　　　　　　B. 腹泻
C. 体液过多　　　　　　　　　　D. 体液不足
E. 活动无耐力

2-173 下列哪项不是导致便秘的因素
A. 不及时排便　　　　　　　　　B. 体格虚弱
C. 长期服用泻药　　　　　　　　D. 肠粘连
E. 甲状腺功能亢进

2-174 下列哪一项不属于功能性便秘
A. 肛裂　　　　　　　　　　　　B. 情绪抑郁
C. 活动过少　　　　　　　　　　D. 食物过少过精
E. 某些药物因素

2-175 老年人出现功能性便秘的原因不包括
A. 肌力减退　　　　　　　　　　B. 情绪抑郁或紧张
C. 活动减少　　　　　　　　　　D. 生活习惯改变
E. 食物过少、过细

2-176 便秘的分型不包括
A. 慢性便秘　　　　　　　　　　B. 急性便秘
C. 功能性便秘　　　　　　　　　D. 盆底排便障碍
E. 便秘型肠易激综合征

2-177 指导病人做腹部按摩的顺序为
A. 脐中→脐左→脐右　　　　　　B. 脐左→脐中→脐右
C. 脐右→脐中→脐左　　　　　　D. 升结肠→横结肠→降结肠
E. 降结肠→横结肠→升结肠

2-178 哪种病人用力排便时容易出现脑血管意外
A. 心力衰竭　　　　　　　　　　B. 冠心病
C. 高血压　　　　　　　　　　　D. 腹疝
E. 肠癌

2-179 便秘病人最突出的护理诊断是
A. 舒适改变　　　　　　　　　　B. 组织完整性受损
C. 知识缺乏　　　　　　　　　　D. 皮肤黏膜受损
E. 便秘

2-180 黄疸是由血液中的总胆红素浓度超过
A. 1.7μmol/L　　　　　　　　B. 3.4μmol/L
C. 6.8μmol/L　　　　　　　　D. 17.1μmol/L
E. 34.2μmol/L

2-181 胆红素的主要来源
　　A. 肝细胞分泌的胆汁　　　　　　B. 衰老红细胞释放血红蛋白
　　C. 胰液分泌的缩胆囊素　　　　　D. 肾脏产生的促红细胞生成素
　　E. 骨髓中未成熟红细胞内的血红素
2-182 有关结合胆红素的叙述不包括
　　A. 属于水溶性　　　　　　　　　B. 可分解为尿胆原
　　C. 又称间接胆红素　　　　　　　D. 又称直接胆红素
　　E. 可从尿液中排出
2-183 黄疸的基本病因不包括
　　A. 肝细胞性黄疸　　　　　　　　B. 溶血性黄疸
　　C. 阻塞性黄疸　　　　　　　　　D. 先天性黄疸
　　E. 肾性黄疸
2-184 阻塞性黄疸的临床表现不包括
　　A. 皮肤暗黄色　　　　　　　　　B. 皮肤瘙痒
　　C. 尿色深黄　　　　　　　　　　D. 出血倾向明显
　　E. 粪便呈陶土色
2-185 下列不属于胆汁淤积性黄疸的是
　　A. 肝硬化　　　　　　　　　　　B. 肝内胆管结石
　　C. 妊娠复发性黄疸　　　　　　　D. 毛细胆管型病毒性肝炎
　　E. 长期服用甲基睾丸酮所致黄疸
2-186 全身黄疸,粪便呈白陶土色,可见于
　　A. 肝硬化　　　　　　　　　　　B. 胰头癌
　　C. 重症肝炎　　　　　　　　　　D. 溶血性贫血
　　E. 钩端螺旋体病
2-187 肝细胞性黄疸的临床表现
　　A. 皮肤黏膜呈浅柠檬色　　　　　B. 可发生急性溶血
　　C. 皮肤黏膜呈黄绿色或绿褐色　　D. 可发生急性肾衰竭
　　E. 皮肤黏膜呈浅黄色至深黄色
2-188* 有关肝细胞性黄疸的实验室检查,下列哪一项是错误的
　　A. 血清总胆红素升高　　　　　　B. 血清直接胆红素升高
　　C. 血清间接胆红素正常　　　　　D. 尿胆原阳性
　　E. 尿胆红素阳性
2-189 溶血性黄疸的尿液可呈
　　A. 鲜红色尿　　　　　　　　　　B. 浅蓝色尿
　　C. 酱油色尿　　　　　　　　　　D. 白色浑浊尿
　　E. 淡黄色尿
2-190 血总胆红素、非结合胆红素均增高,结合胆红素下降,粪便颜色加深,提示
　　A. 核黄疸　　　　　　　　　　　B. 溶血性黄疸
　　C. 肝细胞性黄疸　　　　　　　　D. Roter 综合征

E. 胆汁淤积性黄疸
2-191 黄疸的观察要点,一般不包括
　　　A. 起病急缓　　　　　　　　B. 皮肤色泽
　　　C. 黄疸病程　　　　　　　　D. 三多一少
　　　E. 黄疸波动
2-192 下列哪项不属于水肿
　　　A. 肺水肿　　　　　　　　　B. 胸腔积液
　　　C. 心包积液　　　　　　　　D. 腹腔积液
　　　E. 下肢水肿
2-193 下列哪项不是产生水肿的主要原因
　　　A. 水钠潴留　　　　　　　　B. 组织间隙增宽
　　　C. 毛细血管静水压增高　　　D. 血浆胶体渗透压降低
　　　E. 淋巴或局部静脉回流受阻
2-194 以下哪种不是水肿形成的重要介质
　　　A. 去甲肾上腺素　　　　　　B. 肾素
　　　C. 心房利钠因子　　　　　　D. 血管紧张素Ⅱ
　　　E. 醛固酮
2-195 全身水肿伴胸、腹腔积液,下列哪项疾病不予考虑
　　　A. 肺心病心衰竭　　　　　　B. 晚期肝硬化
　　　C. 尿毒症　　　　　　　　　D. 肾病综合征
　　　E. 席汉综合征
2-196 下列哪项可引起局部水肿
　　　A. 肝硬化　　　　　　　　　B. 丝虫病
　　　C. 右心衰竭　　　　　　　　D. 营养不良
　　　E. 肾病综合征
2-197 肾源性水肿最常出现的原因
　　　A. 各型肾炎和肾病　　　　　B. 特发性水肿
　　　C. 经前期紧张综合征　　　　D. 黏液性水肿
　　　E. 营养不良
2-198 下列关于肾源性水肿特点的叙述,错误的是
　　　A. 从颜面开始延及全身　　　B. 可伴有腹壁静脉曲张
　　　C. 水肿性质软而移动性大　　D. 可伴有高血压
　　　E. 尿蛋白阳性
2-199 肾源性水肿首先发生的部位是
　　　A. 身体下垂部位　　　　　　B. 眼睑
　　　C. 颜面　　　　　　　　　　D. 腹部
　　　E. 胸部
2-200 尿毒症性全身水肿患者下列哪项体征几乎不出现
　　　A. 心脏收缩期杂音　　　　　B. 肾区叩痛

C. 胸腔积液体征　　　　　　　D. 心包积液体征
E. 肝颈静脉回流征阳性

2-201 心源性水肿最常出现的原因
A. 左心衰竭　　　　　　　　　B. 心肌炎
C. 右心衰竭　　　　　　　　　D. 心肌病
E. 心内膜炎

2-202 关于心源性水肿的描述，错误的是
A. 发展较缓慢　　　　　　　　B. 水肿比较坚实
C. 从眼睑颜面开始延及全身　　D. 常伴肝肿大
E. 常有静脉压高

2-203 心源性水肿首先发生的部位是
A. 身体下垂部位　　　　　　　B. 眼睑
C. 颜面　　　　　　　　　　　D. 腹部
E. 胸部

2-204 经常卧床的心源性水肿者水肿首先发生的部位是
A. 胸腔　　　　　　　　　　　B. 腰骶部
C. 腹腔　　　　　　　　　　　D. 足踝部
E. 关节腔

2-205 下列哪项是肝源性水肿的主要病因
A. 急性肝炎　　　　　　　　　B. 脂肪肝
C. 慢性肝炎　　　　　　　　　D. 药物性肝损害
E. 失代偿期肝硬化

2-206 下列哪项不是肝源性水肿的特点
A. 发展较缓慢　　　　　　　　B. 软且移动性大
C. 从足开始，向上发展　　　　D. 伴有心功能不全
E. 可有颈静脉怒张

2-207 水肿伴重度蛋白尿常为
A. 营养不良性水肿　　　　　　B. 心源性水肿
C. 黏液性水肿　　　　　　　　D. 肾源性水肿
E. 肝源性水肿

2-208 水肿的相关护理诊断，下列哪项除外
A. 体液过多　　　　　　　　　B. 活动无耐力
C. 有皮肤完整性受损的危险　　D. 潜在并发症：急性肺水肿
E. 有外伤的危险

2-209 正常新生儿的总体液量占体重的百分比为
A. 35%～50%　　　　　　　　　B. 55%～60%
C. 75%～80%　　　　　　　　　D. 55%～70%
E. 85%～90%

2-210 正常成人的总体液量占体重的百分比为
　　　A. 15%～30%　　　　　　　　　B. 55%～60%
　　　C. 35%～50%　　　　　　　　　D. 65%～80%
　　　E. 85%～90%

2-211 有关高渗性脱水的叙述,正确的是
　　　A. 失水多于失钠　　　　　　　　B. 细胞外脱水
　　　C. 因水摄入过多　　　　　　　　D. 醛固酮减少
　　　E. 尿液相对密度(比重)增加

2-212 有关低渗性脱水的叙述,错误的是
　　　A. 失钠多于失水　　　　　　　　B. 严重者可使细胞水肿
　　　C. 每日尿量减少　　　　　　　　D. 抗利尿激素分泌减少
　　　E. 细胞外液渗透压降低

2-213 有关等渗性脱水的叙述,下列哪项不妥
　　　A. 失水与失钠按比例丢失　　　　B. 主要是细胞外液脱水
　　　C. 可从胃肠道丢失水分　　　　　D. 可致有效循环血容量不足
　　　E. 一般不从皮肤丢失水分

2-214 脱水病人最突出的护理诊断是
　　　A. 组织完整性受损　　　　　　　B. 体液过多
　　　C. 皮肤黏膜受损　　　　　　　　D. 体液不足
　　　E. 自我形象紊乱

2-215 关于24小时尿量的描述错误的是
　　　A. 正常成人为1 000～2 000ml　　B. 少于400ml为少尿
　　　C. 少于100ml为少尿　　　　　　D. 少于100ml为无尿
　　　E. 大于2 500ml为多尿

2-216 无尿是指正常成人24小时尿量少于
　　　A. 50ml　　　　　　　　　　　　B. 100ml
　　　C. 150ml　　　　　　　　　　　 D. 300ml
　　　E. 400ml

2-217 24小时尿量少于多少毫升为少尿
　　　A. 400　　　　　　　　　　　　 B. 100
　　　C. 1 500　　　　　　　　　　　 D. 2 000
　　　E. 2 500

2-218 多尿是指成人24小时尿量大于
　　　A. 1 000ml　　　　　　　　　　 B. 1 500ml
　　　C. 2 000ml　　　　　　　　　　 D. 2 500ml
　　　E. 3 000ml

2-219 蛋白尿是指每日尿蛋白量持续超过
　　　A. 50mg　　　　　　　　　　　　B. 200mg
　　　C. 100mg　　　　　　　　　　　 D. 250mg

E. 150mg

2-220 少尿、无尿伴肾绞痛多见于
A. 肝肾综合征　　　　　　　　B. 肾动脉栓塞
C. 前列腺肥大　　　　　　　　D. 肾病综合征
E. 急性肾小球肾炎

2-221 多尿伴低血钾、周期性瘫痪多见于
A. 原发性醛固酮增多症　　　　B. 功能性肾衰竭
C. 急性肾小管坏死　　　　　　D. 慢性肾小球肾炎
E. 急性型肾小球肾炎

2-222 少尿或无尿病人最突出的护理诊断是
A. 体液不足　　　　　　　　　B. 舒适改变
C. 体液过多　　　　　　　　　D. 睡眠形态改变
E. 活动无耐力

2-223 排尿次数增多但每次尿量减少称为
A. 尿痛　　　　　　　　　　　B. 尿频
C. 尿急　　　　　　　　　　　D. 尿潴留
E. 尿失禁

2-224 因排尿次数增多，每次尿量正常而引起尿量增多为
A. 尿崩症　　　　　　　　　　B. 膀胱结石
C. 膀胱炎　　　　　　　　　　D. 前列腺增生症
E. 神经源性膀胱

2-225 膀胱刺激征是指
A. 多饮、多食、多尿　　　　　B. 贫血、出血、感染
C. 咳嗽、咳痰、气促　　　　　D. 尿频、尿急、尿痛
E. 心悸、胸痛、胸闷

2-226 除以下哪种疾患外，尿频时将伴每次尿量减少
A. 糖尿病　　　　　　　　　　B. 膀胱结石
C. 前列腺增生症　　　　　　　D. 神经源性膀胱
E. 子宫肌瘤

2-227 以下哪一项不属于神经源性膀胱
A. 大脑发育不良　　　　　　　B. 脑溢血
C. 前列腺增生症　　　　　　　D. 高位截瘫
E. 脑瘤

2-228 出现膀胱刺激征主要见于下列哪项疾病
A. 急性肾小球肾炎　　　　　　B. 急性肾盂肾炎
C. 慢性肾小球肾炎　　　　　　D. 肾病综合征
E. 急性肾小球硬化症

2-229 肾素具有调节血压及肾局部血流作用，它是由肾脏哪个部位分泌的
A. 肾小球基底膜　　　　　　　B. 肾髓质

C. 肾小管　　　　　　　　D. 肾小球旁器
E. 肾小球系膜

2-230 血尿最常见的原因
A. 钩端螺旋体病　　　　　B. 盆腔炎
C. 运动后血尿　　　　　　D. 泌尿系结石
E. 泌尿系外伤

2-231 镜下血尿是指新鲜尿离心沉渣后每高倍镜视野红细胞超过
A. 2个　　　　　　　　　B. 3个
C. 5个　　　　　　　　　D. 8个
E. 10个

2-232* 尿三杯试验中如三杯尿中均有血液,可能病变在
A. 前尿道　　　　　　　　B. 膀胱颈
C. 后尿道　　　　　　　　D. 前列腺
E. 肾脏或输尿管

2-233 血尿伴尿流中断或排尿困难主要见于
A. 膀胱结石　　　　　　　B. 肾囊肿
C. 肾脏结石　　　　　　　D. 肾小球肾炎
E. 肾盂肾炎

2-234 压力性尿失禁的主要病因是
A. 截瘫　　　　　　　　　B. 尿道狭窄
C. 昏迷　　　　　　　　　D. 分娩
E. 手术

2-235 真性尿失禁的特点是
A. 尿液充盈达一定压力时,会不自主地流出
B. 当腹内压力增高时,不自主地有少量尿液流出
C. 阴道助产分娩时,不自主地有大量尿液流出
D. 膀胱稍有一些存尿便会不自主地流出
E. 前列腺增生时,不自主地有尿液流出

2-236 尿潴留病人耻骨上叩诊可呈
A. 浊音　　　　　　　　　B. 清音
C. 实音　　　　　　　　　D. 过清音
E. 鼓音

2-237 急性尿潴留的特点
A. 胀痛难忍　　　　　　　B. 叩诊鼓音
C. 排尿不畅　　　　　　　D. 排尿不尽
E. 多有尿频

2-238 婴幼儿惊厥以哪种情况多见
A. 高热　　　　　　　　　B. 低血钙
C. 低血镁　　　　　　　　D. 低血糖

        E. 中毒性脑病
2-239 6个月以内的婴幼儿引起惊厥的最主要原因是
        A. 外伤   B. 感染
        C. 电解质紊乱   D. 产伤
        E. 原发性癫痫
2-240 全身性抽搐的临床表现特点
        A. 短暂意识丧失   B. 面色苍白
        C. 四肢阵挛性抽搐   D. 呼吸规则
        E. 能回忆发作情况
2-241 全身性抽搐以下列哪项肌肉痉挛为主
        A. 平滑肌   B. 心肌
        C. 伸张肌   D. 屈肌
        E. 骨骼肌
2-242 手足搐搦症以哪一部位表现最典型
        A. 上肢肘关节   B. 上肢手部
        C. 下肢膝关节   D. 下肢足部
        E. 关节四肢
2-243 关于抽搐的概念,下列哪项是错误的
        A. 抽搐是指四肢、躯干及颜面骨骼肌非自主强直与阵挛性抽搐,并引起关节运动
        B. 抽搐表现为全身性、对称性、伴有或不伴有意识丧失
        C. 癫痫大发作与惊厥的概念相同
        D. 癫痫小发作也称惊厥
        E. 惊厥的发生机制,可能是大脑运动神经元的异常放电所致
2-244 高热惊厥又称为
        A. 热性惊厥   B. 癫痫样发作
        C. 癔症惊厥   D. 中毒性脑病
        E. 低钙惊厥
2-245 惊厥病人的身心反应中,最重要的是
        A. 跌伤   B. 舌咬伤
        C. 大小便失禁   D. 潜在的窒息
        E. 自卑
2-246 惊厥伴脑膜刺激征可见于下列疾病,除外
        A. 脑膜炎   B. 脑膜脑炎
        C. 假性脑膜炎   D. 肝性脑病
        E. 蛛网膜下隙出血
2-247 不符合浅昏迷特点的是
        A. 无自主运动   B. 对疼痛刺激有反应
        C. 各种反射消失   D. 生命体征无明显改变
        E. 可有大小便失禁

2-248 下列引起意识障碍的疾病,其中哪项属颅内感染
　　A. 高血压脑病　　　　　　　B. 脑梗死
　　C. 脑血栓形成　　　　　　　D. 脑型疟疾
　　E. 癫痫

2-249 意识障碍伴瞳孔散大可见于
　　A. 颠茄类中毒　　　　　　　B. 吗啡类中毒
　　C. 巴比妥类中毒　　　　　　D. 有机磷农药中毒
　　E. 毒蕈类中毒

2-250 意识障碍伴瞳孔缩小可见于
　　A. 颠茄类中毒　　　　　　　B. 有机磷农药中毒
　　C. 酒精中毒　　　　　　　　D. 氰化物中毒
　　E. 癫痫

2-251 中度昏迷与深昏迷最有价值的鉴别是
　　A. 各种刺激无反应　　　　　B. 不能唤醒
　　C. 无自主运动　　　　　　　D. 深浅反射均消失
　　E. 大小便失禁

2-252 病人处于熟睡状态,不易唤醒,若压迫眶上神经可勉强唤醒,但很快又再入睡,答非所问,此种意识状态属于
　　A. 嗜睡　　　　　　　　　　B. 意识模糊
　　C. 昏睡　　　　　　　　　　D. 昏迷
　　E. 谵妄

2-253 病理性的持续睡眠状态,可被唤醒,并能正确回答问题。属于
　　A. 嗜睡　　　　　　　　　　B. 意识模糊
　　C. 昏睡　　　　　　　　　　D. 昏迷
　　E. 谵妄

2-254 昏迷病人最突出的护理诊断是
　　A. 压疮　　　　　　　　　　B. 营养失调
　　C. 排便失禁　　　　　　　　D. 急性意识障碍
　　E. 有外伤的危险

2-255 迷路炎体检发现下列哪种情况最有利于诊断
　　A. 听力减退　　　　　　　　B. 面色苍白
　　C. 鼓膜穿孔　　　　　　　　D. 意识障碍
　　E. 眼球震颤

2-256 周围性眩晕的病因不包括
　　A. 梅尼埃病　　　　　　　　B. 晕动病
　　C. 药物中毒　　　　　　　　D. 迷路炎
　　E. 听神经瘤

2-257 眩晕病人最突出的护理诊断是
　　A. 感知改变　　　　　　　　B. 营养失调

C. 舒适改变
E. 知识缺乏
D. 意识障碍

2-258 晕厥与昏迷最大的不同点是
A. 能否唤醒
B. 有无自主运动
C. 反射是否存在
D. 意识可否迅速恢复
E. 瞳孔是否散大

2-259 属于血液成分异常引起眩晕的主要病因是
A. 胆绞痛
B. 脑动脉粥样硬化
C. 低血糖
D. 短暂脑缺血发作
E. 胸腔疾病

2-260 心源性晕厥病人最突出的护理诊断是
A. 有感染的危险
B. 有受伤的危险
C. 有窒息的危险
D. 有体液不足的危险
E. 有皮肤黏膜完整性受损的危险

A₂型单项选择题（2-261～2-280）

2-261 患者，男性，45岁，体温在39℃以上，未用任何退热降温措施，24小时内体温波动达2℃以上，最低时体温仍高于正常。这种热型是
A. 稽留热
B. 波浪热
C. 间歇热
D. 回归热
E. 弛张热

2-262 患者，女性，32岁，高热伴膀胱刺激症状，体检：双肾区叩击痛。经治疗后体温下降，其下降方式常为
A. 数周内降至正常
B. 数天内降至正常
C. 24小时内降至正常
D. 数小时内降至正常
E. 1小时内降至正常

2-263* 患者，男性，39岁，发作性头痛，有视觉先兆，伴恶心、呕吐，服用麦角胺有效，体检无阳性体征，最可能的诊断是
A. 偏头痛
B. 紧张性头痛
C. 脑膜炎
D. 神经官能症
E. 青光眼

2-264 患者，女性，45岁，主诉反复发作性头痛，表现为眼眶周围剧烈的钻痛，流泪流鼻涕，体检无阳性体征，头颅CT正常，最有可能的诊断是
A. 紧张性头痛
B. 花粉过敏
C. 丛集性头痛
D. 脑瘤可能
E. 神经官能症

2-265 患者，男性，53岁，劳累后常在胸骨中上段后出现疼痛，稍休息后能缓解，经医院查血检查：血脂升高，最有可能的诊断是
A. 病毒性心肌炎
B. 心绞痛
C. 急性心肌梗死
D. 动脉粥样硬化

E. 心脏神经官能症

2-266 患者,男性,23岁,因经常出差太劳累患感冒多天,近几天咳嗽、胸痛、咳出铁锈色痰。估计病人患了什么病
A. 急性支气管炎
B. 慢性支气管炎急性发作
C. 急性肺脓肿
D. 自发性气胸
E. 肺炎球菌肺炎

2-267 患者,男性,40岁,因经常有呼吸道感染,近2个月常咳嗽,痰量特别多,呈黄脓色,放置一段时间后可分为三层,最近有咯血,医院诊断"支气管扩张症"。列出潜在的护理诊断
A. 窒息
B. 低效性呼吸型态
C. 休克
D. 气体交换受损
E. 清理呼吸道无效

2-268 患者,男性,54岁,与同龄健康人以同等速度行走时出现呼吸困难,日常生活虽可自理,但必须时常停下来休息,此患者呼吸困难的程度为
A. Ⅰ度
B. Ⅱ度
C. Ⅲ度
D. Ⅳ度
E. Ⅴ度

2-269 某护士夜间值班遇一突然喘息的老年男性病人,在以下表现中哪项最有助于考虑为心源性呼吸困难
A. 体温37.8℃
B. 咯出泡沫样痰液
C. 听到哮鸣音
D. 心率和呼吸增快
E. 两肺底闻及湿性啰音

2-270 一小孩吃花生米,突然出现惊慌、气促,抱送急诊,发现患儿吸气极度困难,出现"三凹征"。最可能诊断为:
A. 小儿肺炎
B. 胸膜炎
C. 气管异物
D. 支气管哮喘发作
E. 受环境惊吓

2-271 患者,男性,53岁,体重50kg,因上消化道出血出现呕血,自觉头晕目眩,尿少;查血压90/70mmHg,脉搏110次/分,呼吸24次/分。其出血量估计至少大于多少
A. 300ml
B. 500ml
C. 800ml
D. 1 000ml
E. 1 500ml

2-272 患者,男性,27岁,今中午吃了隔夜的饭菜,几小时后突然感到全身不舒服,有恶心,呕吐了2次,吐出物为胃内食物,不久又腹泻,泻出水样大便数次,伴有腹痛,初步拟诊为
A. 急性胃肠炎
B. 霍乱
C. 阿米巴痢疾
D. 伤寒
E. 急性细菌性痢疾

2-273 患者,女性,61岁,几年来经常感到肛门口不舒服,近几个月排便时或排便后喷出鲜红色血10余毫升,血液与粪便不相混合。估计患者患什么病
A. 肠炎
B. 直肠癌
C. 肛裂
D. 肛管脓肿

E. 内痔

2-274 患者,男性,19岁,因脑外伤引起脑疝,颅内压增高,经医生急诊清创处理后即可手术,术前使用大量甘露醇,手术后出现腹泻,无其他感染等并发症。估计此病人的腹泻属于
A. 分泌性腹泻
B. 渗透性腹泻
C. 渗出性腹泻
D. 动力性腹泻
E. 吸收不良性腹泻

2-275 患者,男性,78岁,平时喜食鱼、肉、鸡蛋、内脏等,经常出现便秘。健康指导时,护士应劝病人多吃
A. 牛奶
B. 大豆
C. 蔬菜
D. 香菇
E. 水果

2-276 患者,男性,3岁,母亲第一次给孩子吃蚕豆,发现小孩突然发生呕吐,随后发高热,尿呈酱油色,估计出现了什么情况
A. 胆道阻塞
B. 慢性溶血
C. 肝脏损害
D. 急性溶血
E. 生理性黄疸

2-277 患者,男性,7岁,因感冒后发现尿中有蛋白,2周后晨起眼睑水肿,下午双下肢也水肿,呈凹陷性,赴院检查结果:尿蛋白+++,血清清蛋白25g/L,血中胆固醇6.7mmol/L,该病人应诊断为
A. 肾病综合征
B. 肝肾综合征
C. 肾小球肾炎
D. 尿路感染
E. 肾功能衰竭

2-278 患者,女性,26岁,昨日晚开始有尿频、尿急,今上午出现尿痛,耻骨上刺痛明显,体检:肾区无叩击痛。初步可诊断为
A. 急性肾炎
B. 急性肾盂肾炎
C. 慢性肾炎
D. 急性膀胱炎
E. 急进性肾炎

2-279 患者,女性,32岁,平时月经量较多,皮肤黏膜上经常可见出血点,尤其是大腿内侧,赴院检查:血小板计数减少,出血时间延长,血块退缩不良,毛细血管脆性试验阳性,凝血酶原时间延长,但凝血时间正常。初步可诊断为
A. 过敏性紫癜
B. 急性白血病
C. 再生障碍性贫血
D. 淋巴瘤
E. 特发性血小板减少性紫癜

2-280 患者,男性,42岁,家属主诉儿子从小被猫惊吓后有短时间的发呆,去医院检查脑电图无异常发现,有一天上中学途中突然昏倒在地,全身强直、面色青紫、呼吸暂停、四肢发生阵挛性抽搐、小便失禁,您认为他发生了下列哪种情况
A. 癫痫大发作
B. 癔症发作
C. 癫痫小发作
D. 低钙抽搐
E. 癫痫持续状态

A₃型单项选择题(2-281～2-300)

(2-281～2-282 共用题干)

患者,男性,37岁,主诉发热,近6天来体温维持在39～41℃,24小时内体温波动相差不超过1℃。体检:腹部玫瑰疹,肝脾肿大。

2-281 该病人的热型是
  A. 间歇热   B. 波状热
  C. 回归热   D. 稽留热
  E. 弛张热

2-282 该病人最可能的诊断是
  A. 大叶肺炎   B. 流行性出血热
  C. 伤寒   D. 疟疾
  E. 风湿热

(2-283～2-284 共用题干)

患者,男性,33岁,上腹部规律性疼痛5年,多于春季出现。1周以来每晚12点左右出现上腹痛,3小时前患者进食后突然出现持续性剧烈腹痛,以上腹正中为重,不敢呼吸,体检:急性病面容,板状腹,全腹压痛(+),反跳痛(+),肝浊音界消失,肠鸣音减弱。

2-283 该患者可能的诊断为
  A. 急性胰腺炎   B. 肠梗阻
  C. 十二指肠球部溃疡急性穿孔 D. 幽门梗阻
  E. 急性胆囊炎

2-284 该病人腹痛的发生机制属于
  A. 躯体性腹痛   B. 内脏性腹痛
  C. 牵涉性腹痛   D. 出血性腹痛
  E. 梗阻性腹痛

(2-285～2-286 共用题干)

患者,男性,48岁,突然咯血300ml,以往经常间断咳嗽,咳出大量脓痰20余年。有时也会呼吸道感染。

2-285 该患者咯血最可能的原因是
  A. 肺结核   B. 支气管扩张
  C. 肺脓肿   D. 二尖瓣狭窄
  E. 血管畸形

2-286 根据咯血量的评估属于下列哪项
  A. 小量咯血   B. 正常咯血
  C. 中等量咯血   D. 重症咯血
  E. 大量咯血

(2-287～2-288 共用题干)

患者,男性,44岁。晨起呕血500ml,既往有"乙型肝炎"病史20年。体检:颈部有2个蜘蛛痣,两手肝掌。

2-287 患者呕血最可能的原因是
　　　A. 肝硬化　　　　　　　　　　B. 肝癌
　　　C. 溃疡病　　　　　　　　　　D. 慢性肝炎
　　　E. 脂肪肝
2-288 估计病人的出血量达血容量的百分比为
　　　A. 5%～10%　　　　　　　　B. 10%～15%
　　　C. 20%以上　　　　　　　　　D. 30%以上
　　　E. 40%以上

(2-289～2-290 共用题干)

患者,女性,27岁,3个月来食欲明显增加,伴心悸、消瘦、腹泻。每日排便3～4次,为成形便或软便,无黏液和脓血。

2-289 该患者最可能的诊断是
　　　A. 肠结核　　　　　　　　　　B. 肠易激综合征
　　　C. 结肠癌　　　　　　　　　　D. 溃疡性结肠炎
　　　E. 甲状腺功能亢进症
2-290 该患者腹泻的类型是
　　　A. 分泌性腹泻　　　　　　　　B. 渗透性腹泻
　　　C. 渗出性腹泻　　　　　　　　D. 动力性腹泻
　　　E. 吸收不良性腹泻

(2-291～2-292 共用题干)

患者,女性,40岁,突发高热、寒战,右上腹痛,体检:可见巩膜黄染,皮肤呈暗黄色。

2-291 其黄疸最可能出现的原因是
　　　A. 急性溶血　　　　　　　　　B. 肝细胞广泛破坏
　　　C. 肝外性胆汁淤积　　　　　　D. 肝内性胆汁淤积
　　　E. 肝细胞摄取胆红素障碍
2-292 下列哪项不是该病人目前存在的护理诊断
　　　A. 疼痛　　　　　　　　　　　B. 舒适改变
　　　C. 焦虑　　　　　　　　　　　D. 急性意识障碍
　　　E. 体温过高

(2-293～2-294 共用题干)

患者,女性,8岁,最近2个月觉得全身疲乏,1周前晨起眼睑浮肿,继后下肢呈凹陷性水肿。母亲带往医院检查,尿蛋白++,红细胞5～8,颗粒管型+。

2-293 最可能的诊断是
　　　A. 急性肾小球肾炎　　　　　　B. 先天性心脏病
　　　C. 慢性肾小球肾炎　　　　　　D. 泌尿系结核
　　　E. 肾病综合征
2-294 发生水肿的主要机制是
　　　A. 内分泌失调　　　　　　　　B. 水钠潴留
　　　C. 淋巴梗阻　　　　　　　　　D. 静脉梗阻

E. 变态反应

(2-295~2-296 共用题干)

患者,女性,25 岁,闭经 3 个月,腹痛 3 小时伴尿频,半小时前上厕所突然晕厥,以往月经一直是正常的。

2-295 诊断首先要考虑的是
- A. 脑血管意外
- B. 神经介导性晕厥
- C. 排尿性晕厥
- D. 异位妊娠破裂
- E. 肺栓塞

2-296 下列哪项不属于护理诊断
- A. 疼痛
- B. 急性意识障碍
- C. 恐惧
- D. 有受伤的危险
- E. 休克

(2-297~2-298 共用题干)

患者,女性,71 岁,原有高血压病史,但因血压不是很高,经常停用降压药。近来头痛、头胀、乏力,今晨起床后四肢不灵活,继后不能动弹,说话语言不清。

2-297 首先应考虑病人发生了
- A. 高血压脑病
- B. 脑卒中(中风)
- C. 高血压危象
- D. 休克
- E. 急进型高血压

2-298 护理评估的重点是
- A. 体温
- B. 血压
- C. 脉搏
- D. 意识
- E. 呼吸

(2-299~2-300 共用题干)

患者,女性,21 岁,因服"苯巴比妥"自杀,被他人发现后急诊入院。体检:对周围事物和各种刺激均无反应,对于剧烈刺激可出现防御反射,角膜反射减弱,瞳孔对光发射迟钝,眼球无转动。

2-299 判断该患者的意识状态为
- A. 轻度昏迷
- B. 嗜睡
- C. 中度昏迷
- D. 昏睡
- E. 深度昏迷

2-300 护士观察病人的瞳孔变化,估计会有什么改变
- A. 正常
- B. 突出
- C. 扩大
- D. 两侧不等
- E. 缩小

A_4 型单项选择题(2-301~2-325)

(2-301~2-305 共用题干)

患者,女性,34 岁,近几个月来全身感乏力、有低热、盗汗、月经不正常,经常咳嗽咳痰,近 2

日咯血数次,每次咯血量不等,今晨一次咯血达 350ml,病人十分紧张,来院诊治。

2-301 估计该病人的医疗诊断是
    A. 肺结核   B. 支气管扩张
    C. 肺脓肿   D. 急性支气管炎
    E. 肺炎

2-302 评估病人的咯血量为
    A. 轻度咯血   B. 小量咯血
    C. 重度咯血   D. 中等量咯血
    E. 大量咯血

2-303 该病人目前最主要的心理护理诊断是
    A. 紧张   B. 自尊紊乱
    C. 绝望   D. 预感性悲哀
    E. 疲乏

2-304 病人最可能的并发症是
    A. 重症感染   B. 窒息
    C. 心力衰竭   D. 休克
    E. 呼吸衰竭

2-305 下列哪项不是病人的相关护理诊断
    A. 疲乏   B. 体温升高
    C. 焦虑   D. 清理呼吸道功能低下
    E. 自发性气胸

(2-306～2-311 共用题干)

患者,男性,38 岁,原有支气管哮喘病史,最近因感冒导致哮喘发作,呼吸困难,有轻微发绀,神志清醒。

2-306 该患者属于哪种呼吸困难
    A. 喘息性   B. 吸气性
    C. 浮浅性   D. 呼气性
    E. 混合性

2-307 发绀属于哪一类
    A. 中心性发绀   B. 高铁血红蛋白血症
    C. 周围性发绀   D. 硫化血红蛋白血症
    E. 肠源性发绀

2-308 列出病人最突出的护理诊断
    A. 清理呼吸道功能无效   B. 睡眠型态紊乱
    C. 低效性呼吸型态   D. 舒适改变
    E. 气体交换受损

2-309 该病人发生呼吸困难的主要机制是
    A. 红细胞携氧量减少   B. 肺淤血和肺泡弹性降低
    C. 颅内压升高和供血减少   D. 肺通气和换气功能障碍

E. 体循环淤血使呼吸运动受限

2-310 评估病人发绀的表现,下列哪项不符
A. 全身性发绀 B. 局部加温发绀不消失
C. 皮肤寒冷 D. 局部按摩发绀不消失
E. 皮肤温暖

2-311 下列哪项不属于呼气性呼吸困难的临床特点
A. 呼气延长 B. 伴三凹征
C. 呼气费力 D. 伴哮鸣音
E. 呼气缓慢

(2-312～2-315 共用题干)

患者,女性,60 岁。冠心病病史 5 年。一天和媳妇争吵后出现胸骨后压榨样疼痛,经休息和口含硝酸甘油 1 片,疼痛基本好转。晚上疼痛频繁而剧烈,并出冷汗,呼叫多次,家中媳妇不予应答,早上发现病人已死亡。

2-312 分析病人的死亡原因是
A. 心绞痛 B. 高血压危象
C. 急性心肌梗死 D. 脑溢血
E. 病毒性心肌炎

2-313 引起疼痛的主要诱发因素是
A. 情绪激动 B. 过度劳累
C. 排便用力 D. 寒冷刺激
E. 饮食过饱

2-314 引起胸骨后压榨样疼痛的主要机制是
A. 心肌缺血 B. 心肌坏死
C. 心肌炎症 D. 心肌断裂
E. 心脏破裂

2-315 胸骨后压榨样疼痛可放射的部位不包括
A. 左肩背部 B. 左上臂内侧
C. 左侧小指 D. 左侧无名指
E. 左侧腰背部

(2-316～2-320 共用题干)

患者,女性,42 岁。餐后 3 小时发生上腹部疼痛已有数月余,也经常在夜间发作性腹部烧灼样痛,特别是饥饿时疼痛明显,进食后能迅速缓解,昨起排柏油样便 2 次,今晨起床突然呕血 900ml,随即晕倒。家属测血压 80/50mmHg,急送医院。

2-316 病人目前发生了什么情况
A. 溃疡急性穿孔 B. 失血性休克
C. 并发幽门梗阻 D. 感染性休克
E. 肠系膜动脉栓塞

2-317 该病人的基本病因是
A. 十二指肠球部溃疡 B. 浸润性胃癌

C. 食管—胃底静脉曲张   D. 胃小弯溃疡

E. 急性糜烂出血性胃炎

2-318 该病人出血量的判断估计已超过

A. 300ml   B. 500ml

C. 800ml   D. 1 000ml

E. 1 500ml

2-319 判断病人有无再出血或继续出血的实验室检测指标是

A. 血小板计数减少   B. 血红蛋白升高

C. 红细胞计数增高   D. 网织红细胞计数升高

E. 白细胞计数增高

2-320 列出该病人最突出的护理诊断

A. 活动无耐力   B. 组织灌注量改变

C. 有误吸的危险   D. 急性意识障碍

E. 恐惧

(2-321～2-325 共用题干)

患者,女性,29 岁,最近几天比较劳累,感乏力、腰酸,2 天前排尿次数多,且排尿很急,甚至于排尿结束前特别痛。今晨起突发寒战、发热,测体温 39.8℃。经医院尿常规检查发现有血尿和脓尿。

2-321 该患者可能的诊断为

A. 急性膀胱炎   B. 肾结核

C. 急性肾盂肾炎   D. 肾结石

E. 下尿路梗阻

2-322 若给予体格检查,哪项体征可阳性

A. 肾区叩击痛   B. 腹肌紧张

C. 耻骨上压痛   D. 小腹压痛

E. 腹膜刺激征

2-323 说明该病人尿液镜检每高倍视野红细胞已超过

A. 1 个   B. 2 个

C. 3 个   D. 4 个

E. 5 个

2-324 病人 2 天前排尿次数多,且排尿很急,甚至于排尿结束前特别痛,称谓

A. 腹膜刺激征   B. 膀胱刺激征

C. 脑膜刺激征   D. 排尿困难

E. 尿潴留

2-325 目前病人最突出的护理诊断是

A. 舒适改变   B. 知识缺乏

C. 疼痛   D. 体温过高

E. 焦虑

B 型配伍选择题（2-326～2-444）

A. 稽留热　　　　　　　　　B. 波状热
C. 弛张热　　　　　　　　　D. 回归热
E. 间歇热

2-326 疟疾
2-327 大叶性肺炎
2-328 霍奇金病
2-329 布氏杆菌病
2-330 败血症

A. 5 羟色胺　　　　　　　　B. 白介素 IL-1
C. 单核吞噬细胞　　　　　　D. 中性粒细胞
E. 抗原抗体复合物

2-331 内源性致热源
2-332 外源性致热源

A. 38.1～39℃　　　　　　　B. 37.3～38℃
C. 39.1～41℃　　　　　　　D. 39～40℃
E. ＞41℃

2-333 低热
2-334 中度发热
2-335 超高热

A. 发热伴寒战常见于　　　　B. 发热伴结膜充血多见于
C. 发热伴单纯疱疹常见于　　D. 发热伴出血见于
E. 发热伴肝脾肿大常见于

2-336 麻疹
2-337 慢性白血病
2-338 急性胆囊炎
2-339 流行性感冒
2-340 传染性单核细胞增多症

A. 神经功能性头痛　　　　　B. 脑内寄生虫
C. 青光眼或脑瘤　　　　　　D. 偏头痛
E. 颅内压增高

2-341 头痛伴视力障碍可见于
2-342 头痛伴神经功能紊乱者可见于

A. 肺梗塞　　　　　　　　　B. 大量气胸
C. 夹层动脉瘤　　　　　　　D. 心绞痛
E. 食管疾病

2-343 胸痛伴面色苍白、大汗、休克见于
2-344 胸痛伴吞咽困难见于
2-345 突然胸部剧烈疼痛伴呼吸困难与发绀见于

2-346 胸部的尖锐刺痛或撕裂样痛见于

2-347 胸骨后的绞榨性疼痛伴有重度窒息感见于

    A. 输尿管结石   B. 急性胆囊炎

    C. 十二指肠溃疡   D. 心绞痛

    E. 颅内压增高

2-348 心前区疼痛呈压榨样并有窒息感可见于

2-349 头痛不断加重伴有呕吐者提示

    A. 颅内压增高   B. 十二指肠溃疡

    C. 急性胆囊炎   D. 心绞痛

    E. 输尿管结石

2-350 右上腹疼痛放射至右肩胛下区可见于

2-351 呕吐伴上腹部节律性周期性痛可见于

    A. 咳嗽声音低微或无声   B. 咳嗽声音嘶哑

    C. 金属音调咳嗽   D. 鸡鸣样咳嗽

    E. 咳嗽,有粉红色泡沫痰,高度呼吸困难

2-352 极度衰弱或声带麻痹

2-353 喉返神经麻痹

2-354 声带炎、喉炎

2-355 喉结核、喉癌

2-356 纵隔肿瘤或淋巴瘤、结节病

2-357 百日咳

    A. 稍有痰中带血伴剧咳   B. 持续痰中带血伴 Horner 综合征

    C. 大量咯血伴低热   D. 间断咯血伴大量脓痰

    E. 周期性咯血

2-358 支气管子宫内膜异位症

2-359 支气管扩张

    A. 大量咯血伴低热   B. 持续痰中带血伴 Horner 综合征

    C. 周期性咯血   D. 间断咯血伴大量脓痰

    E. 稍有痰中带血伴剧咳

2-360 肺结核空洞

2-361 支气管肺癌

    A. 发绀伴红细胞增多   B. 发绀伴杵状指(趾)

    C. 发绀伴意识障碍和器官衰竭   D. 发绀伴呼吸困难

    E. 发绀伴心脏杂音

2-362 某些药物或化学物质急性中毒

2-363 发绀型先天性心脏病

    A. 气道痉挛   B. 重度贫血

    C. 尿毒症   D. 心力衰竭

    E. 脑出血

2-364 支气管哮喘所致的呼吸困难
2-365 神经因素所致呼吸困难
　　A. 气道阻塞　　　　　　　　B. 心力衰竭
　　C. 肺炎　　　　　　　　　　D. 重度贫血
　　E. 肋骨骨折
2-366 血液病所致呼吸困难
2-367 心血管疾病所致呼吸困难
　　A. 吸气性呼吸困难　　　　　B. 呼气性呼吸困难
　　C. 混合性呼吸困　　　　　　D. 心源性呼吸困难
　　E. 中毒性呼吸困难
2-368 喉部疾病或气管疾病
2-369 肺部弹性减弱和(或)小的气管狭窄阻塞
2-370 重症肺结核或大面积肺不张
2-371 急性左心衰竭
　　A. 神经性疾病呼吸困难　　　B. 血液性疾病呼吸困难
　　C. 吸气性疾病呼吸困难　　　D. 心源性疾病呼吸困难
　　E. 混合性呼吸困难
2-372 颅脑重症疾病时的呼吸困难是
2-373 大出血致重度贫血时的呼吸困难是
2-374 高血压心脏病、冠心病等所致呼吸困难是
2-375 重症肺结核、弥漫性肺间质纤维化所致的呼吸困难是
　　A. 糖尿病酮症酸中毒　　　　B. 急性左心衰竭
　　C. 大叶性肺炎　　　　　　　D. 急性渗出性胸膜炎
　　E. 支气管哮喘
2-376 反复发作性呼吸困难伴哮鸣音
2-377 呼吸困难伴发热,咳铁锈色痰
2-378 呼吸困难伴咯大量泡沫痰或粉红色泡沫痰
2-379 呼吸困难伴昏迷
　　A. 幽门梗阻　　　　　　　　B. 细菌性食物中毒
　　C. 早孕　　　　　　　　　　D. 迷路炎
　　E. 颅内高压
2-380 呕吐伴眩晕、眼球震颤
2-381 呕吐大量隔宿食物
2-382 喷射性呕吐伴剧烈头痛
　　A. 便后滴血　　　　　　　　B. 黏液脓血便
　　C. 洗肉水样便　　　　　　　D. 果酱样脓血便
　　E. 柏油便
2-383 痔
2-384 急性出血性坏死性肠炎

2-385 阿米巴痢疾

2-386 急性细菌性痢疾

2-387 上消化道出血
  A. 黄软便潜血阳性   B. 猪肝色便
  C. 陶土色大便   D. 鲜血便
  E. 米泔水样便

2-388 上消化道大出血可出现

2-389 胆道阻塞可出现

2-390 右侧结肠出血可出现

2-391 霍乱病人可出现

2-392 下消化道出血可出现
  A. 渗出性腹泻   B. 分泌性腹泻
  C. 渗透性腹泻   D. 吸收不良性腹泻
  E. 动力性腹泻

2-393 口服甘露醇引起的腹泻属于

2-394 小肠大部分切除术后引起的腹泻属于

2-395 甲状腺功能亢进症引起的腹泻属于

2-396 霍乱病人引起的腹泻属于

2-397 结肠炎引起的腹泻属于
  A. Rotor综合征   B. 肝细胞性黄疸
  C. 胆汁淤积性黄疸   D. 先天性黄疸
  E. 溶血性黄疸

2-398 血清中结合胆红素增加

2-399 血清中结合胆红素与非结合胆红素均增加
  A. 水肿为非凹陷性   B. 水肿伴脾大、蜘蛛痣
  C. 水肿伴颈静脉怒张   D. 水肿突然发生并累及声门
  E. 水肿伴大量蛋白尿

2-400 缩窄性心包炎

2-401 血管神经性水肿

2-402 黏液性水肿

2-403 肾病综合征

2-404 肝硬化
  A. 血尿伴肾绞痛   B. 血尿伴膀胱刺激症状
  C. 血尿伴肾肿块   D. 血尿伴排尿困难、尿流中断
  E. 血尿合并乳糜尿

2-405 膀胱结石可出现

2-406 膀胱炎症可出现

2-407 先天性多囊肾可出现

2-408 丝虫病可出现

2-409 输尿管结石可出现
  A. 膀胱刺激征并发热、脓尿
  B. 膀胱刺激征并血尿
  C. 膀胱刺激征并排尿终末疼痛
  D. 膀胱刺激征并耻骨上隐痛放射到腹股沟
  E. 50岁以上男性尿频并进行性排尿困难

2-410 急性前列腺炎

2-411 膀胱结核

2-412 急性膀胱炎

2-413 前列腺增生

2-414 输尿管末端结石
  A. 少尿伴大量蛋白尿   B. 少尿伴排尿困难
  C. 少尿伴出血   D. 少尿伴腰痛、尿痛
  E. 少尿伴血尿、蛋白尿、高血压、水肿

2-415 尿路结石

2-416 肾病综合征

2-417 前列腺肥大

2-418 急性肾炎

2-419 各种失血症
  A. 多尿伴高血压、周期性麻痹
  B. 多尿伴多饮、多食及消瘦
  C. 多尿伴烦渴、多饮、低相对密度(比重)尿
  D. 多尿出现在肾功能不全少尿之后
  E. 多尿伴肾小管浓缩功能不全

2-420 糖尿病

2-421 尿崩症

2-422 急性肾小管坏死

2-423 原发性醛固酮增多症

2-424 慢性肾盂肾炎
  A. 过敏性紫癜   B. 肝脏疾病
  C. 肾脏疾病   D. 特发性血小板减少性紫癜
  E. 血友病

2-425 紫癜伴有黄疸见于

2-426 广泛皮肤黏膜紫癜可见于

2-427 自幼即有轻伤后出血不止

2-428 四肢对称性紫癜可见于

2-429 皮肤紫癜伴腹痛、血尿见于
  A. 癔症   B. 脑膜炎
  C. 癫痫大发作   D. 急性感染

E. 低血钙

2-430 惊厥伴有瞳孔扩大、舌咬伤见于

2-431 手足搐搦症见于

2-432 惊厥伴意识丧失、口吐白沫见于

2-433 惊厥伴脑膜刺激征见于

2-434 惊厥伴有高热见于

2-435 全身强直—阵挛性抽搐见于

2-436 抽搐惊厥带有强烈的感情色彩

  A. 重度休克   B. 颅内高压征

  C. 吗啡、巴比妥类中毒   D. 流行性脑膜炎

  E. 高血压脑病

2-437 意识障碍伴呼吸缓慢

2-438 意识障碍伴心动过缓

  A. 高血压脑病   B. 颅内高压征

  C. 吗啡、巴比妥类中毒   D. 流行性脑膜炎

  E. 重度休克

2-439 意识障碍伴发热

2-440 意识障碍伴低血压

2-441 意识障碍伴瞳孔缩小

2-442 意识障碍伴高血压

  A. 肝性脑病   B. 流行性乙型脑炎

  C. 脑出血   D. 癫痫

  E. 淋巴瘤

2-443 先昏迷后发热

2-444 先发热后昏迷

X_1 型多项选择题（2-445～2-525）

2-445 下列体温哪些属于生理变异

  A. 下午体温较清晨高   B. 剧烈运动后体温稍上升

  C. 月经及妊娠期体温高于正常   D. 进餐后体温稍升高

  E. 高温环境下体温稍高

2-446 下列哪些属于非致热源性发热

  A. 颅脑外伤   B. 脑出血

  C. 甲状腺功能亢进症   D. 癫痫持续状态

  E. 过敏性皮炎出现感染

2-447 符合间歇热特点的有

  A. 体温维持在39～40℃以上   B. 高热持续数小时后降至正常

  C. 24小时内体温波动<1℃   D. 体温有时下降达正常一至数天

  E. 高热期与无热期呈反复交替出现

2-448 波状热具有以下特点
　　A. 体温逐渐上升达 39℃　　　　B. 24 小时内波动＞2℃
　　C. 体温逐渐下降达正常后又上升　　D. 体温下降至正常水平达数天
　　E. 高热与无热期呈渐升或渐降过程

2-449 稽留热型主要见于哪些疾病
　　A. 肺炎球菌肺炎　　　　　　　　B. 疟疾
　　C. 伤寒　　　　　　　　　　　　D. 败血症
　　E. 风湿热

2-450 体温在生理情况下波动表现为
　　A. 早晨略低，下午略高　　　　　B. 24 小时波动幅度＜1℃
　　C. 老年人体温略低　　　　　　　D. 月经前或妊娠妇女体温略低
　　E. 进食后体温略高

2-451 下列病变中，可以引起发热的有
　　A. 创伤　　　　　　　　　　　　B. 心肌梗死
　　C. 恶性肿瘤　　　　　　　　　　D. 脑出血
　　E. 甲状腺功能亢进症

2-452 周围性疼痛的分类包括
　　A. 皮肤痛　　　　　　　　　　　B. 颅脑痛
　　C. 躯体痛　　　　　　　　　　　D. 脊髓痛
　　E. 内脏痛

2-453 下列胸痛特点的描述哪些是不正确的
　　A. 心包炎时胸痛与深呼吸和咳嗽无关
　　B. 反流性食管炎于饱餐后出现
　　C. 含服硝酸甘油不能缓解，可排除心绞痛
　　D. 夹层动脉瘤为突发胸背部撕裂样剧痛
　　E. 胸痛的程度常常与原发疾病的病情轻重一致

2-454 心绞痛可表现为
　　A. 心前区疼痛　　　　　　　　　B. 胸骨后疼痛
　　C. 左肩痛或左臂痛　　　　　　　D. 上腹部疼痛
　　E. 牙痛

2-455 急性腹痛常见的病因
　　A. 肠扭转、肠梗阻　　　　　　　B. 急性阑尾炎
　　C. 胃溃疡穿孔　　　　　　　　　D. 胆道结石
　　E. 反流性食管炎

2-456 腹痛问诊正确的是
　　A. 腹痛部位、性质、程度　　　　B. 腹痛的诱因与缓解因素
　　C. 腹痛的伴随症状及与体位关系　D. 注意急腹症的鉴别
　　E. 腹痛部位即脏器疾病的部位

2-457 腹痛与饮食有关的病变有
　　A. 胆囊炎　　　　　　　　B. 胰腺炎
　　C. 消化性溃疡　　　　　　D. 慢性胃炎
　　E. 阑尾炎

2-458 腰背痛伴脊柱畸形见于
　　A. 重症胰腺炎　　　　　　B. 外伤
　　C. 先天性畸形　　　　　　D. 尿路结石
　　E. 椎体结核

2-459 腰背痛伴活动受限见于
　　A. 强直性脊柱炎　　　　　B. 胆囊炎
　　C. 椎间盘脱出　　　　　　D. 带状疱疹
　　E. 风湿热

2-460 下列哪些疾病可引起腰背病
　　A. 带状疱疹　　　　　　　B. 肾脏肿瘤
　　C. 盆腔炎　　　　　　　　D. 肺癌
　　E. 骨性关节炎

2-461 下列哪些疾病可引起关节痛
　　A. 半月板破裂　　　　　　B. 猩红热
　　C. 痢疾　　　　　　　　　D. 系统性红斑狼疮
　　E. 硬皮病

2-462 系统性红斑狼疮病人除关节痛外,还可出现
　　A. 发热及皮疹　　　　　　B. 关节脱位
　　C. 肌痛　　　　　　　　　D. 光过敏
　　E. 肾损害

2-463 长期、频繁、剧烈的咳嗽可出现以下哪种情况
　　A. 使肺气肿加重　　　　　B. 诱发气胸
　　C. 影响患者睡眠　　　　　D. 消耗患者体力
　　E. 加重心脏负担

2-464 可以导致患者排痰困难的原因有
　　A. 痰量多　　　　　　　　B. 体格虚弱
　　C. 胸腹部手术　　　　　　D. 昏迷
　　E. 咳嗽无力

2-465 干性咳嗽常见于下列哪些疾病
　　A. 支气管肺癌　　　　　　B. 原发性肺动脉高压
　　C. 胸膜炎　　　　　　　　D. 支气管胸膜瘘
　　E. 支原体肺炎

2-466 咳嗽伴大量脓痰常见于下列哪些疾病
　　A. 支气管扩张　　　　　　B. 脓胸
　　C. 慢性肺脓肿　　　　　　D. 肺炎

E. 支气管胸膜瘘

2-467 引起咯血的疾病是
A. 肺结核
B. 支气管扩张
C. 支气管肺癌
D. 二尖瓣狭窄
E. 血液病

2-468 下列哪些疾病不出现咯血
A. 喉癌
B. 支气管肺癌
C. 鼻咽癌
D. 肺血管炎
E. 心肌炎

2-469 大量咯血可导致
A. 窒息
B. 肺不张
C. 继发感染
D. 失血性休克
E. 贫血

2-470 大量咯血病人潜在的护理诊断包括
A. 窒息
B. 焦虑
C. 失血性休克
D. 体液不足
E. 感染性休克

2-471 下列关于咯血的描述错误的是
A. 鲜红色
B. 血中混有痰液及泡沫
C. 常呈酸性
D. 常伴柏油样大便
E. 出血前常有喉部发痒、咳嗽等

2-472 发绀较明显的部位是
A. 口唇
B. 鼻尖
C. 颊部
D. 甲床
E. 耳垂

2-473 下列哪些不属于发绀病人常取蹲踞位的疾病
A. 法洛四联症
B. 充血性心力衰竭
C. 肺性脑病
D. 慢性阻塞性肺气肿
E. 肺动脉瓣狭窄

2-474 硫化血红蛋白的特点,除外哪几项
A. 持续时间长
B. 可恢复为血红蛋白
C. 血液呈蓝褐色
D. 红细胞寿命缩短
E. 有引起硫化血红蛋白的病因

2-475 属于中心性发绀的是
A. 特发性阵发性高铁血红蛋白血症
B. 法洛四联症
C. 肺动静脉瘘
D. 喉头水肿
E. 血栓性静脉炎

2-476 呼吸困难的主要病因为
A. 呼吸系统疾病
B. 尿毒症

C. 重度贫血　　　　　　　　D. 有机磷农药中毒
E. 心血管疾病

2-477 下列哪些疾病是吸气性呼吸困难常见疾病
A. 喉部水肿　　　　　　　　B. 气管肿瘤
C. 白喉　　　　　　　　　　D. 气管异物
E. 肺不张

2-478 下列哪些疾病是呼气性呼吸困难常见疾病
A. 支气管哮喘　　　　　　　B. 喘息型慢性支气管炎
C. 弥漫性泛细支气管炎　　　D. 慢性阻塞性肺气肿并感染
E. 肺泡炎

2-479 吸气性呼吸困难,严重时可出现"三凹征"的呼吸特点
A. 吸气费力　　　　　　　　B. 伴有吸气性喉鸣音
C. 呼气费力　　　　　　　　D. 伴有哮鸣音
E. 呼吸肌极度紧张

2-480 急性发作的呼吸困难见于
A. 支气管哮喘　　　　　　　B. 气胸
C. 急性肺水肿　　　　　　　D. 慢性阻塞性肺疾病
E. 胸腔积液

2-481 病理性心悸的病因常见于
A. 低血糖　　　　　　　　　B. 心室肥大
C. 寒战高热　　　　　　　　D. 大量吸烟
E. 失血性贫血

2-482 心悸伴晕厥或抽搐常见于
A. 感染性心内膜炎　　　　　B. 心室颤动
C. 病态窦房结综合征　　　　D. 阵发性室性心动过速
E. 高度房室传导阻滞

2-483 幽门梗阻的呕吐特点为
A. 呕吐量大　　　　　　　　B. 呕吐物中有多量胆汁
C. 呕吐宿食　　　　　　　　D. 呕吐后腹胀减轻
E. 容易出现代谢性碱中毒

2-484 中枢性呕吐特点为
A. 无恶心先兆　　　　　　　B. 呕吐后不感轻松
C. 喷射状呕吐　　　　　　　D. 呈顽固性
E. 伴剧烈头痛

2-485 精神性呕吐特点为
A. 轻微恶心　　　　　　　　B. 食后即刻呕吐
C. 呕吐量少　　　　　　　　D. 呕吐不费力
E. 吐后可再进食

2-486 前庭功能障碍呕吐特点为
A. 伴有眩晕
B. 呕吐物带有脓液
C. 眼球震颤
D. 常有恶心先兆
E. 闭目平卧后可缓解

2-487 哪些脏器出血可表现为呕血或黑粪
A. 食管
B. 十二指肠
C. 肝脏
D. 胰腺
E. 胆道

2-488 是否为呕血的评估内容有
A. 出血的量
B. 是否伴有鼻流血现象
C. 出血的方式
D. 是否伴有黑便
E. 出血的颜色

2-489 引起黑便的非上消化道出血原因有
A. 服用含有色素的某些中药制剂
B. 服用含铁制剂
C. 进食含动物血食物
D. 食用少量猪、牛、羊肉等食物
E. 服用含铋的药物

2-490 可出现柏油样便的疾病有
A. 胆道出血
B. 消化性溃疡
C. 糜烂性胃炎
D. 肝硬化
E. 白血病

2-491 上消化道出血量占全身血容量的20%时病人可表现为
A. 血压下降
B. 眩晕、口干
C. 脉搏增快
D. 意识模糊
E. 尿量减少

2-492 有关便血的描述,下述哪些错误
A. 成人小肠出血的病因多为小肠肿瘤和小肠血管瘤
B. Treitz韧带以上消化道的出血引起的便血多为黑便
C. 红色血便或便鲜血表示出血部位以下消化道可能性大
D. 便后滴血且大便与血液不混合是内、外痔出血的一种常见表现
E. 出现黑便表示肯定存在上消化道部位的出血

2-493 下消化道出血引起便血的特点为
A. 上腹痛
B. 恶心、呕吐
C. 无呕血
D. 柏油样便
E. 鲜红色

2-494 腹泻伴重度失水多见于
A. 伤寒
B. 细菌性食物中毒
C. 霍乱
D. 溃疡性结肠炎

E. 尿毒症

2-495 结肠病变腹泻的特点
　　A. 便后可缓解　　　　　　　　B. 下腹疼痛
　　C. 有里急后重　　　　　　　　D. 脐周疼痛
　　E. 粪便量少、有黏液

2-496 用力排便可使病情加重或出现意外的情况有
　　A. 高血压　　　　　　　　　　B. 肺气肿
　　C. 冠心病　　　　　　　　　　D. 心力衰竭
　　E. 肠梗阻

2-497 便秘的发生机制包括
　　A. 排便反射减弱或消失　　　　B. 肛门括约肌痉挛
　　C. 摄入食物或水分太少　　　　D. 肠道内肌张力减低
　　E. 肠梗阻致肠蠕动受阻

2-498 黄疸伴无痛性胆囊肿大见于
　　A. 胰头癌　　　　　　　　　　B. 胆总管癌
　　C. 胆囊癌　　　　　　　　　　D. 胆囊炎胆石症
　　E. 胆道蛔虫症

2-499 慢性溶血的主要临床特征
　　A. 出血　　　　　　　　　　　B. 贫血
　　C. 脾大　　　　　　　　　　　D. 黄疸
　　E. 高热

2-500 急性溶血的临床特点
　　A. 寒战、发热　　　　　　　　B. 血红蛋白尿
　　C. 头痛、腰痛　　　　　　　　D. 急性肾功能衰竭
　　E. 恶心、呕吐

2-501 产生水肿因素包括
　　A. 水钠潴留　　　　　　　　　B. 毛细血管滤过压升高
　　C. 毛细血管通透性增高　　　　D. 血液胶体渗透压降低
　　E. 淋巴回流受阻

2-502 对全身性水肿的病人应注意观察
　　A. 体重　　　　　　　　　　　B. 腹围
　　C. 24小时出入液量　　　　　　D. 生命体征
　　E. 血电解质

2-503 肾源性水肿的特点是
　　A. 水肿较重、坚实、移动性小　B. 水肿质地松软、移动性大
　　C. 常首先出现最低部位　　　　D. 常首先出现于眼睑及颜面部
　　E. 可伴有低蛋白血症

2-504 心源性水肿特点是
　　A. 从足部开始,向上延及全身　 B. 明显受体位影响

C. 水肿比较坚实、移动性小 D. 伴静脉压升高
E. 发展速度缓慢

2-505 水肿伴低蛋白血症常见于
A. 肝硬化 B. 右心衰竭
C. 肾病综合征 D. 慢性消耗性疾病
E. 药物性水肿

2-506 水肿伴肝肿大见于
A. 右心衰竭 B. 肾炎
C. 肝硬化 D. 营养不良
E. 甲状腺功能减退症

2-507 下列关于水肿的叙述,正确的是
A. 皮下组织间隙液体潴留 B. 易发生于疏松组织或重力部位
C. 体腔液可滤出积聚 D. 指压后无组织凹陷者可除外水肿
E. 不同疾病产生水肿的因素不同

2-508 肾源性水肿的主要病因是
A. 肝硬化腹腔积液 B. 肾病综合征
C. 肾小球肾炎 D. 甲状腺功能减退症
E. 右心衰竭

2-509 高渗性脱水病人的临床表现特征是
A. 口渴明显 B. 尿量减少
C. 尿相对密度(比重)增加 D. 重症意识障碍
E. 大多发生休克

2-510 肾后性少尿的发生机制是
A. 尿路梗阻 B. 全身血容量减少
C. 尿路受压 D. 肾血流量减少
E. 肾功能受损

2-511 引起持续性多尿的内分泌代谢性疾病包括
A. 糖尿病 B. 原发性醛固酮增多症
C. 尿崩症 D. 原发性甲状腺功能亢进症
E. 肾小管酸中毒

2-512 神经性尿频是指
A. 癔症 B. 尿道旁腺炎
C. 精神性多尿 D. 尿道口息肉
E. 神经源性膀胱

2-513 终末段血尿提示病变在何部位
A. 膀胱颈部 B. 后尿道
C. 精囊腺 D. 前列腺
E. 膀胱三角区域

2-514 充溢性尿失禁的病因是
　　A. 阴道助产分娩　　　　　　　B. 会阴部及尿道术后
　　C. 尿道畸形或狭窄　　　　　　D. 良性前列腺增生
　　E. 膀胱颈肿瘤

2-515 压力性尿失禁常在哪些因素下，以致有少量尿液不自主地排出
　　A. 咳嗽　　　　　　　　　　　B. 打喷嚏
　　C. 大笑　　　　　　　　　　　D. 突然站立
　　E. 行走

2-516 尿潴留的特点
　　A. 下腹胀痛难忍　　　　　　　B. 耻骨上膨隆
　　C. 耻骨上扪及囊性包块　　　　D. 耻骨上按压尿意感加重
　　E. 耻骨上叩诊呈实音

2-517 皮肤、黏膜出血的基本病因是
　　A. 小血管壁异常　　　　　　　B. 血小板数量异常
　　C. 凝血功能异常　　　　　　　D. 血小板功能异常
　　E. 血液中存在抗凝物

2-518 惊厥发作可导致
　　A. 排尿排便失禁　　　　　　　B. 外伤
　　C. 高热　　　　　　　　　　　D. 窒息
　　E. 意识障碍

2-519 惊厥伴有脑膜刺激征者应考虑
　　A. 中毒性菌痢　　　　　　　　B. 破伤风
　　C. 颅内感染　　　　　　　　　D. 蛛网膜下隙出血
　　E. 癫痫

2-520 惊厥发作前剧烈头痛可见于
　　A. 颅脑外伤　　　　　　　　　B. 颅内占位病变
　　C. 蛛网膜下隙出血　　　　　　D. 尿毒症
　　E. 高血压

2-521 下列哪些疾病可发生惊厥？
　　A. 中毒性菌痢　　　　　　　　B. 尿毒症
　　C. 核黄疸　　　　　　　　　　D. 癔病
　　E. 脑型疟疾

2-522 昏迷病人可出现
　　A. 营养不良　　　　　　　　　B. 大小便失禁
　　C. 肺部感染　　　　　　　　　D. 角膜炎
　　E. 压疮

2-523 意识障碍可有下列哪些不同程度的表现
　　A. 嗜睡　　　　　　　　　　　B. 意识模糊
　　C. 昏睡　　　　　　　　　　　D. 昏迷

E. 谵妄

2-524 梅尼埃病的临床表现
A. 发作性眩晕
B. 发作前无先兆
C. 听力减退
D. 伴耳鸣
E. 眼球震颤

2-525 有关排尿性晕厥的叙述,正确的是
A. 大多无先兆
B. 可自行苏醒
C. 持续1~2分钟
D. 排尿结束时突然发生
E. 无后遗症

X₂型多项选择题(2-526~2-550)

2-526 某患者最近2个月全身感疲乏无力,每月发高热。体温在40℃以上,持续数天后将到正常水平,基本上是高温期和无热期有规律性的交替一次。临床上常见于下列哪些疾病
A. 大叶性肺炎
B. 败血症
C. 霍奇金病
D. 回归热
E. 风湿热

2-527 某患者高血压病史有20余年,长期服用吲达帕胺和卡托普利,由于工作压力较大,血压控制有时不理想,情绪紧张时搏动性头痛十分明显。头痛的性质描述为
A. 放电样
B. 闪电样
C. 捶打样
D. 阵发性剧痛
E. 刀割样

2-528* 某患者女性,出差去外地,有天晚上突然腹部发生剧烈性疼痛,出冷汗,不伴恶心、呕吐、腹胀和腹泻。赴医院急诊,医生告诉护士,在诊断没有明确前一定要注意四个禁忌,是指
A. 禁忌改变体位
B. 禁忌热敷
C. 禁食禁水
D. 禁用止痛药
E. 禁忌灌肠

2-529 某患者男性,长期有高血脂病史,有一天突然胸痛,家属陪同去医院急诊,经医生详细体格检查,心电图、X线摄片、CT等检查证实为夹层动脉瘤。病情稳定后护士评估病人胸痛的部位和性质,正确的描述是
A. 部位在腰背部
B. 向下放射至腰部
C. 向下放射至下腹
D. 向下放射至两侧腹股沟
E. 呈撕裂样剧痛

2-530 某患者男性,62岁,有长期吸烟病史,最近因持续痰中带血,经医生断层摄片、CT检查诊断为"支气管肺癌"。有关咳嗽咳痰的临床表现特征包括下列哪几项?
A. 刺激性干咳
B. 金属音调咳嗽
C. 顽固性呛咳
D. 鸡鸣样咳嗽
E. 咯出血性痰液

2-531 某患者男性,因家庭装修比较劳累,近3天出现咳嗽,有白色黏痰,昨晚开始气喘明显,半夜来院急诊,医生体检听诊闻及明显的哮鸣音。估计病人可能的医疗诊断是
A. 支气管哮喘 B. 心源性哮喘
C. 急性肺脓肿 D. 大量胸腔积液
E. 喘息性支气管炎

2-532 某男性青年患者,曾有先天性软骨缺失症,最近一周有咳嗽和咳痰,咳出大量黄脓痰,今天晨起咯血,约300ml。经医院诊断为"支气管扩张症"。列出病人目前存在的护理诊断
A. 体液不足 B. 清理呼吸道功能低下
C. 焦虑 D. 知识缺乏
E. 疲乏

2-533 某青年女性患者,半年来常有盗汗、乏力、月经紊乱,体重比以前下降,近来经常咳嗽,痰中带血。经医院检查证实为肺结核。估计病人还会出现哪些伴随症状
A. 低热 B. 胸痛
C. 杵状指 D. 呼吸困难
E. 哮鸣音

2-534 某患者突然发生严重呼吸困难,应考虑下列哪些疾病予以紧急检查并抢救
A. 喉水肿 B. 急性肺炎
C. 呼吸道异物 D. 急性呼吸窘迫综合征
E. 张力性气胸

2-535 一老年患者,原有风湿性心瓣膜病二尖瓣狭窄,最近反复出现咯血,伴气促,您认为引起咯血的机制不包括哪几项?
A. 肺淤血 B. 静脉腔破裂
C. 支气管异位 D. 凝血功能障碍
E. 小动脉瘤破裂

2-536 某儿童有先天性心脏病,全身性的皮肤黏膜呈现青紫色,皮肤温暖,局部按摩发绀不消失。该患者引起发绀的主要机制,应除外下列哪几项?
A. 体循环淤血 B. 循环血量不足
C. 通气功能障碍 D. 换气功能障碍
E. 异常通道分流

2-537 某青年女性患者,经常因为情绪激动而出现呼吸困难,赴医院检查排除了肺源性、心源性、中毒性和血源性呼吸困难。其发生机制与下列哪些因素无关?
A. 通气和换气功能障碍 B. 红细胞携氧量减少
C. 肺淤血和肺泡弹性降低 D. 过度通气而发生呼吸性碱中毒
E. 血液中代谢产物增多的刺激

2-538 某老年男性患者,原有慢性阻塞性肺疾患,经常呼气费力、延长而缓慢,常伴有哮鸣音。请列出现存的护理诊断
A. 气体交换受损 B. 恐惧
C. 低效性呼吸型态 D. 潜在并发症:肺心病

E. 活动无耐力

2-539 某女性患者,主诉经常感心悸,否认各种心脏病和其他病史,也多次赴院检查心电图、超声心动图等,基本都正常。当您进行护理评估伴随症状时应该询问的内容有
A. 发热
B. 呼吸困难
C. 贫血
D. 心前区疼痛
E. 晕厥

2-540 某女性患者,晚上12时左右突然恶心、呕吐,呕吐呈喷射性,伴剧烈头痛,吐后也不感轻松。根据呕吐的特点,除外下列哪几项?
A. 精神性呕吐
B. 前庭功能障碍性呕吐
C. 中枢性呕吐
D. 幽门梗阻所致的呕吐
E. 药源性呕吐

2-541 59岁男性患者,因溃疡病并发上消化道出血,经医院急诊抢救后生命体征稳定,若提示病人有出血或再出血,下列哪些实验室检查可升高?
A. 红细胞比容
B. 红细胞计数
C. 血红蛋白浓度
D. 血尿素氮
E. 网织红细胞计数

2-542 36岁女性患者,排便时或排便后滴出鲜红色血,血液不与粪便混合,出血量不多。估计该病人患什么疾病?
A. 痔
B. 肛裂
C. 霍乱
D. 菌痢
E. 阿米巴痢疾

2-543 某女性患者,肝硬化腹腔积液并发上消化道出血,多次住院治疗。今天上午呕出鲜红色血液达950ml左右,即急诊住院。请列出潜在的并发症
A. 出血性休克
B. 肝性脑病
C. 体温升高
D. 组织灌注量改变
E. 体液不足

2-544 某男性患者,从沿江地区出差回来,归途中突然腹泻,无数次,呈洗肉水样,继后呕吐多次。按发病机制不属于以下哪些类型
A. 渗透性腹泻
B. 渗出性腹泻
C. 分泌性腹泻
D. 吸收不良性腹泻
E. 动力性腹泻

2-545 某患者,因上消化道大量出血急诊入院,输血时由于血型不符,使红细胞大量破坏,出现黄疸。您认为不符合的疾病诊断是
A. 肝细胞性黄疸
B. 先天性非溶血性黄疸
C. 胆汁淤积性黄疸
D. 后天性获得性溶血性贫血
E. 先天性溶血性贫血

2-546 53岁男性患者,曾有乙型病毒性肝炎史,近2年来全身乏力、食欲不振,经常齿龈、鼻出血,B超有腹腔积液,分析造成水肿的原因不包括
A. 心排血量减少
B. 门静脉高压

C. 消化吸收障碍　　　　　　　　D. 继发性醛固酮增高
E. 肾排泄水钠减少

2-547 某患者,近3个月来经常出现血尿,住院检查无其他异常发现。您在给患者护理评估时应考虑哪些问题?
A. 血尿的特点　　　　　　　　　B. 对人体功能健康型态的影响
C. 病因和诱因　　　　　　　　　D. 诊断和治疗经过
E. 伴随症状

2-548 某患者男性,自幼有癫痫病史,经华山医院脑电图、CT、MRI检查诊断为癫痫大发作。常见症状评估时包括
A. 突然意识丧失　　　　　　　　B. 面色发绀
C. 四肢阵挛性抽搐　　　　　　　D. 呼吸暂停
E. 全身强直

2-549 某高血压性心脏病病人在路上突然出现晕厥,伴头痛、抽搐,由过路人急送医院急诊,经医生判断为阿斯综合征。您认为该病人的晕厥分类,因除外
A. 体位性低血压　　　　　　　　B. 颈动脉窦综合征
C. 心源性晕厥　　　　　　　　　D. 换气过度综合征
E. 脑源性晕厥

2-550 某男性患者,慢性肺源性心脏病病史30余年,最近因呼吸道感染后,今日突然出现意识障碍。伴随症状的评估内容包括
A. 瞳孔大小　　　　　　　　　　B. 血压高低
C. 呼吸快慢　　　　　　　　　　D. 脑膜刺激征
E. 心动过缓

名词解释题(2-551~2-603)

2-551 症状

2-552 体征

2-553 发热

2-554 致热源

2-555 疼痛

2-556 假性疼痛

2-557 牵涉性腹痛

2-558 咳嗽

2-559 咳痰

2-560 咯血

2-561 中心性发绀

2-562 周围性发绀

2-563 高铁血红蛋白血症

2-564 硫化血红蛋白血症

2-565 呼吸困难

2-566 心悸
2-567 心脏神经官能症
2-568 恶心
2-569 呕吐
2-570 呕血
2-571 黑粪
2-572 便血
2-573 柏油样便
2-574 腹泻
2-575 慢性腹泻
2-576 便秘
2-577 功能性便秘
2-578 慢传输型便秘
2-579 出口梗阻型便秘
2-580 黄疸
2-581 水肿
2-582 脱水
2-583 高渗性脱水
2-584 低渗性脱水
2-585 等渗性脱水
2-586 排尿异常
2-587 无尿
2-588 少尿
2-589 多尿
2-590 血尿
2-591 膀胱刺激征
2-592 尿失禁
2-593 尿潴留
2-594 皮肤黏膜出血
2-595 抽搐
2-596 惊厥
2-597 格拉斯昏迷评分
2-598 眩晕
2-599 颈动脉窦综合征
2-600 血管抑制性晕厥
2-601 排尿性晕厥
2-602 咳嗽性晕厥
2-603 换气过度综合征

简述问答题(2-604～2-629)

2-604 概述发热的临床过程与特点。

2-605 简述周围性疼痛的特点与分类。

2-606 头痛的表现根据病因的不同有哪些表现?

2-607 腹痛病人的评估要点。

2-608 评估腰背痛伴随症状的临床意义。

2-609 呼吸系统常见疾病的咳嗽咳痰特点。

2-610 咯血与呕血的鉴别。

2-611 简述发绀病人的相关护理诊断。

2-612 简述劳力性呼吸困难、阵发性夜间呼吸困难、端坐呼吸的区别?

2-613 中枢性呕吐、幽门梗阻和前庭功能障碍所致的呕吐、精神性呕吐的区别?

2-614 如何进行出血量的估计?

2-615 怎样判断继续出血或再出血?

2-616 如何评估呕血与黑便的颜色与形状?

2-617 简述内痔和肛裂的便血特征。

2-618 描述不同部位病变腹泻的临床特点。

2-619 简述便秘的发生机制。

2-620 简述肝细胞性黄疸、溶血性黄疸和胆汁淤积性黄疸的临床表现特点。

2-621 心源性水肿、肝源性水肿、肾源性水肿的病因和表现。

2-622 少尿伴随症状评估的临床意义。

2-623 不同病因部位引起的血尿特点。

2-624 急性尿潴留和慢性尿潴留的临床表现。

2-625 全身性抽搐与局限性抽搐的表现特点。

2-626 列出意识障碍的相关护理诊断。

2-627 眩晕伴随症状评估的临床意义。

2-628 简述晕厥的定义、常见病因及其发作时的身心状况。

2-629 何谓阿斯综合征?如何治疗?

综合应用题(2-630～2-635)

2-630 患者女性,29岁,平时身体健康。最近因工作比较繁忙,加上天气变化很快,受了凉而出现发热、头痛、乏力、心悸、全身关节酸痛,继后胸痛、气急,并咳出铁锈色痰,来院急诊。

体格检查:体温39.2℃,脉率114次/分,呼吸26次/分,血压120/80mmHg,神志清楚,急性病面容,右上胸语颤增强,叩诊呈浊音,闻及湿啰音,其余正常。

实验室及其他检查:白细胞计数$15×10^9$/L,X线胸片右上肺有阴影。

请解答:(1)病人初步的医疗诊断?

(2)估计会出现什么热型,有何特点?

(3)该病人属于何类发热?

2-631 患者男性,12岁,自幼有哮喘史。因气急、不能平卧20多小时而急诊入院。昨日晚上感鼻咽痒、打喷嚏和流清涕,今上午胸闷、咳嗽、咯黏痰,而后发生呼吸困难,气急不能平卧,张口呼吸,严重喘鸣,口唇发绀。

体格检查:T 38.0℃,P 122 次/分,R 30 次/分,BP 110/70mmHg,端坐位,急性病容,口唇发绀,胸廓较膨隆,双侧语颤均减弱,叩诊呈过清音,两肺满布哮鸣音,还有少量湿啰音,心律齐,其余正常。

实验室及其他检查:白细胞 $8×10^9/L$,其中中性粒细胞占 0.74,淋巴细胞占 0.16,嗜酸性粒细胞占 0.10。X 线透视见两肺透亮度增加。

请解答:(1) 该病人的呼吸困难和其他肺源性呼吸困难的区别。
(2) 列出该病人的相关护理诊断。

2-632 患者男性,46 岁,有慢性支气管炎病史十几年,近 2 年来呼吸困难越来越重。今日上午搬家时提重物用力屏气,突感剧烈胸痛,并出现严重呼吸困难,由他人急送医院就诊。

体格检查:急性病面容,紧张焦虑;呼吸急迫,唇颊发绀;右胸膨隆,呼吸运动明显受限,气管向左侧移位,右侧语音震颤减弱,叩诊呈鼓音,心浊音界叩不出,听诊心音低远,心率 135 次/分,律尚齐。余正常。

请解答:(1) 请列出该病人的主要护理诊断?
(2) 写出该病人的主要症状和体征。

2-633 患者女性,52 岁。原有高血压史,近几年来血压逐渐增高,常在 160/110mmHg 左右,并经常受凉而呼吸道感染,体力活动后感到呼吸困难,最近 2 天来夜间不能平卧,并有咳嗽、咳痰,今天晚上突然咳出粉红色泡沫痰。

请解答:(1) 估计病人发生了什么情况?
(2) 如何进行咳嗽、咳痰的特点评估?

2-634 患者男性,60 岁,20 年前曾患急性黄疸型肝炎,住院 2 个月肝功能正常后出院,8 年前感全身乏力、食欲减退、右上腹不适、腹胀和失眠,再次入院,经 B 超证实肝硬化腹腔积液。近来经常感冒或腹泻,昨晚解柏油样大便 1 次,今日清晨呕出咖啡样血水约 600ml,来院急诊。途中又呕出鲜红色血液 300ml。

体格检查:T 38.2℃,P 110 次/分,R 27 次/分,BP 90/50mmHg。神清,面色苍白,巩膜黄染,面部有两个蜘蛛痣,两手肝掌明显;心、肺(一);肝肋下未及,脾肋下 3cm,质硬无压痛;腹部腹壁静脉曲张,移动性浊音阳性;下肢凹陷性水肿(+),余未见异常。

实验室及其他检查:RBC $2.5×10^{12}/L$,Hb 90g/L,WBC $2.4×10^9/L$,PLT $3.6×10^9/L$,尿常规阴性,大便隐血试验+++。

请解答:(1) 病人的黄疸属于什么黄疸?
(2) 简述腹腔积液形成的机制。
(3) 如何对该病人进行出血量的估计?

2-635 患者男性,54 岁,曾有慢性活动性肝炎病史,最近 2 年经常全身乏力,食欲减退,皮肤黄染,肝功能异常住院多次,经治疗后,症状消失,但丙氨基酸转移氨酶(ALT)始终异常。半年前又因腹胀、下肢水肿再次入院,诊断为肝硬化腹腔积液。3 天前因吃坏东西腹泻多次,并发高热,今日开始嗜睡、烦躁不安、言语不清,两上肢有扑翼样震颤,晚上昏迷不醒。

请解答:(1) 估计患者发生了什么情况?

(2) 如何判断昏迷的程度？
(3) 列出患者目前最突出的护理诊断。

答案与题解

【选择题】

2-1 E	2-2* A	2-3 A	2-4 C	2-5 B	2-6 D	2-7 D	2-8 A
2-9 E	2-10 B	2-11 C	2-12 A	2-13 C	2-14 D	2-15 B	2-16 B
2-17 A	2-18 E	2-19 A	2-20* D	2-21 C	2-22 E	2-23 E	2-24 C
2-25 A	2-26 B	2-27 A	2-28 E	2-29 A	2-30 B	2-31 A	2-32 A
2-33 E	2-34 D	2-35 D	2-36 B	2-37 C	2-38 D	2-39 D	2-40 A
2-41 E	2-42 A	2-43 B	2-44 B	2-45 A	2-46 C	2-47 C	2-48 D
2-49 A	2-50 D	2-51 E	2-52 E	2-53 C	2-54 C	2-55 E	2-56 E
2-57 A	2-58 E	2-59 C	2-60 E	2-61 E	2-62 C	2-63 E	2-64 C
2-65 B	2-66 D	2-67* A	2-68 A	2-69 B	2-70 A	2-71 B	2-72 C
2-73 A	2-74 D	2-75 D	2-76 E	2-77 A	2-78 D	2-79 E	2-80 B
2-81 E	2-82 B	2-83 E	2-84 C	2-85 D	2-86 B	2-87 D	2-88 B
2-89 B	2-90 D	2-91 B	2-92 D	2-93* A	2-94 D	2-95 A	2-96 B
2-97 D	2-98 B	2-99 E	2-100 C	2-101 E	2-102 E	2-103 A	2-104 D
2-105 B	2-106 E	2-107 C	2-108 E	2-109 B	2-110 D	2-111 D	2-112 B
2-113 C	2-114 D	2-115 C	2-116 A	2-117 C	2-118 C	2-119 B	2-120 C
2-121 E	2-122 D	2-123 D	2-124 A	2-125 A	2-126 D	2-127 B	2-128 B
2-129 E	2-130 D	2-131 A	2-132 B	2-133 B	2-134 B	2-135 E	2-136 B
2-137 E	2-138 B	2-139 E	2-140 A	2-141 E	2-142 A	2-143 B	2-144 D
2-145 D	2-146 B	2-147 C	2-148 B	2-149 C	2-150* D	2-151 A	2-152 A
2-153 D	2-154 E	2-155 A	2-156 C	2-157 B	2-158 B	2-159 C	2-160 B
2-161 A	2-162 D	2-163 D	2-164 D	2-165 B	2-166 E	2-167 B	2-168 C
2-169 A	2-170 A	2-171 B	2-172 C	2-173 E	2-174 A	2-175 A	2-176 B
2-177 D	2-178 C	2-179 E	2-180 E	2-181 B	2-182 C	2-183 E	2-184 D
2-185 A	2-186 B	2-187 E	2-188* C	2-189 C	2-190 B	2-191 D	2-192 A
2-193 B	2-194 A	2-195 E	2-196 B	2-197 A	2-198 B	2-199 B	2-200 B
2-201 C	2-202 C	2-203 A	2-204 B	2-205 E	2-206 E	2-207 D	2-208 E
2-209 A	2-210 B	2-211 A	2-212 C	2-213 E	2-214 D	2-215 C	2-216 B
2-217 A	2-218 D	2-219 E	2-220 B	2-221 A	2-222 C	2-223 B	2-224 A
2-225 D	2-226 A	2-227 C	2-228 B	2-229 D	2-230 D	2-231 B	2-232* E
2-233 A	2-234 B	2-235 D	2-236 B	2-237 A	2-238 A	2-239 B	2-240 C
2-241 E	2-242 B	2-243 D	2-244 A	2-245 D	2-246 D	2-247 C	2-248 D
2-249 A	2-250 B	2-251 D	2-252 C	2-253 A	2-254 D	2-255 C	2-256 E
2-257 A	2-258 D	2-259 C	2-260 B	2-261 E	2-262 D	2-263* A	2-264 C
2-265 B	2-266 E	2-267 A	2-268 C	2-269 E	2-270 C	2-271 D	2-272 A

第二章 临床常见症状评估

2-273 E   2-274 B   2-275 C   2-276 D   2-277 A   2-278 D   2-279 E   2-280 A
2-281 D   2-282 C   2-283 C   2-284 B   2-285 B   2-286 C   2-287 A   2-288 B
2-289 E   2-290 D   2-291 C   2-292 D   2-293 A   2-294 B   2-295 D   2-296 E
2-297 B   2-298 D   2-299 C   2-300 E   2-301 A   2-302 E   2-303 A   2-304 B
2-305 E   2-306 D   2-307 A   2-308 E   2-309 D   2-310 C   2-311 B   2-312 C
2-313 A   2-314 B   2-315 E   2-316 B   2-317 A   2-318 E   2-319 D   2-320 B
2-321 C   2-322 A   2-323 C   2-324 B   2-325 D   2-326 E   2-327 A   2-328 D
2-329 B   2-330 C   2-331 B   2-332 E   2-333 B   2-334 A   2-335 E   2-336 B
2-337 E   2-338 A   2-339 C   2-340 D   2-341 C   2-342 A   2-343 C   2-344 E
2-345 A   2-346 B   2-347 D   2-348 D   2-349 E   2-350 C   2-351 B   2-352 A
2-353 B   2-354 B   2-355 B   2-356 C   2-357 D   2-358 E   2-359 D   2-360 A
2-361 B   2-362 C   2-363 E   2-364 A   2-365 E   2-366 D   2-367 B   2-368 A
2-369 B   2-370 C   2-371 D   2-372 A   2-373 B   2-374 D   2-375 E   2-376 E
2-377 C   2-378 B   2-379 A   2-380 D   2-381 A   2-382 E   2-383 A   2-384 C
2-385 D   2-386 B   2-387 E   2-388 A   2-389 C   2-390 B   2-391 E   2-392 D
2-393 C   2-394 D   2-395 E   2-396 B   2-397 A   2-398 C   2-399 B   2-400 C
2-401 D   2-402 A   2-403 E   2-404 B   2-405 D   2-406 B   2-407 C   2-408 E
2-409 A   2-410 D   2-411 B   2-412 A   2-413 E   2-414 C   2-415 D   2-416 A
2-417 B   2-418 E   2-419 C   2-420 B   2-421 C   2-422 D   2-423 A   2-424 E
2-425 B   2-426 D   2-427 E   2-428 A   2-429 C   2-430 C   2-431 E   2-432 C
2-433 B   2-434 D   2-435 C   2-436 A   2-437 C   2-438 B   2-439 D   2-440 A
2-441 C   2-442 E   2-443 C   2-444 B
2-445 ABCDE   2-446 BCD   2-447 DE   2-448 CDE   2-449 AC
2-450 ABCDE   2-451 ABCDE   2-452 ABC   2-453 ACE   2-454 ABCDE
2-455 ABCD   2-456 ABCD   2-457 ABCD   2-458 BCE   2-459 AC
2-460 ABCDE   2-461 ADE   2-462 ACDE   2-463 ABCDE   2-464 BCDE
2-465 ABC   2-466 ABCD   2-467 ABCDE   2-468 CE   2-469 ABCDE
2-470 ACD   2-471 CD   2-472 ABCDE   2-473 BCDE   2-474 BD
2-475 BCD   2-476 AE   2-477 ABCD   2-478 ABD   2-479 ABDE
2-480 ABC   2-481 ABCE   2-482 BCDE   2-483 ACDE   2-484 ABCDE
2-485 ABCDE   2-486 ACDE   2-487 ABCDE   2-488 ACDE   2-489 ABCDE
2-490 ABCDE   2-491 ABCE   2-492 ABCD   2-493 CE   2-494 BCE
2-495 ABCE   2-496 ACD   2-497 ABCDE   2-498 ABC   2-499 BCD
2-500 ABCDE   2-501 ABCDE   2-502 ABCDE   2-503 BDE   2-504 ABCDE
2-505 ABCD   2-506 ACD   2-507 ABCDE   2-508 BC   2-509 ABCD
2-510 AC   2-511 ABCD   2-512 AE   2-513 ABCDE   2-514 AB
2-515 ABCDE   2-516 ABCDE   2-517 ABCD   2-518 ABD   2-519 CD
2-520 ABCE   2-521 ABCDE   2-522 ABCDE   2-523 ABCDE   2-524 ABCDE
2-525 ABCDE   2-256 CD   2-527 ABCD   2-528* BCDE   2-529 ABCDE

2-530 ABCE	2-531 ABE	2-532 ABCDE	2-533 ABD	2-534 ABCDE
2-535 BCDE	2-536 ABCD	2-537 ABCE	2-538 ABCE	2-539 ABCDE
2-540 ABDE	2-541 DE	2-542 AB	2-543 AB	2-544 ABDE
2-545 ABCE	2-546 ACE	2-547 ABCDE	2-548 ABCDE	2-549 ABDE
2-550 ABCDE				

2-2 题解：在一昼夜中，正常人体温在凌晨睡眠中最低，从早上7～9点时急骤上升，以后则缓慢上升，到下午17～19点时达到最高值，继而下降，到晚22～24点时达到最底稳定值。最高与最低值之差，通常在1℃之间。这种昼夜的节律性波动，可能与人体活动、代谢、血液循环及肾上腺素分泌的周期性变化有关。儿童由于代谢率高，体温可略高于成人；老年人由于代谢率低，体温在正常范围的低值。一般成年女性的体温略高于男性。女性在经期前和妊娠早期，体温可轻度升高，是由于排卵后形成黄体，黄体分泌的黄体酮有升高体温的作用。情绪因素如激动、紧张等可使交感神经兴奋，机体代谢率增高，导致体温呈一时性升高。运动时由于骨骼肌紧张并强烈收缩，产热量增加并超过散热量，导致体温一时性升高。环境因素如外界环境温度的高低直接影响体表温度。其他因素的影响如睡眠、饥饿、饮食等均可使体温下降。

2-20 题解：蛋白质分解酶、激活γ球蛋白，兴奋伤害感受器的介质，引起疼痛，如无机盐类的钾、氢、钙离子，胺类的5-羟色胺(5-HT)、组胺、肽类的缓激肽(BK)、P物质(SP)、前列腺素(PG)、细胞因子等。

2-67 题解：自然咳痰法最为常用，一般晨间醒后用清水漱口3次，用力咳出深部痰液即可，比较方便。当病人不能自行咳嗽排痰时需作环甲膜穿刺、导管吸痰；有大量黄脓痰时需做体位引流；经纤维支气管镜为防污染法采样有其严格的禁忌证，且麻烦。

2-93 题解：发绀是指血液中还原血红蛋白增多，含氧的血红球蛋白比例减少，血液因此呈紫褐色，导致皮肤、黏膜呈紫褐色；但是严重贫血的人，如果血红蛋白计数低于50g/L，由于还原血红蛋白量不到50g/L(5g/dl)，即使血液中所有的血红球蛋白全部变为脱氧，也不会引起发绀。

2-150 题解：因患者是上消化道大出血需要及时进行抢救，所以在医生未到达前值班护士首先应测生命体征，了解病人周围循环情况，通过迅速建立静脉通路，来补充血容量。通知住院处，办理入院手续，向家属了解病史，耐心解释，记录病人到院时间和病情变化，均可边抢救边进行。抽血标本定血型，可以在建立静脉通路时同时进行，输血需要医生医嘱。

2-188 题解：肝细胞性黄疸血清总胆红素、直接胆红素、间接胆红素均增高；尿胆原和尿胆红素均阳性。阻塞性黄疸血清总胆红素、直接胆红素升高，而间接胆红素正常；尿胆原阴性，尿胆红素强阳性。溶血性黄疸血清总胆红素、间接胆红素升高，而直接胆红素正常；尿胆原强阳性，尿胆红素阴性。

2-232 题解：尿三杯试验，是用三个清洁玻璃杯分别留起始段、中段和终末段尿观察，如起始段血尿提示病变在尿道；终末段血尿提示病变在膀胱颈部，三角区域或后尿道的前列腺和精囊腺；三段尿均呈红色即全程血尿，提示血尿来自于肾脏或输尿管。

2-263 麦角胺为什么能收缩动脉治疗偏头痛：①它能阻滞去甲肾上腺素的再摄取，使更多的去甲肾上腺素留在血液中，去甲肾上腺素是一种强烈的血管收缩物质，当其与相应受体结合时，发挥强烈的血管收缩作用，而偏头痛主要是因为局部动脉扩张引起的。②5-羟色胺在偏头痛的发作期是增多的,而在间歇期则是减少的,5-羟色胺是一种能引起血管收缩的物质,当其减少时,血管就扩张,产生充血性高灌注,引起偏头痛,当其增多时,就不会有血管扩张,也就不会有头痛,麦角胺正是作用于5-羟色胺受体,使扩张的血管收缩而治疗头痛的。③5-羟色胺使偏头痛发作期开放的动静脉直捷通路关闭,所谓直捷通路就是血流直接由动脉流到静脉,不行使物质交换功能,因而血流量大、血流速度快,这样直捷通路开放就加剧了局部的高灌注,引起头痛,5-羟色胺正是通过对抗这种作用来防治头痛的。

2-528 题解:急腹痛患者在诊断没有明确前一定要注意四个禁忌,即禁食禁水、禁忌热敷、禁用止痛药、禁忌灌肠,以免疼痛暂时缓解,引起穿孔而延误诊断。疼痛时稍作体位改变,一般不会影响诊断,有时还可以协助诊断。如胃黏膜脱垂患者左侧卧位可减轻疼痛;十二指肠壅滞患者于俯卧位可减轻疼痛;胰腺癌患者仰卧位时疼痛加剧,前倾位或俯卧位时减轻。

【名词解释题】

2-551 症状是指患者主观感受到的异常感觉或某些病态改变,如疼痛、发热、呼吸困难等。

2-552 体征是经体格检查发现到的异常表现,如肝脾肿大、淋巴结肿大、杂音。

2-553 发热是当机体在致热原的作用下使体温调节中枢功能障碍,使产热增多、散热减少,致使体温超出正常范围。

2-554 致热源是指能引起体温升高的物质均称为致热源,包括外致热源、某些体内产物及内生致热源。

2-555 疼痛是一种不愉快的感觉体验,以及伴有实际或潜在组织损伤的情绪体验。疼痛的表达,在某种程度上可以降低个体正经受的伤害。疼痛一方面引发一系列机体功能变化,影响生活质量;另一方面,疼痛是机体对周围环境的保护性反应方式,起着报警作用。

2-556 假性疼痛是在病变已经去除后,仍感到相应部位疼痛,可能与病变部位去除前的疼痛刺激在大脑皮质相处强兴奋灶的后遗影响有关。

2-557 牵涉性腹痛指一些内脏器官疼痛时,常在邻近或远离该脏器的体表区产生疼痛或感觉过敏。是因为发生牵涉痛的体表部位与病变器官往往受同一节段脊神经的支配,体表部位和病变脏器的感觉神经进入同一脊髓节段,并在后角内密切联系。因此,从患病内脏传来的感觉冲动可以直接激发脊髓体表感觉神经元,引起相应体表区域的痛觉。

2-558 咳嗽是呼吸系统疾病的常见症状,是呼吸道受刺激后引发的紧跟在短暂吸气后的一种保护性反射动作,有利于清除呼吸道分泌物和有害因子。但咳嗽可使呼吸道内感染扩散,剧烈咳嗽可导致呼吸道出血,甚至诱发自发性气胸,且对患者的工作、生活和社会活动造成严重的影响。

2-559 咳痰(expectoration)是呼吸道内病理性分泌物凭借支气管黏膜上皮细胞的纤毛运动支气管肌肉的收缩及咳嗽时的气流冲动将呼吸道内的分泌物从口腔排出的动作咳痰也是机体的一种保护性生理功能。

2-560 咯血是指喉及喉部以下的呼吸道任何部位的出血,经口腔咯出者。

2-561 中心性发绀表现为全身性,除四肢及颜面部外,也累及躯干和舌及口腔黏膜,皮肤温暖,局部加温或按摩发绀不消失。

2-562 周围性发绀常出现于肢体的末端与下垂部位,如肢端、耳垂、鼻尖等。皮肤冷的,若给予按摩或加温,皮肤转暖,发绀可减轻或消退。

2-563 高铁血红蛋白血症是由于各种化学物质或药物中毒引起血红蛋白分子中二价铁被三价铁所取代,致使失去与氧结合的能力。当血中高铁血红蛋白量达到 30g/L 时可出现发绀。常见于苯胺、硝基苯、伯氨喹啉、亚硝酸盐、磺胺类等中毒所致发绀,也可因大量进食含有亚硝酸盐的变质蔬菜引起"肠源性发绀"。发绀出现急剧,血呈深棕色,经氧疗发绀不能改善,需给予静脉注射亚甲蓝或大量维生素 C,发绀方可消退。

2-564 硫化血红蛋白血症为后天获得性。服用某些含硫药物或化学品后,硫化氢作用于血红蛋白,产生硫红血红蛋白,当血液中硫化血红蛋白达到 5g/L 即可发生发绀。持续时间长,可达数月以上,血液呈蓝褐色,分光镜检查可证明有硫化血红蛋白的存在。

2-565 呼吸困难(dyspnea)是患者主观感到空气不足、呼吸费力;客观上表现为呼吸运动用力,严重时出现鼻翼扇动、发绀、端坐呼吸、辅助呼吸肌参与呼吸活动,并可有呼吸频率、深度与节律的异常。

2-566 心悸就是通常所说的心慌,是人们自我感觉心脏跳动的一种不适感或心慌感,属祖国医学"惊悸"和"怔忡"的范畴。

2-567 心脏神经官能症是由自主神经功能紊乱引起,心脏并无器质性病变。

2-568 恶心为上腹部不适、紧迫欲吐的感觉,可伴有迷走神经兴奋的症状,如皮肤苍白、出汗、流涎、血压降低及心动过缓等,常为呕吐的前奏。

2-569 呕吐是通过胃的强烈收缩迫使胃或部分小肠的内容物经食管、口腔而排出体外的现象。

2-570 呕血是指上消化道疾病(指屈氏韧带以上的消化器官,包括食管、胃、十二指肠、肝、胆、胰疾病)或全身性疾病所致的急性上消化道出血,血液经口腔呕出的现象。呕血应与咯血相鉴别。由于黑便附着黏液而发亮,类似柏油,又称柏油便。

2-571 黑粪是指上消化道出血时部分血液经肠道排出,因血红蛋白在肠道内与硫化物结合形成硫化亚铁,色黑而称之。

2-572 便血是指消化道出血,血液由肛门排出。可为大便带血或全为血便,颜色可呈鲜红、暗红或黑色,少量出血不造成粪便颜色改变,须经隐血试验才能确定者,称为隐血(occult blood)。

2-573 由于黑便附着黏液而发亮,类似柏油,又称柏油便。

2-574 腹泻指排便次数增多、粪质稀薄、水分增加,或带有黏液,脓血或未消化的食物。如排便次数增多(每日 3 次以上),或每天粪便增加(总量大于 200g/d),粪质稀薄(其中粪便含水量>85%)。

2-575 慢性腹泻是指腹泻超过 3~6 周,或 2 个月,或反复发作者。

2-576 便秘是指大便次数减少,一般每周少于 3 次,排便困难,粪便干结者。

2-577 功能性便秘由非器质性病因或非药物因素引起的长期便秘。

2-578 慢传输型便秘常有排便次数减少、少便意、粪质坚硬,因而排便困难;直肠指检时无粪便或触及坚硬的粪便,而肛门外括约肌的缩肛和用力排便功能正常;全胃肠或结肠通过时间延长。

2-579 出口梗阻型便秘是排便费力、不尽感或下坠感、排便量少,有便意或缺乏便意,肛直肠指检时直肠内存有不少泥样粪便,用力排便时肛门外括约肌呈矛盾性收缩;全胃肠或结肠通过时间显示正常,多数标志物可潴留在直肠内。

2-580 黄疸是由于血清中胆红素升高超过 34.2μmol/L(2.0mg/dl)时,致使皮肤、黏膜和巩膜发黄的症状和体征。

2-581 当人体组织间隙有过多的液体积聚使组织肿胀称为水肿。

2-582 脱水指体液容量丢失或不足致细胞外液减少,继而引起的一组临床症候群。

2-583 高渗性脱水指失水多于失钠、血清钠浓度>150mmol/L,血浆渗透压>310 mmol/L。患者口渴明显;尿相对密度(比重)增加、尿少;血容量下降较轻,较少发生休克;严重者脑细胞脱水导致嗜睡、谵妄、昏迷。

2-584 低渗性脱水指失钠多于失水,血清钠浓度<130mmol/L,血浆渗透压<280 mmol/L。早期有手足麻木、肌肉痉挛、恶心、呕吐等低钠血症表现;口渴不明显;尿相对密度下降;血容量不足出现早且明显,严重者脑细胞水肿导致意识障碍。

2-585 等渗性脱水时,水与钠按比例丢失,血钠浓度 130～145mmol/L,渗透压 280～310 mmol/L。患者可无明显口渴,血容量不足表现较早出现。

2-586 排尿异常是泌尿系统常见症状之一,常表现为少尿、无尿、多尿、尿急、尿频、尿痛、尿失禁、尿潴留等。

2-587 无尿指 24 小时尿量少于 100ml,称为无尿或尿闭。

2-588 少尿如 24 小时尿量少于 400ml,或每小时尿量少于 17ml,称为少尿。

2-589 24 小时尿量超过 2 500ml,称为多尿。

2-590 血尿包括镜下血尿和肉眼血尿,前者是指尿色正常,须经显微镜检查方能确定,通常离心沉淀后的尿液镜检每高倍视野有红细胞 3 个以上。后者是指尿呈洗肉水色或血色,肉眼即可见血尿。

2-591 尿频、尿急和尿痛合称为膀胱刺激征。

2-592 尿失禁是患者膀胱括约肌损伤或神经功能障碍而丧失排尿自控能力,膀胱内的尿液不能控制而自行流出的一种症状。

2-593 尿潴留指膀胱内充满尿液而不能排出,常常由排尿困难发展到一定程度引起。2002 年 Walsh 认为,如果患者膀胱容积达 500ml 可被诊断为尿潴留。

2-594 皮肤黏膜出血是因机体止血或凝血功障碍所引起,通常以全身性或局限性皮肤黏膜自发性出血或损伤后难以止血为临床特征。

2-595 抽搐是指全身或局部成群骨骼肌非自主性的抽动或强烈收缩,常可引起关节运动和强直,是指肌群收缩表现为强直性和阵挛性,且表现的抽搐一般为全身性、对称性、伴有或不伴有意识丧失。小儿惊厥的发病率很高。

2-596 惊厥是指肌群收缩表现为强直性和阵挛性,且表现的抽搐一般为全身性、对称性、伴有或不伴有意识丧失。小儿惊厥的发病率很高。

2-597 格拉斯昏迷评分(GCS)主要依据对睁眼反应、语言反应和运动反应情况对意识障碍的程度进行评估,分别对 3 个方面进行评分,再将 3 个项目的总分值相加求其总分,即可得到意识障碍程度的客观评分。GCS 总分 15 分,最低 3 分。按得分多少,评定其意识障碍程度:14～15 分为正常,8～13 分为意识障碍,≤7 分为浅昏迷,<3 分为深昏迷。

2-598 眩晕是患者感到自身或周围环境物体旋转或摇动的一种主观感觉障碍,一般无意识障碍。主要是由迷路、前庭神经、脑干及小脑病变引起的人体对空间关系的定向或平衡感觉障碍,是一种实际上并不存在的自身或外景运动错觉。亦可由于某些其他系统或全身性疾病而引起。

2-599 颈动脉窦综合征是由于颈动脉窦附近病变,如局部动脉硬化、动脉炎、颈动脉窦周围淋巴结炎或淋巴结肿大、肿瘤以及瘢痕压迫或颈动脉窦受刺激,致迷走神经兴奋、心率减慢、心排血量减少、血压下降致脑供血不足。

2-600 血管抑制性晕厥又称单纯性晕厥,是由于各种刺激通过迷走神经反射,引起短暂的血管床扩张、回心血量减少、心排血量减少、血压下降导致脑供血不足所致。

2-601 排尿性晕厥包括自身自主神经不稳定、体位骤变,排尿时屏气动作或通过迷走神经反射致心排血量减少、血压下降、脑缺血所致的晕厥。

2-602 咳嗽性晕厥可能是剧咳时胸腔内压力增加,静脉血回流受阻、心排血量降低、血压下降、脑缺血所致,亦有认为剧烈咳嗽时脑脊液压力迅速升高,对大脑产生震荡作用所致的晕厥。

2-603 换气过度综合征是由于情绪紧张或癔病发作时,呼吸急促、换气过度、二氧化碳排出增加,导致呼吸性碱中毒、脑部毛细血管收缩、脑缺氧所致的晕厥。

【简述问答题】

2-604 发热的临床过程与特点:

(1)体温上升期:产热＞散热。临床表现为疲乏无力、肌肉酸痛、皮肤苍白、畏寒或寒战、口唇发绀。体温升高可呈骤升型或缓升型:①骤升型多在几小时内体温升到 39～40℃或以上,伴寒战,常见于疟疾、败血症、大叶性肺炎、输液或输血反应等;②缓升型则体温逐渐上升,需数日才达高峰,常见于伤寒、结核病、布氏杆菌感染。

(2)高热期:产热与散热在较高水平保持相对平衡。临床表现为皮肤潮红而灼热,呼吸加速加强、头痛、烦躁和口渴等,此时可有小量出汗。体温达高峰并保持一定时间,大叶性肺炎、流行性感冒等可持续数天,疟疾可持续数小时。

(3)体温下降期:散热＞产热。体温下降可呈骤降型或渐降型:①骤降型是指病人的体温于数小时内骤退至正常水平,伴大量出汗,较易虚脱或休克,常见于疟疾、大叶性肺炎、恙虫病、输液反应等;②渐降型是指体温于数日逐渐降至正常水平,如风湿热、伤寒等。

2-605 周围性疼痛的特点与分类:①皮肤痛:皮肤痛的特点为"双重痛觉",即受到刺激后立即出现定位明确的尖锐刺痛(快痛)和 1～2 分钟之后出现的定位不明确的烧灼样痛(慢痛)。疼痛刺激来自体表,多因皮肤黏膜受损而引起。②躯体痛:指肌肉、肌腱、筋膜和关节等深部组织的疼痛。由于神经分布的差异性,这些组织对疼痛刺激的敏感性不同,其中以骨膜的痛觉最敏感。机械和化学性刺激均可引起躯体痛,肌肉缺血是引起躯体痛的主要原因。③内脏痛:其发生缓慢而持久,可为钝痛、烧灼痛或绞痛,定位不明确,主要因内脏器官受到机械性牵拉、扩张、痉挛、炎症、化学性刺激等引起。

2-606 头痛的表现根据病因的不同表现为:①发病情况:急性起病并有发热者常为感染性疾病所致;急剧的头痛、持续不减,并有不同程度的意识障碍而无发热者,提示颅内血管性疾病;长期的反复发作的头痛可搏动性头痛,多为血管灶性头痛或神经官能症;慢性进行性头痛并有颅内高压的症状应考虑颅内占位性病变。②头痛部位:了解头痛部位是单侧、双侧或枕部、局部或弥散、颅内或颅外对病因的诊断有重要价值。如偏头痛多见于一侧;颅内病变的头痛常为深在性且较弥散;颅内深部病变的头痛多向病灶同侧放射;全身性或颅内感染性疾病的头痛多为全头痛等。③头痛的程度与性质:头痛的程度一般分为轻、中、重,但与病情的轻重并无平行关系。三叉神经痛、偏头痛、脑膜刺激的疼痛最为剧烈;脑肿瘤的头痛多为中度或轻度;表浅的针刺样锐痛多为颅表神经痛;高血压性、血管性及发热性疾病的头痛,往往带有搏动性;神经痛多呈电击样痛或刺痛。④头痛出现的时间与持续时间:某些头痛可发生在特定时间,如颅内占位病变往往清晨加剧;鼻窦炎的头痛经常发作于清晨和上午;女性偏听偏信头痛常与月经有关等。⑤诱发和缓解因素:如咳嗽、打喷嚏、摇头、俯身可使颅内压性头痛、血管性头痛、颅内感染性头痛及脑肿瘤性头痛加剧。偏头痛、丛集性头痛、癫痫和癔病等引起的头痛和情绪、劳累等有关;受寒或受伤后短暂的锐痛发作,多为神经痛。偏头痛在应用麦角胺后可缓解。

2-607 腹痛病人的评估要点:①腹痛的病史与诱因;②腹痛的特点:起病情况、部位及放射部位、程度、性质、压痛、持续时间等;③伴随症状:发热、寒战、黄疸、休克、呕吐、反酸、腹泻、血尿等。

2-608 评估腰背痛伴随症状的临床意义:①腰背痛伴脊柱畸形,外伤后畸形则多因脊柱骨折、错位所致;自幼则有畸形多为先天性脊椎疾病所致;缓起性可见于脊柱结核和强直性脊柱炎。②腰背痛伴有活动受限,可见于脊椎外伤、强直性脊柱炎、腰背部软组织急性扭挫伤。③腰背部伴长期低热,可见于脊椎结核、类风湿关节炎;伴高热可见于化脓性脊椎炎和椎旁脓肿。④腰痛伴尿频、尿急、排尿不尽,见于尿路感染、前列腺炎或前列腺肥大;腰背剧痛伴血尿,见于肾或输尿管结石。⑤腰痛伴嗳气、泛酸、上腹胀痛,见于胃十二指肠溃疡或胰腺病变;腰痛伴腹泻或便秘可见于溃疡性结肠炎或克罗恩病。⑥腰痛伴月经异常、痛经、白带过多,见于宫颈炎、盆腔炎、卵巢及附件炎症或肿瘤。

2-609 呼吸系统常见疾病的咳嗽咳痰特点:①急性上呼吸道感染:开始多为干咳,后有无色透明黏液痰。②急性气管-支气管炎:初起干咳或刺激性咳嗽,后有黏液性痰呈灰白色或无色黏稠而透明。③慢性支气管炎:长期慢性咳嗽,清晨起床或临睡时加剧,有白色泡沫状浆液痰。④阻塞性肺气肿:咳嗽声音低微且无力,白色黏痰。⑤支气管哮喘:咳嗽伴哮鸣音,黏液性痰呈灰白色或无色黏稠而透明。⑥支气管扩张、肺脓肿:长期慢性咳嗽,体位改变加重,大量黄脓痰、分层痰。⑦肺炎球菌肺炎铁锈色痰,克雷伯杆菌肺炎砖红色胶东样痰。⑧肺结核:长期慢性咳嗽,夜间加重。⑨支气管肺癌:刺激性干咳,金属音调咳嗽、顽固性呛咳,血性痰。

2-610 咯血与呕血的鉴别(见表1)。

表1 咯血与呕血的鉴别

鉴别要点	咯血	呕血
病史	肺结核、支气管扩张、肺癌、心血管疾病等	消化性溃疡、肝硬化等
出血前症状	喉部痒感、胸闷、咳嗽等	上腹不适、恶心、呕吐等
出血方式	咯出	呕出,可为喷射状
出血颜色	鲜红	棕黑色或暗红色,有时鲜红色
血内混有物	泡沫和(或)痰	食物残渣、胃液
黑便	无(如咽下血液时可有)	有,可在呕血停止后持续数日
酸碱反应	碱性	酸性
出血后痰性状	痰中带血,多持续数日	无痰

2-611 简述发绀病人的相关护理诊断:①活动无耐力:与心肺功能不全、氧的供需失衡有关。②气体交换受损:与心肺功能不全所致肺淤血有关。③焦虑/恐惧:与缺氧所致呼吸费力、

对疾病预后不安有关。④低效性呼吸型态：与肺泡通气、换气、弥散功能障碍有关。

2-612 劳力性呼吸困难：劳动时发生或加重，休息时缓解或减轻。阵发性夜间呼吸困难：多在夜间睡眠中发作，称阵发性夜间呼吸困难，发作时患者常在睡眠中突然感觉气闷或气急而惊醒，被迫坐起，轻者历时数分至数十分钟后症状逐渐消失。端坐呼吸：仰卧位时加重，坐位时减轻。因活动时加重心脏负荷，机体耗氧量增加；坐位时下半身回心血量减少，减轻肺淤血的程度；同时坐位时膈肌下移，膈肌活动增大，肺活量可增加10%～30%。

2-613 中枢性呕吐无恶心先兆，喷射状呕吐，呈顽固性，呕后不感轻松，并伴剧烈头痛。幽门梗阻所致呕吐餐后较久发生，反复大量呕吐，呕吐物呈酸腐味的宿食，呕吐后疼痛可暂缓解。前庭功能障碍引起的头痛与头部位置改变有关，常有恶心先兆，并伴有眩晕、眼球震颤、闭目平卧后呕吐可缓解。精神性呕吐可无先驱恶心或仅有轻微恶心，多在餐后即刻呕吐，呕吐不费力，呕吐量少，吐后可再进食。

2-614 如何进行出血量的估计：呕血、黑便持续时间、次数、量、颜色、性状变化可作为估计出血量的参考。一般粪便隐血试验阳性者提示每日出血量＞5ml；出现黑便提示出血量在50～100ml以上；呕血提示胃内积血量达250～300ml。一般出血量不超过400ml，因轻度血容量减少可由组织液及脾脏贮血所补充，一般不引起全身症状。出血量超过400～500ml，可出现全身症状。如果患者由平卧位改为坐位时出现血压下降（下降幅度大于15～20mmHg）、心率＞120次/分，伴有面色苍白、四肢湿冷、烦躁不安或神志不清则已进入休克状态，属严重大量出血。

2-615 怎样判断继续出血或再出血：①心率增快，血压下降；②反复呕血或黑便增多，稀薄便，甚至呕鲜红色血，解暗红色粪便；③虽经补液、输血等，但周围循环衰竭的表现未见明显改善，或虽暂时好转而又恶化；④血红蛋白浓度、红细胞计数与血细胞比容等持续下降，网织细胞计数持续升高；⑤补液与尿量足够的情况下，血尿素氮持续或再次增高；⑥不见脾回复肿大。

2-616 呕血的颜色视出血量的多少、在胃内停留时间以及出血的部位而不同。出血量多、在胃内停留时间短而未与胃酸充分混合、或出血位于食管则血色鲜红或混有凝血块，或为暗红色，如血管胃底静脉曲张破裂出血多以呕鲜红色血为主、量大，可呈喷射状；当出血量较少或在胃内停留时间长，则因血红蛋白与胃酸作用形成酸化正铁血红蛋白，呕吐物可呈咖啡渣样棕褐色。黑粪的颜色与形状取决于出血量及肠蠕动的快慢。出血量大或肠蠕动快时，血液在肠道内停留时间短，形成紫红色稀便；反之，血液在肠道内停留时间长，形成较稠厚的黑便。

2-617 内痔和肛裂的便血特征：内痔是便血最常见的原因，其特点是排便时或排便后滴出或喷出鲜红色血，血液不与粪便混合，出血量多少不等，一般为数毫升至数十毫升。肛裂是肛管内全层皮肤的棱形裂口，一般为单发，出血量不多，排便时在粪便表面，或卫生纸上有血迹，有时可滴出少量鲜血。

2-618 描述不同部位病变腹泻的临床特点：①直肠或乙状结肠病变，便意频繁、里急后重，粪便有黏液和脓血；腹部压痛尤其是下腹或左下腹部压痛。②结肠病变，粪便量少，有黏液，可能有脓血；大便次数多，可有里急后重，腹痛在下腹或左下腹，常为持续性，便后可缓解，体重减轻少见。③小肠病变，有脐周疼痛及压痛，疼痛常为绞痛，间歇发作，肠鸣音活跃。粪便色淡、量多、水样、恶臭，无肉眼脓血，无里急后重，大便次数2～10次/天，体重减轻较常见。④全身性疾病，除腹泻外，常伴有相应疾病的症状，如甲状腺功能亢进、肾上腺皮质功能减退危象、尿毒症、糖尿病等。

2-619 便秘的发生机制：①摄入食物过少或纤维素及水分不足，致肠内的食糜和粪团的量不足以刺激肠道的正常蠕动；②各种原因引起的肠道内肌肉张力减低和蠕动减弱；③肠蠕动受阻碍致肠内容物滞留而不能下排，如肠梗阻；④排便过程的神经及肌肉活动障碍，如排便反射减弱或消失，肛门括约肌痉挛，腹肌及膈肌收缩力减弱等。

2-620 溶血性黄疸：一般黄疸为轻度，皮肤呈浅柠檬色，不伴皮肤瘙痒，其粪便颜色加深，其他症状主要为原发病的表现，如急性溶血时可有发热、寒战、头痛、呕吐、腰痛，并有不同程度的贫血和血红蛋白尿（尿呈酱油或茶色），严重者可发生急性肾衰竭；慢性溶血多为先天性，除伴贫血外尚有脾肿大。肝细胞性黄疸：患者皮肤、黏膜浅黄至深黄色，可伴有轻度皮肤瘙痒，其他为肝脏原发病的表现，如疲乏、食欲减退、肝区不适或疼痛症状，严重者可有出血倾向。胆汁淤积性黄疸：患者黄疸多较严重，皮肤呈暗黄色，完全阻塞者颜色更深，甚至呈黄绿色或绿褐色，并有皮肤瘙痒，尿色深，粪便颜色变浅或呈白陶土色。因脂溶性维生素K吸收障碍，常有出血倾向。

2-621 心源性水肿：主要病因是右心衰竭，临床表现特点水肿多出现在身体下垂部位：两下肢的足部、踝部、骶骨部及阴囊等处，明显受体位的影响。肝源性水肿：主要病因是失代偿期肝硬化，临床表现特点为水肿发展缓慢，以腹腔积液为主要表现，也可首先出现踝部水肿，逐渐向上蔓延，而头面部、上肢常无水肿。肾源性水肿：主要病因是各型肾炎和肾病，临床表现特点是水肿，首先出现晨起眼睑或面部水肿、肿胀，严重者扩布至全身。

2-622 少尿伴随症状评估的临床意义：①少尿伴肾绞痛见于肾动脉血栓形成或栓塞，肾结石；②少尿伴心悸、气促、胸闷不能平卧见于心功能不全；③少尿伴大量蛋白尿、水肿、高脂血症和低蛋白血症见于肾病综合征；④少尿伴有乏力纳差、腹腔积液、皮肤黄染见于肝肾综合征；⑤少尿伴血尿、蛋白尿、高血压和水肿见于急性肾炎，急进性肾炎；⑥少尿伴有发热、腰痛、尿频、尿急、尿痛见于急性肾盂肾炎；⑦少尿伴有排尿困难见于前列腺肥大；⑧少尿数天后出现多尿可见于急性肾小管坏死恢复期。

2-623 不同病因部位引起的血尿特点：①肾脏病变：肾小球病特别是肾小球肾炎，其尿与血全程性均匀，尿呈暗红色；一般无排尿不适（伴膀胱病变时除外），无痛性全程血尿是肾癌的特点；肾结核晚期累及整个泌尿系统，一般都存在镜下或肉眼血尿，典型病例呈洗肉水样尿；肾小球源性血尿患者伴有大量尿蛋白，有时可发现管型尿。②膀胱或膀胱颈部病变：常有排尿不适，但肿瘤出血者例外；血尿颜色较鲜红，可为终末血尿，但血块可不规则。③前列腺、尿道病变：血尿色鲜红，前列腺及后尿道出血为终末血尿，前尿道出血可呈尿道滴血或初始血尿；多伴有膀胱刺激症状。

2-624 急性尿潴留：发病突然，膀胱内充满尿液不能排出，患者常胀痛难忍，有时部分尿液可从尿道溢出，但不能减轻下腹疼痛。慢性尿潴留：多表现为排尿不畅、尿频，常有排尿不尽感，有时出现尿失禁现象。

2-625 全身性抽搐以全身骨骼肌痉挛为主要表现，典型者为癫痫大发作，表现为患者突然意识模糊或丧失，可出现尖叫声，全身强直、呼吸暂停、面色发绀，继而四肢发生阵挛性抽搐，呼吸不规则，可有大小便失控、发绀，发作约半分钟自行停止，停止后不久意识恢复，醒后有头痛、全身乏力、肌肉酸痛等症状，并可出现不能回忆发作的情况。局限性抽搐以身体某一局部连续性肌肉收缩为主要表现，大多见于口角、眼睑、手足等。而手足搐搦症则表现间歇性双侧强直性肌痉挛，以上肢手部最典型，呈"助产士手"表现。踝关节伸直，足趾下屈，足呈弓状，似"芭蕾舞脚"。

2-626 意识障碍的相关护理诊断：①急性意识障碍：与脑出血有关；与肝性脑病有关等。②清理呼吸道无效：与意识丧失所致咳嗽、吞咽减弱或消失有关。③有误吸的危险：与意识障碍所致咳嗽、吞咽减弱或消失有关。④完全性尿失禁：与意识丧失所致排尿失控有关。⑤排便失禁：与意识丧失所致排便失控有关。⑥有受伤的危险：与意识障碍所致躁动不安有关。⑦营养失调：低于机体需要量：与意识障碍不能正常进食有关。⑧生活自理缺陷：与意识不清有关。⑨有感染的危险：与意识障碍所致咳嗽、吞咽障碍所致自主运动消失有关；与长期卧床有关。⑩有皮肤完整性受损的危险：与意识障碍所致自主运动消失、长期卧床有关；与意识障碍所致排便、排尿失禁有关。⑪照顾者角色紧张：与长期昏迷所致照顾者角色不当有关。

2-627 眩晕伴随症状评估的临床意义：①伴耳鸣、听力下降，可见于前庭器官疾病、第Ⅷ对脑神经病及肿瘤；②伴恶心、呕吐可见于梅尼埃病、晕动病；③伴共济失调可见于小脑，颅后凹或脑干病变；④伴眼球震颤可见于脑干病变、梅尼埃病。

2-628 体位性低血压（直立性低血压）的发生机制可能是由于下肢静脉张力低、血液蓄积于下肢（体位性）、周围血管扩张淤血（服用亚硝酸盐药物）或血循环反射调节障碍等因素，使回心血量减少、心输出量减少、血压下降导致脑供血不足所致。见于：①某些长期站立于固定位置及长期卧床者；②服用某些药物，如氯丙嗪、胍乙啶、亚硝酸盐类等或交感神经切除术后病人；③全身性疾病，如脊髓空洞症、多发性神经根炎、脑动脉粥样硬化、慢性营养不良等。

2-629 阿斯综合征又名心源性昏厥，是心脏排血突然锐减甚至停止，导致急性脑缺血所引起的昏厥和抽搐等表现，常见于严重心律失常，尤其是Ⅲ房室传导阻滞，亦见于急性心脏排血受阻。严重者不及时抢救，可发生猝死。主要的治疗是可用阿托品或异丙肾上腺素等药物，以及心脏起搏治疗。

【综合应用题】

2-630（1）肺炎球菌肺炎。

（2）估计会出现稽留热型，特点为体温明显升高在39～40℃及以上，持续数天或数周，24小时内体温波动相差不超过1℃。

（3）该病人属于感染性发热。

2-631（1）该病人的呼吸困难为呼气性呼吸困难。吸气性呼吸困难：吸气费力、显著困难，高度狭窄时呼吸肌极度紧张，胸骨上窝、锁骨上窝、肋间隙在吸气时明显下陷（称为"三凹征"），可伴有干咳及高调的吸气性喉鸣音，主要见于喉、气管、大支气管的炎症水肿、肿瘤或异物等引起狭窄或梗阻。混合性呼吸困难：在吸气与呼气均感费力，呼吸频率也增加、深度变浅，可伴有呼吸音异常或病理性呼吸音。主要见于重症肺炎、广泛性肺纤维化、大片肺不张、大量胸腔积液或自发性气胸等。

（2）该病人的相关护理诊断：①气体交换受损：与呼吸道阻塞、肺部广泛病变导致有效呼吸面积减少等有关。②低效性呼吸型态：与肺的顺应性降低、肺扩张受限等因素有关。③活动无耐力：与呼吸困难所致能量消耗增加和缺氧有关。④自理能力缺陷：与呼吸困难活动量受限有关。⑤恐惧：与严重喘息、呼吸困难引致的窒息感有关。⑥知识缺乏：缺乏哮喘的有关知识。

2-632（1）该病人的主要护理诊断：①气体交换受损：与肺扩张能力下降等因素有关。②疼痛：胸痛与胸膜摩擦等因素有关。

(2) 该病人的主要症状为呼吸困难和胸痛。主要体征是急性病面容、呼吸急迫、唇颊发绀；右胸膨隆，呼吸运动明显受限，气管向左侧移位，右侧语音震颤减弱，叩诊呈鼓音，心浊音界叩不出，听诊心音低远。

2-633（1）估计病人发生了急性肺水肿。

（2）咳嗽咳痰的特点评估：咳嗽、咳痰的起病情况和病程；咳嗽的特征和痰的性状。痰量多的疾病有肺水肿、肺脓肿、支气管扩张、肺癌等，而急性呼吸道炎症时痰量少。一般的痰无臭味，放置时间长时由于痰内细菌的分解作用产生臭味，厌氧菌感染时，痰有恶臭，见于肺脓肿、支气管扩张、支气管肺癌的晚期。患者咳嗽与体位的关系。

2-634（1）病人的黄疸属于肝细胞性黄疸？

（2）肝硬化腹腔积液形成的机制：①门静脉压力增高：使腹腔脏器毛细血管床静水压增高，组织间液回吸收减少而漏入腹腔；②低清蛋白血症：肝功能减退，使清蛋白合成减少及蛋白质摄入和吸收障碍，出现低清蛋白血症，即血浆清蛋白<30g/L时，血浆胶体渗透压降低，血管内液外渗；③肝淋巴液生成过多：肝静脉回流受阻时，肝内淋巴液生成过多，超过胸导管引流能力，淋巴管内压力增高，使大量淋巴液自肝包膜和肝门淋巴管渗出至腹腔；④血管升压素及继发性醛固酮增多，引起水、钠重吸收增加；⑤有效循环血容量不足致肾血流量减少，肾小球滤过率降低，排钠和排尿量减少。

（3）中度出血：主要症状是眩晕、口干、尿少下降；脉搏每分钟为100~110次；尿量明显减少；出血量为800~1 000ml；占全身总血量的20%。

2-635（1）估计患者发生了肝性脑病。

（2）重度昏迷。

（3）目前最突出的护理诊断：急性意识障碍。

（陈淑英）

第三章 体格检查

选择题(3-1~3-478)

A_1 型单项选择题(3-1~3-250)

3-1 护理人员进行体格检查的目的不妥的是
　　A. 采集病人客观资料　　　　　　B. 纠正错误医疗诊断
　　C. 解决病人健康问题　　　　　　D. 了解病人健康状况
　　E. 结合病史作出护理诊断

3-2* 护理人员进行体格检查的重点应放在
　　A. 视诊检查　　　　　　　　　　B. 触诊检查
　　C. 叩诊检查　　　　　　　　　　D. 听诊检查
　　E. 嗅诊检查

3-3 体格检查的必备用物不包括
　　A. 体温表和血压计　　　　　　　B. 听诊器和叩诊锤
　　C. 手电筒和压舌板　　　　　　　D. 抢救车和吸引器
　　E. 棉签和弯盘

3-4 体格检查前的准备工作不需做
　　A. 用物准备　　　　　　　　　　B. 环境准备
　　C. 家属准备　　　　　　　　　　D. 病人准备
　　E. 护理人员准备

3-5 体格检查的注意事项,应除外下列哪项
　　A. 检查前作好解释工作　　　　　B. 在采集病史后进行
　　C. 最好以日光灯为照明　　　　　D. 护士站于病人右侧
　　E. 充分暴露病人的受检部位

3-6 正确的触诊要求是
　　A. 检查者站于患者左侧　　　　　B. 患者仰卧位,两腿平放
　　C. 从近侧逐渐触诊到对侧　　　　D. 手脑并用,边触边想
　　E. 上腹部检查嘱患者排尿排便

3-7 下列哪项不是触诊内容
　　A. 心脏杂音　　　　　　　　　　B. 呼吸活动度
　　C. 肝脾肿大　　　　　　　　　　D. 心前区震颤
　　E. 浅表淋巴结肿大

3-8 检查阑尾压痛点可采用哪项触诊方法
　　A. 深压触诊法　　　　　　　　　B. 深部滑行触诊法

C. 双手触诊法 D. 冲击触诊法
E. 浅部触诊法

3-9 捶叩诊主要用于检查下列哪项
A. 肺部叩诊音 B. 心浊音界大小
C. 移动性浊音 D. 大量胸腔积液
E. 肾区叩击痛

3-10 正常肺部叩诊音是
A. 清音 B. 浊音
C. 实音 D. 鼓音
E. 过清音

3-11 叩击被少量含气组织覆盖的实质脏器时产生的叩诊音是
A. 鼓音 B. 浊音
C. 实音 D. 清音
E. 过清音

3-12 叩诊呈过清音，提示的疾病是
A. 肺结核 B. 心包积液
C. 肺气肿 D. 胸腔积液
E. 大叶性肺炎

3-13 下面有关听诊的叙述正确的是
A. 听诊检查须使用耳或借助于听诊器所进行的检查方法
B. 听诊器听件不要紧贴检查部位，以免产生皮肤摩擦音
C. 听诊时注意充分暴露病人躯体，使听诊更清楚
D. 听诊时可适当播放背景音乐让病人放松
E. 间接听诊法使用耳郭直接贴在被评估者的体表上进行

3-14 下列哪一患者的呼气中有大蒜样气味
A. 支气管扩张 B. 肝性脑病
C. 尿毒症 D. 酮症酸中毒
E. 有机磷农药中毒

3-15 糖尿病酮症酸中毒呼吸可有
A. 烂苹果味 B. 肝臭味
C. 大蒜味 D. 氨味
E. 口臭

3-16 评估病人全身病变特征主要采取
A. 视诊 B. 触诊
C. 叩诊 D. 听诊
E. 嗅诊

3-17 判断性别的主要依据是下列哪项发育情况
A. 生殖器与神经系统 B. 生殖器与儿童骨骼
C. 生殖器与发育指标 D. 生殖器与第二性征

E. 生殖器与营养状态

3-18 关于体温的描述下列哪项正确
A. 体温低于 36.5℃ 称体温过低　　B. 体温高于 37.5℃ 称发热
C. 甲状腺功能亢进症病人常有体温过低　　D. 无菌性炎症一般无发热
E. 慢性消耗性疾病病人常有体温升高

3-19 有关正常人 24 小时内体温波动的叙述,正确的是
A. 24 小时内波动不超过 1℃　　B. 早晨略高,下午略低
C. 饭后和运动后稍低　　D. 老年人体温稍偏高
E. 月经期或妊娠期略低

3-20 正常人的体温范围(口测法)
A. 36~37℃　　B. 36.3~37.2℃
C. 36.5~37℃　　D. 36.5~37.7℃
E. 37℃

3-21 体温过低一般不会出现下列哪一疾病
A. 休克　　B. 急性大出血
C. 极度衰弱　　D. 恶性肿瘤
E. 甲状腺功能减退者

3-22 检查脉搏时下列哪一项是错误的
A. 通常检测两侧桡动脉　　B. 正常时速率与心跳一致
C. 正常时节律与心跳不一致　　D. 检查者示、中、无名指并拢
E. 采用三指指腹进行触诊

3-23 吸气时脉搏显著减弱或消失为下列哪一种疾病的重要体征
A. 心包填塞　　B. 胸腔积液
C. 纵隔肿瘤　　D. 心肌梗死
E. 脑梗死

3-24 心房颤动病人常出现
A. 水冲脉　　B. 交替脉
C. 短绌脉　　D. 重搏脉
E. 奇脉

3-25 符合生理性变化的脉搏是
A. 成人快于小儿　　B. 老人快于儿童
C. 男性比女性快　　D. 活动时增快
E. 睡眠时增快

3-26 奇脉是指
A. 吸气时脉搏显著减弱或消失　　B. 节律正常而强弱交替出现
C. 脉搏不规则、时快时慢　　D. 脉搏骤起骤落,急促有力
E. 脉率小于心率

3-27 左心室衰竭病人常可出现
A. 水冲脉　　B. 奇脉

C. 交替脉 D. 不整脉
E. 正常脉搏

3-28 脉搏短绌的特点是
A. 脉率大于心室率 B. 脉率小于心室率
C. 脉率等于心室率 D. 脉率＞100 次/分
E. 脉率＜60 次/分

3-29 脉搏骤起骤落、急促有力，称为
A. 奇脉 B. 短绌脉
C. 交替脉 D. 不整脉
E. 水冲脉

3-30 提示主动脉瓣关闭不全的是下列哪一种脉搏
A. 水冲脉 B. 交替脉
C. 重搏脉 D. 不整脉
E. 脉搏短绌

3-31 脉搏与临床诊断不符的是
A. 速脉见于周围循环衰竭 B. 交替脉见于室性期前收缩
C. 脉搏短绌见于心房颤动 D. 奇脉见于缩窄性心包炎
E. 水冲脉见于主动脉瓣关闭不全

3-32 呼吸中枢严重受抑制时可出现
A. 陈—施呼吸 B. 混合性呼吸困难
C. 叹息样呼吸 D. 呼气性呼吸困难
E. 吸气性呼吸困难

3-33 库斯莫呼吸的特征是
A. 呼吸急促,快慢不一 B. 呼吸与暂停相交替
C. 呼吸表浅、频率稍慢 D. 呼吸深大
E. 张口呼吸,呈低头状

3-34 呼吸幅度从浅到深,继而减弱乃至暂停,周而复始,称为
A. 点头呼吸 B. 鱼嘴呼吸
C. 潮式呼吸 D. 间停呼吸
E. 抽泣式呼吸

3-35 当有严重的代谢性酸中毒时,可出现哪种呼吸变化
A. 呼吸频率加快 B. 呼吸频率减慢
C. Cheyne-Stokes 呼吸 D. Biot 呼吸
E. Kussmaul 呼吸

3-36 病人出现哪一种呼吸提示病情最危急
A. 潮式呼吸 B. 间停呼吸
C. 库氏呼吸 D. 呼吸过速
E. 呼吸过缓

3-37* 有关正常人血压的叙述,其错误的是
　　A. 劳动及饱食后血压较高　　B. 饮酒和吸烟可影响血压
　　C. 寒冷环境中血压可上升　　D. 一天内血压无高峰时间
　　E. 情绪激动时血压可稍高
3-38 正常成人高血压的诊断标准是(1mmHg=0.133kPa)
　　A. ≥160/95mmHg　　B. ≥140/90mmHg
　　C. ≥130/85mmHg　　D. ≥120/80mmHg
　　E. ≥90/60mmHg
3-39 可引起持久性血压升高的疾病是
　　A. 肾结核　　B. 肾结石
　　C. 肾囊肿　　D. 尿路感染
　　E. 肾小球肾炎
3-40 成人脉压＞40mmHg(5.3kpa)除外下列哪一疾病
　　A. 心力衰竭　　B. 主动脉瓣关闭不全
　　C. 严重贫血　　D. 动脉导管未闭
　　E. 甲状腺功能亢进症
3-41 引起低血压的原因不包括
　　A. 休克　　B. 急性心肌梗死
　　C. 肾动脉狭窄　　D. 极度衰弱
　　E. 体位性低血压
3-42 生命体征检测除外下列哪项
　　A. 体温　　B. 血压
　　C. 脉搏　　D. 瞳孔
　　E. 呼吸
3-43 生命体征是评估何项内容
　　A. 呼吸活动存在与否及其质量的指标　　B. 营养代谢存在与否及其质量的指标
　　C. 排泄状况存在与否及其质量的指标　　D. 生长发育存在与否及其质量的指标
　　E. 生命活动存在与否及其质量的指标
3-44 正常成人的体格标准
　　A. 头部等于1/2～1/3身高　　B. 坐高等于下肢长度
　　C. 胸围约为身高的1/3　　D. 坐高等于上肢长度
　　E. 两上肢展开的长度为身高的1/2
3-45 侏儒症的体型为
　　A. 异常矮小　　B. 异常高大
　　C. 异常瘦长　　D. 比例失常
　　E. 基本均称
3-46 成人超力型体型一般不会出现
　　A. 身短粗壮　　B. 颈部粗短
　　C. 两肩宽平　　D. 胸围较大

E. 腹上角<90°

3-47 理想体重的计算公式
A. 理想体重(kg)=身高(cm)-105
B. 理想体重(kg)=身高(cm)-100
C. 理想体重(kg)=身高(cm)-110
D. 理想体重(kg)=身高(cm)-120
E. 理想体重(kg)=身高(cm)-115

3-48 体重质量指数(BMR)的计算方法为
A. BMR=体重(kg)/坐高(m^2)
B. BMR=体重(kg)/身高(cm^2)
C. BMR=体重(kg)/身高(m^2)
D. BMR=身高(m^2)/体重(mg)
E. BMR=身高(cm^2)/体重(kg)

3-49 低于正常体重的10%为
A. 明显消瘦
B. 消瘦
C. 明显肥胖
D. 肥胖
E. 基本正常

3-50 属于营养状态良好的表现是
A. 肌肉结实
B. 皮肤黏膜干燥
C. 皮下脂肪菲薄
D. 毛发稀疏
E. 指甲粗糙无光泽

3-51 下列哪一项不属于昏睡的表现特点
A. 接近于人事不省
B. 熟睡而不易唤醒
C. 强刺激勉强唤醒
D. 处于病理性嗜睡
E. 唤醒后答非所问

3-52 谵妄的临床特点
A. 无自主运动
B. 深浅反射消失
C. 短暂意识丧失
D. 深睡状态,不易唤醒
E. 意识模糊,乱语躁动

3-53 病人处于熟睡状态,但可唤醒,可做交谈,但停止谈话立即入睡,称为
A. 嗜睡
B. 意识模糊
C. 昏睡
D. 深昏迷
E. 浅昏迷

3-54 病人处于睡眠状态,有定向障碍与幻觉、思维和语言不连贯,应判断为
A. 嗜睡
B. 意识模糊
C. 谵妄
D. 昏睡
E. 浅昏迷

3-55 人在意识模糊时可出现
A. 错觉、幻觉
B. 无自主运动
C. 醒时答非所问
D. 暂时性意识丧失
E. 大小便失禁

3-56 根据意识障碍的程度分类不包括
A. 休克
B. 嗜睡

C. 昏睡 D. 昏迷
E. 意识模糊

3-57 深昏迷区别于浅昏迷最有价值的特点是
A. 肌肉松弛 B. 不能被唤醒
C. 大小便失禁 D. 全身反射消失
E. 无任何自主运动

3-58 判断病人为浅昏迷的主要依据是
A. 无任何自主运动 B. 各种刺激无反应
C. 强烈疼痛刺激可出现痛苦表情 D. 意识丧失
E. 全身肌肉松弛

3-59 按 Glasgow 昏迷评分标准,浅昏迷的客观评分为
A. 14～15 分 B. ≤7 分
C. 8～13 分 D. ≤3 分
E. 3～15 分

3-60 突然发生的短暂意识丧失称为
A. 昏厥 B. 昏睡
C. 昏迷 D. 谵妄
E. 嗜睡

3-61 颜面潮红、呼吸急促、烦躁不安、痛苦呻吟为
A. 甲状腺功能亢进面容 B. 病危面容
C. 急性面容 D. 慢性面容
E. 二尖瓣面容

3-62 对甲亢面容的描述哪项不符合
A. 面容惊愕 B. 表情兴奋易变
C. 眼裂增大 D. 面色灰暗
E. 眼球凸出

3-63 长期应用肾上腺糖皮质激素的病人会出现何种面容
A. 贫血面容 B. 满月面容
C. 肝病面容 D. 苦笑面容
E. 痴呆面容

3-64 面容晦暗,口唇微绀,两颊瘀血性发红称为
A. 急性病容 B. 慢性病容
C. 二尖瓣面容 D. 甲状腺功能亢进面容
E. 肢端肥大症面容

3-65 导致强迫坐位最常见的病因是
A. 大量胸腔积液 B. 先天性发绀型心脏病
C. 左心功能不全 D. 心绞痛
E. 急性腹膜炎

3-66 胸膜炎患者所采取的体位是
  A. 平卧位
  B. 患侧卧位
  C. 俯卧位
  D. 半卧位
  E. 健侧卧位

3-67 有关强迫体位的描述,正确的是
  A. 破伤风常取辗转体位
  B. 胸膜炎常取俯卧体位
  C. 心绞痛常取侧卧体位
  D. 肠绞痛常取仰卧体位
  E. 心力衰竭常取端坐位

3-68 肢体瘫痪患者常采取的体位是
  A. 主动体位
  B. 端坐体位
  C. 被动体位
  D. 辗转体位
  E. 角弓反张位

3-69 被迫采取上身前倾坐位的患者是
  A. 胸膜炎
  B. 心绞痛
  C. 心包炎
  D. 胆囊炎
  E. 腹膜炎

3-70 慌张步态常见于
  A. 脑性瘫痪
  B. 小脑疾患
  C. 帕金森病
  D. 佝偻病
  E. 酒精中毒

3-71 共济失调步态见于下列哪一种患者
  A. 脊髓疾病
  B. 脑性偏瘫
  C. 腓总神经麻痹
  D. 震颤麻痹症
  E. 大骨节病

3-72* 皮肤色素脱失是因体内哪一种酶合成障碍
  A. 酪氨酸酶
  B. 胃蛋白酶
  C. 糜蛋白酶
  D. 淀粉酶
  E. 肠激酶

3-73 黄疸病人首先出现黄染的部位是
  A. 手掌
  B. 前额
  C. 足底
  D. 鼻部
  E. 巩膜

3-74 皮肤异常干燥见于
  A. 休克
  B. 甲状腺功能亢进症
  C. 风湿热
  D. 维生素 A 缺乏症
  E. 结核病

3-75 出血点是指皮肤黏膜下出血范围
  A. 直径>2mm
  B. 直径<2mm
  C. 直径在 3~5mm
  D. 直径<5mm

E. 直径＞3mm

3-76 充血性皮疹和出血点最主要的区别是
A. 分布范围　　　　　　　　B. 直径大小
C. 颜色深浅　　　　　　　　D. 指压是否褪色
E. 是否高出皮肤

3-77 皮肤出血点最常见于下列哪一疾病
A. 特发性血小板减少性紫癜　B. 系统性红斑狼疮
C. 肝硬化　　　　　　　　　D. 糖尿病
E. 药物中毒

3-78 哪一种皮疹属于危重病症
A. 斑丘疹　　　　　　　　　B. 荨麻疹
C. 玫瑰疹　　　　　　　　　D. 脱屑性皮炎
E. 剥脱性皮炎

3-79 蜘蛛痣的形成和哪一种因素有关
A. 严重感染　　　　　　　　B. 血小板减少
C. 凝血机制障碍　　　　　　D. 血中雌激素增多
E. 毛细血管脆性增加

3-80 一般不出现蜘蛛痣的部位是
A. 面部　　　　　　　　　　B. 前胸
C. 腹部　　　　　　　　　　D. 颈部
E. 肩部

3-81 蜘蛛痣的特征不包括
A. 呈辐射状　　　　　　　　B. 压中心部该痣消失
C. 形似蜘蛛　　　　　　　　D. 下肢及腹部多见
E. 见于慢性肝病

3-82 昏迷病人口唇呈樱桃红色，常提示
A. 洋地黄中毒　　　　　　　B. 阿托品中毒
C. 氰化物中毒　　　　　　　D. 一氧化碳中毒
E. 亚硝酸盐类中毒

3-83* 下列哪一疾病不易出现发绀
A. 慢性肺源性心脏病　　　　B. 严重贫血
C. 支气管扩张　　　　　　　D. 先天性心脏病
E. 支气管肺癌

3-84 慢性肾上腺皮质功能减退症病人的皮肤黏膜可呈
A. 苍白　　　　　　　　　　B. 发绀
C. 黄染　　　　　　　　　　D. 樱桃红色
E. 色素沉着

3-85 肾病性水肿的特点
A. 可出现胸、腹腔积液　　　B. 黏液性水肿

C. 先消瘦、后水肿 D. 无凹陷性水肿
E. 首先出现于骶尾部

3-86 有关水肿特点的叙述,正确的是
A. 心源性水肿以腹腔积液明显 B. 肝源性水肿以眼睑明显
C. 肾源性水肿以下垂部位明显 D. 营养不良性水肿常从足部开始
E. 黏液性水肿指压凹陷不易恢复

3-87 正常淋巴结的描述,其错误的是
A. 体积较小 B. 表面光滑
C. 压痛明显 D. 不易触及
E. 质地柔软

3-88 在检查淋巴结肿大时,首先应注意
A. 淋巴结数量、大小 B. 局部有无压痛
C. 有无红肿和粘连 D. 局部有无坏死
E. 原发病灶在何处

3-89 食管癌或胃癌患者淋巴结多向何处转移
A. 颈部 B. 右锁骨上
C. 耳后 D. 左锁骨上
E. 腋下

3-90 肺癌患者淋巴结多向何处转移
A. 右锁骨上 B. 左腋窝
C. 左锁骨上 D. 腹股沟
E. 右腋窝

3-91 恶性肿瘤淋巴结转移的特征
A. 质地柔软 B. 容易推动
C. 明显压痛 D. 橡皮样感
E. 局部红肿

3-92 伴全身淋巴结肿大的疾病有
A. 再生障碍性贫血 B. 白血病
C. 血友病 D. 过敏性紫癜
E. 粒细胞缺乏症

3-93 方颅主要见于哪一疾病
A. 痴呆症 B. 脑膜炎
C. 脑积水 D. 颅内出血
E. 小儿佝偻病

3-94 称之为"落日现象"的是指
A. 尖颅 B. 小颅
C. 巨颅 D. 方颅
E. 长颅

3-95 双眼睑下垂常见于
A. 重症肌无力 B. 交感神经麻痹
C. 甲状腺功能亢进 D. 单侧面神经麻痹
E. 一侧动眼神经麻痹

3-96 睑结膜苍白主要见于哪一疾病
A. 结膜炎 B. 贫血
C. 脑水肿 D. 沙眼
E. 亚急性感染性心内膜炎

3-97 在自然光线下观察眼部黄染的部位是
A. 结膜 B. 角膜
C. 虹膜 D. 巩膜
E. 瞳孔

3-98 一般不作眼底检查的疾病是
A. 白血病 B. 高血压动脉硬化
C. 糖尿病 D. 慢性肾功能衰竭
E. 尿路感染

3-99 出现双侧瞳孔扩大的见于下列何类中毒
A. 吗啡中毒 B. 阿托品中毒
C. 有机磷农药中毒 D. 巴比妥类药物中毒
E. 酮症酸中毒

3-100 有机磷杀虫药中毒病人的瞳孔变化为
A. 正常 B. 扩大
C. 缩小 D. 无改变
E. 大小不等

3-101 瞳孔两侧大小不等见于
A. 脑疝 B. 屈光不正
C. 神经炎症 D. 吗啡中毒
E. 虹膜粘连

3-102 正常人瞳孔的直径为
A. 1～2mm B. 2～3mm
C. 2～5mm D. 4～5mm
E. 5～6mm

3-103 中耳炎的临床特点是
A. 有黄色液体流出 B. 有脓性分泌物流出
C. 有血性液体流出 D. 有白色液体流出
E. 有脑脊液流出

3-104 鼻翼扇动的特点是
A. 吸气时鼻孔回缩,呼气时鼻孔开大 B. 吸气时口腔张开,呼气时口腔缩小
C. 吸气时口腔缩小,呼气时口腔张开 D. 吸气时鼻孔开大,呼气时鼻孔回缩

E. 吸气和呼气时鼻腔和口腔均张开

3-105 口角糜烂主要缺乏的维生素是
   A. 维生素 A
   B. 维生素 C
   C. 维生素 K
   D. 维生素 D
   E. 维生素 B_2

3-106 口腔黏膜真菌感染多见于
   A. 维生素 B_2 缺乏症
   B. 急性腹痛患者
   C. 心肺功能不全
   D. 急性发热性疾病
   E. 长期使用广谱抗生素患者

3-107 慢性铅中毒的病人在齿龈的游离缘可见
   A. 粉红色点线
   B. 黄脓色点线
   C. 蓝灰色点线
   D. 咖啡色点线
   E. 黑褐色点线

3-108 舌体小,舌面光滑无苔称为
   A. 镜面舌
   B. 地图舌
   C. 牛肉舌
   D. 裂纹舌
   E. 草莓舌

3-109 评估咽及扁桃体的正确方法是
   A. 患者取俯卧位,头部前倾
   B. 患者取坐位,头略后仰
   C. 嘱咐患者张口,咬紧牙关
   D. 用压舌板压住舌的前端
   E. 用拉舌钳把舌头拉出来

3-110 有关甲状腺的叙述,错误的是
   A. 位于甲状软骨的上方
   B. 甲状腺肿大可分 3 度
   C. 地方性甲状腺肿缺碘
   D. 单纯甲状腺肿无功能异常
   E. 甲状腺功能亢进症病人听诊有血管杂音

3-111 肿大的甲状腺与颈部其他肿块最主要的鉴别点是
   A. 质地
   B. 吞咽动作
   C. 压痛
   D. 血管杂音
   E. 对称性

3-112 气管移向右侧见于
   A. 右侧肺不张
   B. 右侧气胸
   C. 左侧肺不张
   D. 左侧肺炎
   E. 右侧胸腔积液

3-113 气管移向患侧的疾病是
   A. 气胸
   B. 肺不张
   C. 肺气肿
   D. 胸腔积液
   E. 大叶性肺炎

3-114 除下列哪项以外均使气管推向健侧
   A. 胸腔积液
   B. 气胸

C. 纵隔肿瘤　　　　　　　　D. 肺不张
E. 胸腔肿瘤

3-115 前胸壁计数肋骨的重要标志是
A. 胸骨上窝　　　　　　　　B. 胸骨角
C. 胸骨柄　　　　　　　　　D. 剑突下
E. 胸骨体

3-116 胸壁评估的重点不包括
A. 胸壁压痛和叩击痛　　　　B. 胸壁静脉
C. 胸椎或胸椎棘突　　　　　D. 肋间隙
E. 胸部皮下气肿

3-117 胸廓前后径明显增大,甚至与左右径相等,肋间隙增宽
A. 桶状胸　　　　　　　　　B. 扁平胸
C. 鸡胸　　　　　　　　　　D. 漏斗胸
E. 串珠胸

3-118 佝偻病胸的特点除外下列哪项
A. 鸡胸　　　　　　　　　　B. 扁平胸
C. 佝偻病串珠　　　　　　　D. 肋膈沟
E. 漏斗胸

3-119 乳房视诊评估的主要内容
A. 乳房质地　　　　　　　　B. 乳房压痛
C. 乳房弹性　　　　　　　　D. 乳房包块
E. 乳头位置及大小

3-120 有关乳房触诊的叙述,错误的是
A. 一般取站位或侧卧位　　　B. 以指腹轻施压力
C. 旋转或来回滑动触诊　　　D. 先查健侧,后查患侧
E. 按照外上、外下、内下、内上顺序

3-121 三凹征常出现在
A. 严重的呼气性呼吸困难　　B. 严重的吸气性呼吸困难
C. 混合性呼吸困难　　　　　D. 劳力性呼吸困难
E. 夜间阵发性呼吸困难

3-122 "三凹征"的体征为
A. 胸骨上窝、锁骨上窝、腋窝在吸气时有明显凹陷
B. 胸骨上窝、锁骨上窝、腋窝在呼气时有明显凹陷
C. 胸骨上窝、锁骨上窝、肋间隙在呼气时有明显凹陷
D. 胸骨上窝、锁骨上窝、肋间隙在吸气时有明显凹陷
E. 肩胛上区、肩胛间区、肩胛下区在吸气时有明显凹陷

3-123 正常成年男性和儿童的呼吸以下列哪项为主
A. 腹肌运动　　　　　　　　B. 胸肌运动
C. 膈肌运动　　　　　　　　D. 肋间肌运动

E. 胸骨运动

3-124 左侧少量胸腔积液时,其积液上方触觉语颤可
A. 增强
B. 减弱
C. 消失
D. 正常
E. 不定

3-125 正常人触觉语颤的生理差异为
A. 女性比男性强
B. 儿童较成人强
C. 前胸上部较下部强
D. 后胸上部较下部强
E. 左上胸较右上胸强

3-126 触觉语颤增强见于
A. 胸腔积液
B. 肺不张
C. 肺实变
D. 肺气肿
E. 气胸

3-127 胸壁组织增厚时常使肺部叩诊音稍变为
A. 浊音
B. 实音
C. 鼓音
D. 过清音
E. 浊鼓音

3-128 气胸病人患侧肺部叩诊音为
A. 清音
B. 浊音
C. 鼓音
D. 实音
E. 过清音

3-129 肺下界下移常见于
A. 肝硬化腹腔积液
B. 大叶性肺炎
C. 支气管肺癌
D. 阻塞性肺气肿
E. 大量胸腔积液

3-130 哪一种叩诊音在正常人体中不出现
A. 清音
B. 浊音
C. 实音
D. 鼓音
E. 过清音

3-131 两侧肺底湿啰音多见于
A. 肺结核
B. 肺脓肿
C. 肺炎
D. 肺淤血
E. 肺水肿

3-132 不符合湿啰音听诊特点的有
A. 断续而短暂
B. 部位较恒定
C. 性质不易变
D. 多出现于呼气时
E. 多种水泡音同时存在

3-133 两肺满布湿啰音主要见于
A. 急性肺水肿
B. 支气管扩张

C. 支气管哮喘　　　　　　　　　D. 肺不张

E. 心源性哮喘

3-134 肺泡呼吸音的正常差异不正确的是
A. 男性强于女性　　　　　　　　B. 儿童较成人强
C. 肺尖强肺底弱　　　　　　　　D. 矮胖者较瘦长者弱
E. 老年人强于青年人

3-135 大叶性肺炎实变期病变部位可听到
A. 断续性呼吸音　　　　　　　　B. 肺泡呼吸音增强
C. 肺泡呼吸音减弱　　　　　　　D. 异常支气管呼吸音
E. 异常支气管肺泡呼吸音

3-136 干啰音的听诊特点
A. 易变性大　　　　　　　　　　B. 音调较低
C. 断续而短暂　　　　　　　　　D. 吸气时明显
E. 部位较恒定

3-137 听到胸膜摩擦音可见于
A. 心包炎　　　　　　　　　　　B. 胸腔积液
C. 自发性气胸　　　　　　　　　D. 阻塞性肺气肿
E. 纤维素性胸膜炎

3-138 异常支气管呼吸音最常见于
A. 肺结核　　　　　　　　　　　B. 肺气肿
C. 肺实变　　　　　　　　　　　D. 自发性气胸
E. 支气管哮喘

3-139 呼气音较吸气音长，音调高，音响强，类似"哈"音是
A. 干啰音　　　　　　　　　　　B. 湿啰音
C. 支气管呼吸音　　　　　　　　D. 肺泡呼吸音
E. 支气管肺泡呼吸音

3-140 吸气较呼气时间长，音调高，类似"夫"音是
A. 捻发音　　　　　　　　　　　B. 哮鸣音
C. 鸟鸣音　　　　　　　　　　　D. 肺泡呼吸音
E. 混合性呼吸音

3-141 一般不会听到胸膜摩擦音的疾病是
A. 结核性胸膜炎　　　　　　　　B. 胸膜肿瘤
C. 严重脱水　　　　　　　　　　D. 肺气肿
E. 尿毒症

3-142 支气管呼吸音的听诊特点除外下列哪一项
A. 声音似"夫"音　　　　　　　　B. 声音似"哈"音
C. 吸气时间小于呼气时间　　　　D. 呼气音响强于吸气音响
E. 呼气音响高于吸气音响

3-143 在正常肺泡呼吸音部位若出现支气管呼吸音则称为
　　A. 支气管呼吸音　　　　　　B. 肺泡呼吸音
　　C. 支气管肺泡呼吸音　　　　D. 正常呼吸音
　　E. 异常的支气管呼吸音

3-144 肺实变的体征正确的是
　　A. 气管偏移双侧胸廓不对称　B. 患侧语颤及听觉语音减弱
　　C. 患侧可听到支气管呼吸音　D. 患侧呼吸运动增强
　　E. 两肺布满湿性啰音

3-145 正常心尖搏动的位置在
　　A. 左侧第四肋间锁骨中线附近
　　B. 左侧第五肋间锁骨中线附近
　　C. 左侧第五肋间锁骨中线内约 0.5～1cm 处
　　D. 左侧第五肋间锁骨中线内约 1.5～2cm 处
　　E. 左侧第五肋间锁骨中线内约 2.5～3cm 处

3-146 下列哪一项不属于心尖搏动的强弱及范围变化的生理条件
　　A. 运动　　　　　　　　　　B. 胖瘦
　　C. 胸壁厚薄　　　　　　　　D. 肋间隙宽窄
　　E. 肺动脉高压

3-147 可使心尖搏动减弱的疾病是
　　A. 左室肥大　　　　　　　　B. 心包积液
　　C. 甲状腺功能亢进　　　　　D. 发热
　　E. 贫血

3-148 左心室增大时,其心尖搏动的位置
　　A. 向左移位　　　　　　　　B. 向右移位
　　C. 向左下移位　　　　　　　D. 向左上移位
　　E. 向右下移位

3-149 检查心脏震颤的方法是通过
　　A. 视诊　　　　　　　　　　B. 听诊
　　C. 触诊　　　　　　　　　　D. 叩诊
　　E. 超声心动图

3-150 胸骨左缘第二肋间触及收缩期震颤见于
　　A. 室间隔缺损　　　　　　　B. 二尖瓣狭窄
　　C. 肺动脉瓣狭窄　　　　　　D. 主动脉瓣狭窄
　　E. 动脉导管未闭

3-151 中度右心室扩大患者心浊音界为
　　A. 心界向两侧扩大　　　　　B. 心界向右扩大
　　C. 心界向左扩大　　　　　　D. 心浊音界呈梨形
　　E. 心浊音界呈靴形

3-152 梨形心脏的特点为
　　A. 心腰部呈钝角　　　　　　　　B. 心腰部呈尖角
　　C. 心腰部呈直角　　　　　　　　D. 心腰部呈圆角
　　E. 心腰饱满或膨出

3-153 有关心脏瓣膜听诊区的部位叙述，正确的是
　　A. 二尖瓣区位于第五肋间右锁骨中线内侧
　　B. 三尖瓣区位于胸骨柄上缘相当于肺尖部
　　C. 肺动脉瓣区位于胸骨右缘第二肋间
　　D. 主动脉瓣区位于胸骨左缘第二肋间
　　E. 主动脉瓣第二听诊区位于胸骨左缘第三肋间

3-154 心脏瓣膜听诊顺序为
　　A. 二尖瓣区→三尖瓣区→肺动脉瓣区→主动脉瓣区→主动脉瓣第二听诊区
　　B. 二尖瓣区→三尖瓣区→主动脉瓣区→主动脉瓣第二听诊区→肺动脉瓣区
　　C. 二尖瓣区→主动脉瓣区→主动脉瓣第二听诊区→三尖瓣区→肺动脉瓣区
　　D. 二尖瓣区→肺动脉瓣区→主动脉瓣区→主动脉瓣第二听诊区→三尖瓣区
　　E. 三尖瓣区→肺动脉瓣区→主动脉瓣区→主动脉瓣第二听诊区→二尖瓣区

3-155 期前收缩的描述，正确的是
　　A. 临床上最为严重　　　　　　　B. 常有脉搏短促现象
　　C. 有规律出现可形成联律　　　　D. 正常人不会出现
　　E. 第一心音强弱不等

3-156 第一心音的听诊特点是
　　A. 音调较高　　　　　　　　　　B. 心尖部最响
　　C. 强度较弱　　　　　　　　　　D. 心尖搏动后出现
　　E. 性质较轻脆

3-157 第一心音增强见于
　　A. 心肌炎　　　　　　　　　　　B. 心肌梗死
　　C. 心力衰竭　　　　　　　　　　D. 二尖瓣关闭不全
　　E. 二尖瓣狭窄

3-158 第一心音增强不见于
　　A. 发热　　　　　　　　　　　　B. 甲状腺功能亢进症
　　C. 二尖瓣狭窄　　　　　　　　　D. 急性心肌梗死
　　E. 完全性房室传导阻滞

3-159 决定第一心音强度改变的错误因素是
　　A. 瓣膜位置　　　　　　　　　　B. 瓣膜弹性
　　C. 血流返流程度　　　　　　　　D. 心肌的收缩力
　　E. 心室的充盈程度

3-160 第二心音产生错误的是
　　A. 房室瓣关闭的振动　　　　　　B. 房室瓣开放的振动
　　C. 左右心室在舒张期引起的振动　D. 主动脉瓣关闭时瓣膜的振动

E. 肺动脉瓣关闭时瓣膜的振动

3-161 下列哪一种疾病不会出现肺动脉瓣区第二心音减弱
A. 高血压
B. 右心衰竭
C. 肺动脉瓣狭窄
D. 肺动脉瓣关闭不全
E. 慢性肺源性心脏病

3-162 肺动脉瓣区第二心音与主动脉瓣区第二心音比较,错误的是
A. 正常儿童 $A_2 < P_2$
B. 老年人 $A_2 > P_2$
C. 青年人 $A_2 > P_2$
D. 青少年 $P_2 > A_2$
E. 中年人 $A_2 = P_2$

3-163 引起第二心音固定分裂可见于
A. 心肌病
B. 二尖瓣狭窄
C. 房间隔缺损
D. 室间隔缺损
E. 完全性右束支传导阻滞

3-164 引起左心室奔马律的疾病常见的有
A. 肺动脉高压
B. 肺动脉瓣狭窄
C. 肺源性心脏病
D. 二尖瓣狭窄
E. 高血压性心脏病

3-165 产生收缩中、晚期喀喇音可见于
A. 房间隔缺损
B. 室间隔缺损
C. 肺动脉瓣狭窄
D. 动脉导管未闭
E. 二尖瓣脱垂

3-166* 舒张期额外心音不包括
A. 开瓣音
B. 喀喇音
C. 奔马律
D. 心包叩击音
E. 肿瘤扑落音

3-167 下列哪项不属于心动周期中的时期杂音
A. 隆隆样杂音
B. 收缩期杂音
C. 舒张期杂音
D. 双期杂音
E. 连续性杂音

3-168 杂音很响,但听诊器离开胸壁即听不到,属于强度分级的哪一级
A. 1级
B. 2级
C. 3级
D. 4级
E. 5级

3-169 连续性杂音常见于
A. 二尖瓣狭窄
B. 扩张型心肌病
C. 高血压性心脏病
D. 动脉导管未闭
E. 贫血性心脏病

3-170 心脏杂音听诊,下列哪一项是错误的
A. 舒张期杂音均为病理性
B. 杂音按强度可分为6级

C. 杂音产生是因动脉粥样硬化　　D. 雷鸣样杂音仅在心尖部听到
E. 收缩期杂音 3/6 级以上为器质性

3-171 贫血病人心尖部出现杂音的机制是
A. 血液分流形成漩涡　　B. 瓣膜口相对狭窄
C. 异常血流通道　　D. 血流加速
E. 心腔内有漂浮物

3-172 听诊心包摩擦音的最响部位是
A. 心尖部　　B. 心底部
C. 胸骨右缘第二肋间　　D. 胸骨左缘第二肋间
E. 胸骨左缘第三、四肋间

3-173 心脏检查时出现以下改变但不能定为心脏病的是
A. 心脏扩大　　B. 心律失常
C. 触诊猫颤　　D. 3/6 级以上收缩期杂音
E. 有舒张期或连续性杂音

3-174 下列体征中能借以确诊为器质性心脏病的是
A. 心脏杂音　　B. 心律失常
C. 心动过速　　D. 心脏震颤
E. 心音增强

3-175 右心衰竭的体征不包括
A. 水肿　　B. 肝脏肿大
C. 颈静脉怒张　　D. 肝颈静脉回流征阳性
E. 随心脏搏动的点头征

3-176 下列哪一种疾病左心室扩大不明显
A. 二尖瓣狭窄　　B. 主动脉瓣狭窄
C. 动脉导管未闭　　D. 二尖瓣关闭不全
E. 主动脉瓣关闭不全

3-177 二尖瓣狭窄病人最重要的体征是
A. 二尖瓣面容　　B. 二尖瓣开瓣音
C. 第一心音增强　　D. 心浊音界可呈梨形
E. 心尖区舒张期隆隆样杂音

3-178 胸外除颤时,电极板应置于
A. 心尖部　　B. 心前区
C. 胸骨左缘第二肋间,心尖区　　D. 胸骨右缘第二肋间,心尖区
E. 胸骨右缘第三肋间,心尖区

3-179 下列哪一疾病可出现周围血管征
A. 主动脉瓣关闭不全　　B. 主动脉瓣狭窄
C. 二尖瓣脱垂　　D. 二尖瓣关闭不全
E. 二尖瓣狭窄

3-180 以下除哪项外均为周围血管征
   A. 水冲脉　　　　　　　　　B. 枪击音
   C. 颈静脉怒张　　　　　　　D. 杜氏双重杂音
   E. 毛细血管搏动征

3-181 引起 Duroziez 双重杂音的原因是
   A. 脉压缩小　　　　　　　　B. 脉压增宽
   C. 动脉炎症　　　　　　　　D. 动脉狭窄
   E. 动静脉瘘

3-182 周围血管征最主要见于
   A. 二尖瓣狭窄　　　　　　　B. 动脉导管未闭
   C. 甲状腺功能减退症　　　　D. 主动脉瓣狭窄
   E. 维生素 B_1 缺乏性心脏病

3-183 肝颈静脉回流征阳性提示
   A. 左心衰竭　　　　　　　　B. 右心衰竭
   C. 高血压病　　　　　　　　D. 心肌病
   E. 肝硬化

3-184 肝颈静脉回流征阳性定义正确的是指
   A. 急性肝淤血者可出现肝肿大、压痛
   B. 长期右心衰竭时肝持续淤血,可形成肝硬化
   C. 心源性肝硬化伴黄疸和肝功能损害
   D. 右心衰竭时,可见颈静脉怒张,与静脉压变低有关
   E. 有颈静脉怒张者,压迫肝脏,回心血量增加使颈静脉怒张更明显

3-185 一般不会出现颈静脉怒张的疾病是
   A. 胸膜炎　　　　　　　　　B. 纵隔肿瘤
   C. 右心衰竭　　　　　　　　D. 心包积液
   E. 心包缩窄

3-186 正常人腹部的范围是指
   A. 上起横膈,下至骨盆,前面和侧面为腹壁,后面为脊柱及腰肌
   B. 上起肋骨,下至骨盆,前面和侧面为腹肌,后面为脊柱及腰肌
   C. 上起脐部,下至骨盆,前面和侧面为腹壁,后面为脊柱及腰肌
   D. 上起剑突,下至骨盆,前面和侧面为腹肌,后面为脊柱及腰肌
   E. 上起乳头,下至骨盆,前面和侧面为腹壁,后面为脊柱及腰肌

3-187 九区分法胰头位于
   A. 左腰部　　　　　　　　　B. 上腹部
   C. 左上腹部　　　　　　　　D. 左下腹部
   E. 右上腹部

3-188 下列腹腔脏器,正常情况下不能触及的是
   A. 肝　　　　　　　　　　　B. 脾
   C. 肾　　　　　　　　　　　D. 膀胱

E. 横结肠

3-189 上腹部膨隆的疾病中,下列哪一项不妥
A. 胃癌
B. 胃扩张
C. 脾肿大
D. 胰腺肿瘤
E. 肝左叶肿大

3-190 舟状腹主要见于下列哪种情况
A. 肝硬化
B. 低血糖
C. 恶液质
D. 腹膜炎
E. 胃扩张

3-191 全腹凹陷主要见于下列哪种情况
A. 板状腹
B. 尖腹
C. 舟状腹
D. 气腹
E. 蛙腹

3-192 恶病质是指
A. 高度昏迷者
B. 病危者
C. 典型无力者
D. 急病者
E. 极度消瘦者

3-193 胃溃疡穿孔可出现
A. 板状腹
B. 舟状腹
C. 蛙状腹
D. 揉面腹
E. 腹部凹陷

3-194 腹壁静脉曲张常见于
A. 正常人
B. 门静脉循环障碍
C. 幽门梗阻
D. 肠梗阻
E. 腹部肿瘤

3-195 门静脉高压时,腹壁静脉曲张的血流方向是
A. 无规律
B. 自上而下
C. 自下而上
D. 脐上向上,脐下向下
E. 脐上向下,脐下向上

3-196 胃部出现振水声提示胃排空不良的见于下列哪项
A. 饭后半小时
B. 刚吃完饭
C. 饭后1小时
D. 空腹
E. 饭后2小时

3-197 出现反跳痛说明炎症累及
A. 腹腔脏器
B. 腹腔动脉
C. 腹腔静脉
D. 脏层腹膜
E. 腹膜壁层

3-198 McBurney 点是指
A. 右腹直肌外缘与肋缘交点

B. 右腹直肌外缘平脐水平

C. 右髂前上棘与脐连线的中、内 1/3 交界处

D. 右髂前上棘与脐连线的中、外 1/3 交界处

E. 左、右髂前上棘连线右 1/3 处

3-199 墨菲征阳性,常见于
- A. 急性阑尾炎
- B. 急性胃肠炎
- C. 急性胰腺炎
- D. 急性腹膜炎
- E. 急性胆囊炎

3-200 腹部触诊有"揉面感"提示
- A. 急性腹膜炎
- B. 肝硬化腹腔积液
- C. 结核性腹膜炎
- D. 急性胰腺炎
- E. 急性胆囊炎

3-201 肝脏触诊时判断其大小属于正常范围的标准是
- A. 肋下、剑下均触不到
- B. 肋下、剑下刚触及
- C. 肋下刚触及,剑下触及时约 1.5cm
- D. 肋下触及时应<0.5cm,剑下触及时应<2cm
- E. 肋下触及时应<1cm,剑下触及时应<3cm

3-202 大量腹腔积液时腹部包块的触诊,哪一种方法最适宜
- A. 浅部触诊法
- B. 深压触诊法
- C. 冲击触诊法
- D. 滑行触诊法
- E. 双手触诊法

3-203 急性阑尾炎最主要的症状是
- A. 低热
- B. 脐周疼痛
- C. 恶心呕吐
- D. 转移性右下腹痛
- E. 全腹压痛和反跳痛

3-204 腹膜刺激征可见于
- A. 急性腹膜炎
- B. 结核性腹膜炎
- C. 急性病毒性肝炎
- D. 急性胃肠炎
- E. 急性细菌性痢疾

3-205 正常肝脏叩诊上界至下界的距离为
- A. 1～3cm
- B. 3～5cm
- C. 5～7cm
- D. 7～9cm
- E. 9～11cm

3-206 肝浊音界上移见于哪一种疾病
- A. 肝癌
- B. 肝硬化
- C. 肝囊肿
- D. 肺气肿
- E. 右下肺不张

3-207 腹部叩诊鼓音区扩大见于
　　A. 胃肠穿孔　　　　　　　　B. 大量腹腔积液
　　C. 卵巢囊肿　　　　　　　　D. 脾功能亢进
　　E. 结核性腹膜炎

3-208 体检时发现肝浊音界位于右第四肋间,下列哪一种情况可除外
　　A. 肝脓肿　　　　　　　　　B. 腹部胀气
　　C. 重症肝炎　　　　　　　　D. 右肺纤维化
　　E. 右下肺不张

3-209 用轻叩击法确定脾脏浊音区的位置是
　　A. 左腋中线九～十一肋间,长 4～7cm
　　B. 左腋后线九～十一肋间,长 4～7cm
　　C. 左腋前线九～十一肋间,长 4～7cm
　　D. 左腋中线七～九肋间,长 4～7cm
　　E. 左腋后线五～七肋间,长 4～7cm

3-210 清晨空腹时,振水音阳性提示
　　A. 溃疡病　　　　　　　　　B. 急性胃肠炎
　　C. 幽门梗阻　　　　　　　　D. 肠梗阻
　　E. 肠麻痹

3-211 肠鸣音亢进除外下列哪一种情况
　　A. 肠麻痹　　　　　　　　　B. 急性肠炎
　　C. 服用泻剂　　　　　　　　D. 机械性肠梗阻
　　E. 消化道大出血

3-212 正常人的肠鸣音为
　　A. 1～3 次/分　　　　　　　B. 4～5 次/分
　　C. 6～8 次/分　　　　　　　D. 9～10 次/分
　　E. 10 次/分以上

3-213 肠鸣音减弱或消失见于
　　A. 急性肠炎　　　　　　　　B. 肠麻痹
　　C. 机械性肠梗阻　　　　　　D. 腹膜增厚
　　E. 消化道出血

3-214 提示肠麻痹的主要指征是
　　A. 闻及振水音　　　　　　　B. 肠鸣音亢进
　　C. 肠鸣音消失　　　　　　　D. 移动性浊音阳性
　　E. 搔弹音阳性

3-215 小肠梗阻,肠型及蠕动波出现的部位是
　　A. 右上腹部　　　　　　　　B. 右下腹部
　　C. 左上腹部　　　　　　　　D. 左下腹部
　　E. 中腹部

3-216 临床上最常见的肠梗阻是
　　A. 单纯性肠梗阻　　　　　　　　B. 机械性肠梗阻
　　C. 动力性肠梗阻　　　　　　　　D. 血管性肠梗阻
　　E. 绞窄性肠梗阻

3-217 肛门与直肠检查的常用体位,应除外
　　A. 蹲位　　　　　　　　　　　　B. 肘膝位
　　C. 坐位　　　　　　　　　　　　D. 仰卧位
　　E. 左侧卧位

3-218 肛管的长度为
　　A. 1～2cm　　　　　　　　　　　B. 2～3cm
　　C. 3～4cm　　　　　　　　　　　D. 5～8cm
　　E. 4～5cm

3-219 直肠、乙状结肠镜、纤维结肠镜检查最易发生的危险是
　　A. 直肠大出血　　　　　　　　　B. 内痔出血
　　C. 交叉感染　　　　　　　　　　D. 大便失禁
　　E. 肠道破裂穿孔

3-220 内痔是由于下列哪一项静脉扩大、曲张所致
　　A. 直肠上静脉丛　　　　　　　　B. 直肠上静脉
　　C. 直肠下静脉丛　　　　　　　　D. 直肠下静脉
　　E. 肛管静脉

3-221 男性生殖器官检查见尿道口红肿、有脓性分泌物,多见于
　　A. 梅毒　　　　　　　　　　　　B. 淋病
　　C. 阴茎癌　　　　　　　　　　　D. 肛瘘
　　E. 尖锐湿疣

3-222 正常人脊柱活动度最大的是
　　A. 颈椎　　　　　　　　　　　　B. 胸椎
　　C. 腰椎　　　　　　　　　　　　D. 骶椎
　　E. 尾椎

3-223 正常人脊柱应有几个生理性弯曲
　　A. 1个　　　　　　　　　　　　B. 2个
　　C. 3个　　　　　　　　　　　　D. 4个
　　E. 5个

3-224 胸椎后凸且呈成角畸形,常见于
　　A. 维生素D缺乏病　　　　　　　B. 类风湿关节炎
　　C. 先天性畸形　　　　　　　　　D. 胸椎结核
　　E. 风湿性关节炎

3-225 脊柱中确定椎体位置的骨性标志,一般取
　　A. 第一颈椎棘突　　　　　　　　B. 第十二胸椎棘突
　　C. 第七颈椎棘突　　　　　　　　D. 第五腰椎棘突

E. 第一胸椎棘突

3-226 脊柱前凸多见于
A. 颈椎
B. 胸椎
C. 腰椎
D. 骶椎
E. 尾椎

3-227 人体内活动范围最大的关节为
A. 腕关节
B. 肩关节
C. 膝关节
D. 髋关节
E. 足关节

3-228* 有关匙状指的描述,其正确的是
A. 反甲
B. X形腿
C. O形腿
D. 内收畸形
E. 外展畸形

3-229 下列哪种疾病一般无杵状指(趾)
A. 支气管扩张
B. 慢性风湿性心脏病
C. 慢性肺脓肿
D. 支气管肺癌
E. 发绀型先天性心脏病

3-230 肢端肥大症是由于体内何种激素过多所致
A. 性激素
B. 甲状腺素
C. 胰岛素
D. 肾上腺素
E. 生长激素

3-231 类风湿关节炎其关节畸形多表现为
A. 远端指关节
B. 肘关节
C. 近端指关节
D. 膝关节
E. 掌指关节

3-232 眼球运动神经包括
A. 视神经、展神经、动眼神经
B. 视神经、动眼神经、滑车神经
C. 视神经、展神经、滑车神经
D. 展神经、动眼神经、滑车神经
E. 视神经、展神经、三叉神经

3-233 患者浅感觉障碍,可能出现异常的是
A. 关节觉
B. 痛温觉
C. 位置觉
D. 震动觉
E. 实体觉

3-234 完全瘫痪,肌力完全丧失,属于下列哪项肌力分级
A. 0级
B. 1级
C. 2级
D. 3级
E. 4级

3-235 静止性震颤主要见于哪一疾病
A. 小脑病变
B. 婴儿维生素D缺乏

C. 帕金森病　　　　　　　　　D. 甲状腺功能亢进症
E. 肝性脑病

3-236 闭目难立征又称为
A. Babinski 征　　　　　　　　B. Oppenheim 征
C. Brudzinski 征　　　　　　　D. Romberg 征
E. Gordon 征

3-237 引起肌张力降低的病变不包括
A. 小脑病变　　　　　　　　　B. 脑风湿病
C. 震颤麻痹　　　　　　　　　D. 周围神经病
E. 脊髓灰质炎

3-238 角膜反射消失可见于下列哪一类病人
A. 嗜睡　　　　　　　　　　　B. 昏睡
C. 浅昏迷　　　　　　　　　　D. 深昏迷
E. 意识模糊

3-239 下列哪一项为深反射检查
A. 角膜反射　　　　　　　　　B. 腹壁反射
C. 提睾反射　　　　　　　　　D. 膝反射
E. 跖反射

3-240 下列哪一项为病理反射检查
A. 肛门反射　　　　　　　　　B. 踝阵挛
C. 查多克征　　　　　　　　　D. 髌阵挛
E. 眼心反射

3-241 下述哪个体征为浅反射
A. 巴彬斯基征　　　　　　　　B. 奥本海姆征
C. 戈登征　　　　　　　　　　D. 腹壁反射
E. 跟腱反射

3-242 凯尔尼格征阳性提示
A. 椎体束受损　　　　　　　　B. 多发性神经根炎
C. 肝性脑病　　　　　　　　　D. 颅内肿瘤
E. 蛛网膜下隙出血

3-243 巴彬斯基征阳性见于
A. 锥体束损害　　　　　　　　B. 周围神经损伤
C. 脑膜炎　　　　　　　　　　D. 末梢神经炎
E. 甲状腺功能亢进

3-244 锥体束受损时,不出现的体征有
A. 腱反射亢进　　　　　　　　B. 肌张力增高
C. 轮替动作障碍　　　　　　　D. 拉塞格征阳性
E. 一侧腹壁反射消失

3-245 踝阵挛是下列哪组肌肉出现节律性收缩
    A. 股四头肌   B. 腓肠肌和比目鱼肌
    C. 胫骨前肌   D. 提睾肌
    E. 足背肌群

3-246 偏瘫是指
    A. 同侧上下肢瘫痪   B. 两侧肢体均瘫痪
    C. 单一肢体瘫痪   D. 两侧下肢瘫痪
    E. 全身肌群瘫痪

3-247 共济失调的评估方法首先应观察被检者的
    A. 思维能力   B. 球类运动
    C. 写作动作   D. 日常动作
    E. 归纳能力

3-248 脑膜刺激征阳性见于
    A. 癫痫   B. 颅内压增高
    C. 神经根炎   D. 末梢神经炎
    E. 短暂脑缺血发作

3-249 临床常用的自主神经功能检查方法除外哪一项
    A. 眼心反射   B. 卧立试验
    C. 竖毛反射   D. 皮肤划纹征
    E. 巴彬斯基征

3-250 上运动神经元性瘫痪的主要部位是
    A. 肌群   B. 面部
    C. 颈部   D. 躯体
    E. 肢体

A₂型单项选择题（3-251～3-279）

3-251 患者,男性,71岁,昨晚洗澡后睡觉,今上午邻居发现老人没有起来锻炼身体,敲门无应答,与子女联系后进门,老人已昏迷不醒,皮肤黏膜呈樱桃红色,应首先考虑
    A. 亚硝酸盐中毒   B. 急性心肌梗死
    C. 一氧化碳中毒   D. 重症中暑
    E. 有机磷杀虫药中毒

3-252 患者,男性,45岁,肝硬化腹腔积液10余年,近来神志恍惚,答非所问,行为反常,两手扑翼样震颤,估计是病人呼吸中嗅到的异味,其特点是
    A. 刺激性蒜味   B. 肝腥味
    C. 烂苹果味   D. 氨味
    E. 恶臭味

3-253 患者,男性,31岁,因"发热、咳嗽3天,胸痛1天"入院。体检发现患者右下肺触觉语颤增强,叩诊呈浊音,可闻及支气管呼吸音及湿性啰音,最可能的诊断是
    A. 阻塞性肺气肿   B. 大叶性肺炎

C. 阻塞性肺不张 D. 急性气管－支气管炎
E. 胸腔积液

3-254 某肺源性心脏病病人,有定向障碍,思维和语言也不连贯,注意力涣散,记忆力减弱,对周围环境的理解及判断失常,躁动不安。此现象可判断为
A. 意识模糊 B. 精神错乱
C. 昏睡 D. 浅昏迷
E. 深昏迷

3-255 患者,男性,52岁,肝硬化病史20年,最近因受凉后发热、咳嗽、咯黄痰,今日突然出现意识不清,呼之不应。查体,双侧瞳孔等大等圆,压眶时患者皱眉,对光反射迟钝,角膜反射存在。判断患者的意识状态为
A. 嗜睡 B. 昏睡
C. 意识模糊 D. 浅昏迷
E. 深昏迷

3-256 患者,男性,76岁,有脑动脉硬化病史。今晨起突然感觉左侧肢体不能移动,口角流涎,检查发现左侧肢体巴彬斯基征阳性,估计会出现下列何种情况？
A. 神经根受损 B. 脑膜损害
C. 头颅受损 D. 椎体束受损
E. 周围神经炎

3-257 患者,女性,43岁,近2个月来低热、咳嗽、咳痰、痰中偶带血丝,盗汗,午后面颊潮红,体重有所下降,X线胸片示右上肺有炎症浸润及空洞性病变,最可能的诊断是
A. 肺脓肿 B. 肺结核
C. 肺癌 D. 支气管扩张合并感染
E. 肺囊肿合并感染

3-258 患者淋雨后,突发寒战、高热,第2天后出现右侧胸痛、咳嗽、咳痰,急诊X线胸片示右上肺大片实变,体检不会出现的体征是
A. 急性病容 B. 脉率增速
C. 气管向左侧偏移 D. 右上肺语颤增强
E. 右上肺叩诊呈浊音

3-259 患者颈静脉怒张、肝颈静脉回流征阳性、肝脏肿大、全身水肿。最有可能诊断的疾病是
A. 肝硬化 B. 心肌炎
C. 左心衰竭 D. 右心衰竭
E. 肾病综合征

3-260 哺乳期妇女一侧乳房疼痛1周,体检:乳房见红、肿、热、痛,并扪及硬结。最可能的诊断是
A. 乳腺炎 B. 乳腺癌
C. 乳房腺瘤 D. 乳房囊性小叶增生
E. 乳腺管阻塞致乳汁淤积

3-261 患者原有慢性支气管炎,近来出现逐步加重的呼吸困难,进行胸部叩诊时,估计会出现下列哪一种叩诊音
A. 清音 B. 浊音

C. 实音 D. 鼓音
E. 过清音

3-262 患者,男性,30岁,检查发现气管向左侧移位,右侧胸廓饱满,触觉语颤消失,叩诊呈鼓音,最可能的原因是
A. 阻塞性肺气肿 B. 气胸
C. 胸膜肥厚 D. 肺炎球菌肺炎
E. 胸腔积液

3-263 患者原有风湿性心脏病史8年,近来心悸、胸闷,听诊发现心率每分钟为108次,第一心音强弱不等,心尖部有3/6级舒张期隆隆样杂音。根据听诊最有可能的诊断是
A. 心房颤动 B. 心室颤动
C. 阵发性室性心动过速 D. 预激综合征
E. 房室传导阻滞

3-264 患者原有风心主动脉关闭不全病史12年,近来心悸、心前区不适,偶尔出现晕厥。体检:毛细血管搏动征(+),听诊闻及枪击音,你认为最有可能出现下列何征?
A. 周围血管征 B. 腹膜刺激征
C. 脑膜刺激征 D. 巴彬斯基征
E. 墨菲征

3-265 患者,女性,40岁,咯血1周急诊入院。面色晦暗,双颊暗红,口唇发绀,其病因首先应考虑
A. 浸润型肺结核 B. 高血压性心脏病
C. 支气管扩张症 D. 风湿性心脏病二尖瓣狭窄
E. 急性白血病

3-266 金先生,原有慢性阻塞性肺疾患病史9年,某天提重物时突感左胸刺痛,查体左胸叩诊鼓音,气管移向右侧。可考虑为
A. 胸腔积液 B. 肺气肿
C. 气胸 D. 肺炎
E. 胸膜增厚

3-267 患者原有心脏病史17年,近来感冒数天,咽喉疼痛;昨晚夜间睡眠中突感气急、胸闷,被迫坐起,咳嗽,并咳出粉红色泡沫痰,听诊两肺布满湿性啰音。你认为最有可能的诊断是
A. 自发性气胸 B. 急性肺水肿
C. 大叶性肺炎 D. 顽固性哮喘
E. 肺性脑病

3-268 患者左侧胸廓隆起,叩诊病侧呈鼓音,语颤消失,呼吸音消失,气管移向右侧,应判断下列哪一项疾病
A. 左侧肺炎 B. 左侧气胸
C. 左侧液胸 D. 左侧肺不张
E. 阻塞性肺气肿

3-269 患者突感腹部剧痛,面色苍白,头晕乏力,大汗淋漓,血压下降,腹部叩诊呈浊音,体温正

常，应考虑下列哪一项疾病
- A. 中毒性休克
- B. 溃疡病出血
- C. 腹腔内出血
- D. 结核性腹膜炎
- E. 大量腹水形成

3-270 患者体检发现腹壁静脉曲张，其血流方向为脐以上向上流，脐以下向下流，应考虑下列哪一种情况
- A. 妊娠
- B. 老年人
- C. 门静脉高压
- D. 上腔静脉阻塞
- E. 下腔静脉阻塞

3-271 某慢性肝病患者，近来检查发现 ALT、AST 均正常，但白蛋白、球蛋白比例倒置，同时腹部出现移动性浊音。该患者极可能有下列哪种情况发生
- A. 急性腹膜感染
- B. 结核性腹膜炎
- C. 脾功能亢进
- D. 肝硬化腹腔积液
- E. 极度营养不良

3-272 患者，男性，50 岁，因食欲不振、腹胀、双下肢水肿 15 天入院。体检发现腹部膨隆，移动性浊音阳性，肝右肋下 1cm，质地较硬，表面有结节，脾脏肿大，双下肢水肿。下列哪种情况可能性较大
- A. 肝硬化腹腔积液
- B. 肾性水肿
- C. 急性腹膜炎
- D. 营养不良
- E. 心源性水肿

3-273 患者，女性，34 岁，因急性上腹痛数小时入院，询问其他病史无异常，只是感到最近较劳累。体检：脐与右髂前上棘连线的中、外 1/3 交界处有压痛和反跳痛，首先应考虑
- A. 急性胆囊炎
- B. 右侧输尿管结石
- C. 急性阑尾炎
- D. 右侧卵巢囊肿
- E. 溃疡病穿孔

3-274 患者，男性，59 岁，排尿速度减慢多年，最近 2 周加重。体检：全身无水肿，下腹膨隆，叩诊浊音，浊音区不受体位改变，下列哪项可能性最大
- A. 尿潴留
- B. 结核性腹膜炎
- C. 肾小球肾炎
- D. 化脓性阑尾炎
- E. 肝硬化腹腔积液

3-275 患者，女性，37 岁，原有胃溃疡病史 8 年，因工作较忙，服药不规则。昨日十二点至今晨上午九点左右感上腹部饱胀不适、疼痛，伴恶心。体检：上腹不见胃型和蠕动波，最有可能发生
- A. 肠梗阻
- B. 气腹
- C. 幽门梗阻
- D. 急性腹膜炎
- E. 溃疡癌变

3-276 患者，女性，60 岁，体格检查发现心尖搏动位于左侧第六肋间锁骨中线外 1.5cm 处，呈抬举感，提示出现下列哪种情况
- A. 左心室肥大
- B. 心包积液

C. 右心室肥大　　　　　　　　D. 心肌梗死
E. 左心房扩大

3-277 患者,男性,62岁,原有慢性肝病病史,近来发现脾脏肿大。查体显示脾下缘超过脐部以下,请判断脾脏大小属于
A. 轻度肿大　　　　　　　　B. 中度肿大
C. 重度肿大　　　　　　　　D. 极重度肿大
E. 正常大小

3-278 患者下腹部膨胀感数天,排尿时尿液呈缓慢淋漓滴出,检查发现耻骨联合上膨隆,触及表面球状肿块,质地充实、固定。基本上可考虑为
A. 尿潴留　　　　　　　　　B. 宫颈炎
C. 宫颈癌　　　　　　　　　D. 肠梗阻
E. 妊娠子宫

3-279 腹部检查时发现胆囊肿大、无压痛,但伴有皮肤黏膜明显黄染,首先应考虑哪一种病变可能
A. 胰头癌　　　　　　　　　B. 胰体癌
C. 急性胆囊炎　　　　　　　D. 急性胆管炎
E. 黄疸型肝炎

A_3型单项选择题(3-280～3-291)

(3-280～3-281 共用题干)

某患者,今天上午吃了不洁的生拌黄瓜,下午开始腹痛、腹泻,晚上出现畏寒、发热,并有里急后重感。

3-280 最可能的医疗诊断为
A. 急性胃炎　　　　　　　　B. 急性溃疡穿孔
C. 急性胃肠炎　　　　　　　D. 伤寒或副伤寒
E. 急性细菌性痢疾

3-281 该病人腹泻的粪便性状特点为
A. 黏液脓血便　　　　　　　B. 米泔样便
C. 洗肉水样便　　　　　　　D. 柏油样便
E. 白陶土样便

(3-282～3-283 共用题干)

患者,女性,42岁。主诉气促、心悸、咳嗽、痰中带血,体格检查:双颧绀红,听诊心尖区闻及舒张期隆隆样杂音。

3-282 最有可能的诊断是
A. 二尖瓣狭窄　　　　　　　B. 二尖瓣关闭不全
C. 主动脉瓣狭窄　　　　　　D. 主动脉瓣关闭不全
E. 肺动脉瓣关闭不全

3-283 该病人可出现下列哪一面容
A. 急性病面容　　　　　　　B. 二尖瓣面容

C. 危重病面容 D. 满月面容
E. 贫血面容

(3-284～3-285 共用题干)

患者,男性,62岁。处于病理性睡眠状态,可被唤醒,醒后能正确回答问题,但反应较迟钝,刺激停止后又很快入睡。

3-284 该病人的意识状态为
　　A. 嗜睡　　　　　　　　　　B. 昏迷
　　C. 谵妄　　　　　　　　　　D. 意识模糊
　　E. 昏睡

3-285 下列哪项护理措施不需要
　　A. 观察病情　　　　　　　　B. 鼻饲饮食
　　C. 合理饮食　　　　　　　　D. 保持大便通畅
　　E. 注意安全

(3-286～3-287 共用题干)

患者,女性,42岁。原有风湿性心瓣膜病病史,最近感到胸闷、心悸、气促,医生听诊发现第一心音强弱不等、心律不规则、脉率小于心率。

3-286 估计病人出现了哪项并发症
　　A. 心房颤动　　　　　　　　B. 心力衰竭
　　C. 脑栓塞　　　　　　　　　D. 亚急性感染性心内膜炎
　　E. 急性肺水肿

3-287 病人会出现下列哪一脉搏
　　A. 奇脉　　　　　　　　　　B. 脉搏短绌
　　C. 交替脉　　　　　　　　　D. 不规则脉
　　E. 水冲脉

(3-288～3-289 共用题干)

某女性患者原有慢性乙型肝炎病史10余年,半年来食欲不振、全身乏力、有时有恶心,最近2周下肢出现水肿,颈部有2个蜘蛛痣,昨天开始腹胀明显。来医院诊治。

3-288 估计病人患何病
　　A. 慢性肝炎　　　　　　　　B. 肾病综合征
　　C. 肝硬化　　　　　　　　　D. 肾小球肾炎
　　E. 肝癌

3-289 身体评估不可能出现的体征是
　　A. 腹部膨隆　　　　　　　　B. 腹壁静脉曲张
　　C. 肝病面容　　　　　　　　D. 肝脏进行性肿大
　　E. 肝掌

(3-290～3-291 共用题干)

一男性患者,32岁,既往有胃病史10余年,常于进餐后3～4小时疼痛,往往半夜后痛醒,吃点东西痛可缓解,但近来常感上腹部不适,3小时前突发上腹部剧烈疼痛,伴有恶心、呕吐。查体:腹部压痛、肌紧张,肝浊音界缩小,X线检查可见膈下游离气体。

3-290 根据该患者的情况首先应考虑
A. 胃溃疡穿孔 B. 急性阑尾炎穿孔
C. 胆囊炎穿孔 D. 十二指肠溃疡穿孔
E. 急性胰腺炎

3-291 体格检查时最突出的体征是
A. 腹膜刺激征 B. 胃蠕动波消失
C. 肠鸣音亢进 D. 腹式呼吸加强
E. 移动性浊音阳性

A_4 型单项选择题（3-292～3-310）

（3-292～3-297 共用题干）

患者王某，男性，56 岁，出现发热、出汗、乏力、呼吸困难 2 周，超声心动图结果显示心包积液。

3-292 此时测量患者脉搏，可测到
A. 交替脉 B. 水冲脉
C. 奇脉 D. 脉搏短促
E. 不整脉

3-293 观察该患者血压，可出现
A. 脉压增大 B. 脉压减小
C. 血压升高 D. 血压降低
E. 血压正常

3-294 此时患者最有可能出现的血管征是
A. 水冲脉 B. 颈动脉搏动
C. 肝颈静脉返流征 D. 腹壁静脉曲张
E. 毛细血管搏动征

3-295 观察病人病情时尤其要注意观察有无
A. 交替脉 B. 心包叩击音
C. 心包摩擦音 D. 心肌萎缩
E. 急性心脏压塞

3-296 给病人做 X 线检查，心脏阴影可呈
A. 烧瓶样 B. 普型心
C. 梨形样 D. 苹果样
E. 靴型样

3-297 该病人最突出的护理诊断
A. 疼痛 B. 疲惫
C. 体温升高 D. 气体交换受损
E. 知识缺乏

（3-298～3-300 共用题干）

患者王某，48 岁，近 2 个月来感上腹部胀痛，尤以空腹和夜间加剧。经常半夜痛醒，进食

后可缓解，常有反酸现象。

3-298 能确诊病人诊断的检查是
　　A. 腹部超声　　　　　　　　B. 胃肠钡餐检查
　　C. 纤维胃镜　　　　　　　　D. CT
　　E. X线检查

3-299 病人需做胃肠钡餐检查，出现下列哪项并发症需要在检查前应先抽出胃内容物
　　A. 上消化道出血　　　　　　B. 急性穿孔
　　C. 幽门梗阻　　　　　　　　D. 慢性穿孔
　　E. 溃疡恶变

3-300 于第二日晨突然出现意识不清，此时患者最需要的检查是
　　A. 脑电图　　　　　　　　　B. 脑部超声
　　C. CT　　　　　　　　　　　D. 脑血管造影
　　E. 心电图

（3-301～3-305 共用题干）

　　某患者，42岁，原有阻塞性肺气肿。今上午提重物后不久，突然感到胸痛、气促，并有一阵阵干咳，全身乏力，冒冷汗，来院急诊。

3-301 拟应诊断什么病
　　A. 肺炎　　　　　　　　　　B. 肺脓肿
　　C. 肺结核　　　　　　　　　D. 胸膜炎
　　E. 自发性气胸

3-302 体格检查会有何改变
　　A. 扁平胸　　　　　　　　　B. 语颤增强
　　C. 叩诊鼓音　　　　　　　　D. 气管拉向患侧
　　E. 呼吸音粗糙

3-303 作哪项检查以进一步证实
　　A. 血常规　　　　　　　　　B. X线胸片
　　C. 肺功能　　　　　　　　　D. 血气分析
　　E. CT

3-304 需进行的处理措施是
　　A. 氧气疗法　　　　　　　　B. 人工气道
　　C. 排气减压　　　　　　　　D. 控制感染
　　E. 作呼吸操

3-305 哪项护理措施不妥
　　A. 保持大便通畅　　　　　　B. 协助减压抽气
　　C. 卧床休息为主　　　　　　D. 加强病情观察
　　E. 作腹式呼吸操

（3-306～3-310 共用题干）

　　某患者，51岁，原有心脏病史18年，并有Ⅰ度房室传导阻滞。最近常感冒，近3天咽喉疼痛，昨起发热，自测体温37.8℃，今晚体温达39℃，来院急诊，夜间睡眠中突感气急、胸闷、被迫

坐起、咳嗽,咯出粉红色泡沫样痰。

3-306 该病人发生了什么情况
  A. 肺部感染   B. 自发性气胸
  C. 急性肺水肿   D. 心源性休克
  E. 急性心肌梗死

3-307 心肺听诊会有何改变
  A. 两肺满布湿啰音   B. 第一心音增强
  C. 胸膜摩擦音   D. 机器样杂音
  E. 支气管呼吸音消失

3-308 已作心电图发现有Ⅰ度房室传导阻滞,下列哪项改变可确诊
  A. QRS 波脱落   B. QRS 波畸形
  C. 病理性 Q 波   D. 冠状 T 波
  E. P-R 间期延长

3-309 宜取何体位
  A. 坐位或两腿下垂   B. 平卧位,头偏向一侧
  C. 床头和床脚抬高   D. 侧卧位
  E. 俯卧位

3-310 用下列哪项氧疗
  A. 热湿氧疗   B. 高压氧舱
  C. 低流量给氧   D. 高流量酒精湿化吸氧
  E. 低流量低浓度持续吸氧

B 型配伍选择题(3-311~3-416)

  A. 呼吸时有恶臭   B. 肺部啰音
  C. 潮式呼吸   D. 腹部反跳痛
  E. 肾区疼痛

3-311 视诊检查可发现的体征是
3-312 触诊检查可发现的体征是
3-313 叩诊检查可发现的体征是
3-314 听诊检查可发现的体征是
3-315 嗅诊检查可发现的体征是

  A. 甲状腺功能亢进面容   B. 急性病面容
  C. 面具面容   D. 二尖瓣面容
  E. 满月面容

3-316 面部呆板无表情为
3-317 眼球突出,表情惊愕为
3-318 面圆如满月,常伴胡须生长为
3-319 面色晦暗、双颊紫红、口唇发绀为
3-320 表情痛苦、躁动不安、面色潮红为

A. 细速脉   B. 无脉
C. 交替脉   D. 水冲脉
E. 奇脉

3-321 主动脉瓣关闭不全病人的脉搏是
3-322 缩窄性心包炎病人的脉搏是
3-323 休克病人的脉搏是
3-324 甲状腺功能亢进病人的脉搏是
3-325 左心衰竭病人的脉搏是

A. 自动体位   B. 被动体位
C. 强迫坐位   D. 前倾坐位
E. 左侧卧位

3-326 心功能不全患者宜取
3-327 主动脉关闭不全的杂音增强的体位是
3-328 二尖瓣狭窄舒张期杂音增强的体位是

A. 蹒跚步态   B. 跨阈步态
C. 酒醉步态   D. 剪刀步态
E. 慌张步态

3-329 截瘫患者可出现
3-330 佝偻病可出现
3-331 帕金森病可出现
3-332 巴比妥中毒可出现
3-333 腓总神经麻痹可出现

A. 脑疝   B. 高血压
C. 吗啡中毒   D. 糖尿病
E. 阿托品中毒

3-334 瞳孔缩小临床上主要见于
3-335 瞳孔扩大临床上主要见于
3-336 双侧瞳孔大小不等主要见于

A. 草莓舌   B. 镜面舌
C. 牛肉舌   D. 黑舌
E. 地图舌

3-337 烟酸缺乏患者可出现
3-338 核黄素缺乏患者可出现
3-339 猩红热患者可出现
3-340 长期使用广谱抗生素患者可出现
3-341 慢性萎缩性胃炎患者可出现

A. 肋脊角   B. 第七颈椎棘突
C. 肋间隙   D. 腹上角
E. 胸骨角

3-342 作为前胸壁的水平位置标志是

3-343 计数前胸壁肋骨和肋间隙的标志是

3-344 作为判断体型的标志是

3-345 计数胸椎的标志是

3-346 进行肾区叩击痛的部位是

  A. 桶状胸   B. 扁平胸

  C. 漏斗胸   D. 患侧隆起

  E. 胸部凹陷

3-347 阻塞性肺气肿病人的胸廓为

3-348 维生素 D 缺乏病病人的胸廓为

3-349 肺结核病人的胸廓为

  A. 肺泡呼吸音增强   B. 异常支气管呼吸音

  C. 粗糙性呼吸音   D. 肺泡呼吸音减弱

  E. 呼气音延长

3-350 阻塞性肺气肿时

3-351 贫血时

3-352 支气管哮喘发作期时

3-353 大叶性肺炎实变期时

3-354 支气管或肺部炎症的早期

  A. 弥漫性干啰音   B. 局限性干啰音

  C. 局限性湿啰音   D. 两肺底有湿啰音

  E. 两肺满布湿啰音

3-355 左心衰竭

3-356 支气管哮喘

3-357 急性肺水肿

  A. 靴形心   B. 梨形心

  C. 烧瓶形心   D. 缩窄形心

  E. 普大形心

3-358 二尖瓣狭窄

3-359 心包积液

3-360 主动脉瓣关闭不全

  A. 心尖搏动消失   B. 负性心尖搏动

  C. 抬举样心尖搏动   D. 弥散样心尖搏动

  E. 右位心尖搏动

3-361 粘连性心包炎

3-362 重度右心室肥大

3-363 左心室肥大

  A. 比较局限   B. 向颈部传导

  C. 向腋下传导   D. 向心尖部传导

3-364 二尖瓣狭窄的杂音
3-365 二尖瓣关闭不全的杂音
3-366 主动脉瓣狭窄的杂音

  A. 第一心音增强   B. 第一心音减弱
  C. 第一、二心音均减弱   D. 钟摆率
  E. 枪击音

3-367 二尖瓣狭窄
3-368 二尖瓣关闭不全

  A. 主动脉瓣区第二心音增强   B. 主动脉瓣区第二心音减弱
  C. 肺动脉瓣区第二心音增强   D. 肺动脉瓣区第二心音减弱
  E. 第一心音减弱

3-369 高血压病
3-370 低血压症

  A. 心尖部隆隆样杂音   B. 收缩期吹风样杂音
  C. 收缩期喷射样杂音   D. 舒张期叹气样杂音
  E. 连续性机器样杂音

3-371 二尖瓣狭窄病人可出现
3-372 肺动脉瓣狭窄病人可出现
3-373 动脉导管未闭病人可出现
3-374 主动脉瓣关闭不全病人可出现
3-375 风湿性心脏病二尖瓣关闭不全病人可出现

  A. 蛙状腹   B. 板状腹
  C. 舟状腹   D. 柔韧腹
  E. 松软腹

3-376 晚期胰腺癌
3-377 肝硬化腹腔积液
3-378 结核性腹膜炎
3-379 急性弥漫性腹膜炎

  A. 上腹部包块   B. 右上腹包块
  C. 右下腹包块   D. 左下腹包块
  E. 左上腹包块,有切迹

3-380 胃癌
3-381 盲肠肿瘤

  A. 100ml   B. 300ml
  C. 500ml   D. 1 000ml
  E. 3 000ml

3-382 腹腔内游离腹腔积液超过多少时可出现移动性浊音
3-383 腹腔内游离腹腔积液超过多少时可出现搔弹音

3-384 腹腔内游离腹腔积液超过多少时可出现波动感
　　A. 肠鸣音消失　　　　　　　　B. 肠鸣音减弱
　　C. 肠鸣音亢进　　　　　　　　D. 肠鸣音正常
　　E. 肠鸣音活跃
3-385 急性胃肠炎患者
3-386 机械性肠梗阻患者
3-387 老年性便秘者
3-388 急性腹膜炎患者
3-389 支气管炎患者
　　A. 局限性肝脏肿大　　　　　　B. 肝脏缩小质地坚硬
　　C. 弥漫性肝脏肿大　　　　　　D. 肝颈静脉回流征阳性
　　E. 肝脏边缘不规则
3-390 右心衰竭表现为
3-391 肝囊肿表现为
3-392 原发性肝癌表现为
3-393 白血病表现为
3-394 肝硬化失代偿期表现为
3-395 肝脓肿表现为
　　A. 普通感冒　　　　　　　　　B. 慢性淋巴细胞性白血病
　　C. 尿路感染　　　　　　　　　D. 慢性粒细胞性白血病
　　E. 病毒性肝炎
3-396 脾脏轻度肿大主要见于
3-397 脾脏中度肿大主要见于
3-398 脾脏高度重大主要见于
　　A. 杵状指　　　　　　　　　　B. 匙状指
　　C. 梭状指　　　　　　　　　　D. 爪形手
　　E. O形腿
3-399 佝偻病
3-400 尺神经损伤
3-401 支气管扩张
3-402 缺铁性贫血
3-403 类风湿关节炎
　　A. 腕垂症　　　　　　　　　　B. 猿掌
　　C. 膝反张　　　　　　　　　　D. 膝内翻畸形
　　E. 肢端关节肥大
3-404 桡神经损伤可见
3-405 正中神经损伤可见
3-406 小儿麻痹后遗症可见
　　A. Murphy(＋)　　　　　　　　B. Courvoisier(＋)

C. McBurney(＋) 　　　　　　　D. Babinki sign(＋)
　　　E. Kernig sign(＋)

3-407* 锥体束病损时
3-408* 脑膜炎病人
3-409* 急性胆囊炎病人
3-410* 胰头癌压迫总胆管时
3-411* 急性阑尾炎病人
　　　A. 克尼格征 　　　　　　　　　B. 髌阵挛
　　　C. 角膜反射 　　　　　　　　　D. 膝反射
　　　E. 竖毛反射

3-412 属于浅反射的是
3-413 属于深反射的是
3-414 属于病理反射的是
3-415 属于自主神经反射的是
3-416 属于脑膜刺激征的是

X_1 型多项选择题(3-417～3-467)

3-417 生命体征的观察是
　　　A. 体温 　　　　　　　　　　　B. 脉搏
　　　C. 呼吸 　　　　　　　　　　　D. 血压
　　　E. 尿量

3-418 可使脉率减慢的病理情况有
　　　A. 贫血 　　　　　　　　　　　B. 心肌炎
　　　C. 心功能不全 　　　　　　　　D. 阻塞性黄疸
　　　E. 颅内压增高

3-419 血压降低可见于
　　　A. 肾小球肾炎 　　　　　　　　B. 心肌梗死
　　　C. 心包填塞征 　　　　　　　　D. 早期贫血
　　　E. 大量失血

3-420 人体的发育衡量指标是
　　　A. 年龄 　　　　　　　　　　　B. 体重
　　　C. 性征 　　　　　　　　　　　D. 智力
　　　E. 身高

3-421 杵状指常见于下列哪些疾病
　　　A. 支气管扩张 　　　　　　　　B. 慢性肺源性心脏病
　　　C. 缺铁性贫血 　　　　　　　　D. 肢端肥大症
　　　E. 类风湿关节炎

3-422 蜘蛛痣在体表上常见部位有
　　　A. 面部 　　　　　　　　　　　B. 颈部

C. 前胸　　　　　　　　　　D. 腹部
E. 上臂

3-423 皮肤干燥无汗可见于
A. 结核病　　　　　　　　B. 休克
C. 脱水　　　　　　　　　D. 维生素 A 缺乏
E. 黏液性水肿

3-424 浅表淋巴结肿大见于
A. 感染　　　　　　　　　B. 癌症转移
C. 白血病　　　　　　　　D. 淋巴瘤
E. 锥体束受损

3-425 观察瞳孔的变化应包括
A. 大小　　　　　　　　　B. 对光反应
C. 两侧是否等大　　　　　D. 眼球活动情况
E. 角膜情况

3-426 当一患者出现两侧瞳孔大小不等时，应考虑
A. 急性中毒　　　　　　　B. 服用药物后
C. 青光眼　　　　　　　　D. 脑肿瘤
E. 脑疝

3-427 三凹征常见于
A. 支气管哮喘　　　　　　B. 病毒性脑炎
C. 气管异物　　　　　　　D. 阻塞性肺气肿
E. 急性喉水肿

3-428 气管向健侧移位常见于
A. 气胸　　　　　　　　　B. 胸腔积液
C. 肺不张　　　　　　　　D. 胸膜粘连
E. 纵隔肿瘤

3-429 甲状腺功能亢进症（Graves病）病人甲状腺的体检特点是
A. 质地柔软　　　　　　　B. 血管杂音
C. 触及震颤　　　　　　　D. 呈结节性
E. 声音嘶哑

3-430 主要的骨骼标志有
A. 胸骨角　　　　　　　　B. 第七颈椎棘突
C. 腹上角　　　　　　　　D. 肩胛下角
E. 肋脊角

3-431 桶状胸常见于哪些疾病
A. 慢性消耗性疾病　　　　B. 儿童佝偻病
C. 慢性阻塞性肺气肿　　　D. 矮胖体型老年人
E. 支气管哮喘发作时

3-432 一侧胸廓扩张受限常见于
　　A. 肺气肿　　　　　　　　　　　B. 胸膜增厚
　　C. 肺不张　　　　　　　　　　　D. 大量胸腔积液
　　E. 气胸

3-433 语颤减弱的疾病有
　　A. 肺气肿　　　　　　　　　　　B. 气胸
　　C. 肺炎实变期　　　　　　　　　D. 胸腔积液
　　E. 肺结核空洞

3-434 正常胸部叩诊音可有
　　A. 清音　　　　　　　　　　　　B. 浊音
　　C. 鼓音　　　　　　　　　　　　D. 实音
　　E. 过清音

3-435 正常呼吸音有
　　A. 肺泡呼吸音　　　　　　　　　B. 支气管呼吸音
　　C. 支气管肺泡呼吸音　　　　　　D. 干啰音
　　E. 湿啰音

3-436 干啰音的听诊特点是
　　A. 呼气时更加清楚　　　　　　　B. 性质多变
　　C. 吸气时更加清楚　　　　　　　D. 音调较高
　　E. 部位变换不定

3-437 两肺满布湿啰音主要见于
　　A. 急性肺水肿　　　　　　　　　B. 严重支气管肺炎
　　C. 大叶性肺炎　　　　　　　　　D. 支气管扩张症
　　E. 心力衰竭

3-438 大叶性肺炎的主要阳性体征
　　A. 急性病面容　　　　　　　　　B. 双侧语颤增强
　　C. 叩诊呈过清音　　　　　　　　D. 听诊有湿啰音
　　E. 桶状胸

3-439 心前区凹陷主要见于
　　A. 先天性心脏病　　　　　　　　B. 二尖瓣脱垂
　　C. 大量心包积液　　　　　　　　D. 马方综合征
　　E. 心肌炎后心肌病

3-440 下列哪些疾病可以是心尖搏动向上、向外移位
　　A. 肠胀气　　　　　　　　　　　B. 胸腔积液
　　C. 大量腹腔积液　　　　　　　　D. 粘连性心包炎
　　E. 腹腔巨大肿瘤

3-441 下列哪些疾病可出现收缩期的震颤
　　A. 二尖瓣狭窄　　　　　　　　　B. 室间隔缺损
　　C. 主动脉瓣狭窄　　　　　　　　D. 梗阻型肥厚型心肌病

E. 肺动脉瓣狭窄

3-442 靴型心主要见于
A. 主动脉瓣关闭不全
B. 高血压性心脏病
C. 肺源性心脏病
D. 扩张型心肌病
E. 二尖瓣狭窄

3-443 心脏听诊的内容有
A. 心音
B. 心率和心律
C. 杂音
D. 心包摩擦音
E. 额外心音

3-444 心房颤动的听诊特点是
A. 心律绝对不齐
B. 心率大于脉率
C. 心率与房颤频率相同
D. 心音强弱不等
E. 呈多种联律

3-445 第一心音减弱常见于
A. 心肌炎
B. P-R 间期延长
C. 心肌病
D. 二尖瓣关闭不全
E. 心肌梗死

3-446 舒张期额外心音包括
A. 舒张期奔马律
B. 二尖瓣开放拍击音
C. 心包叩击音
D. 肿瘤扑落音
E. 心脏杂音

3-447 杂音的强度取决于下列哪些因素
A. 心脏大小
B. 身材高矮
C. 瓣膜口狭窄程度
D. 血流速度
E. 瓣膜口两侧压力差

3-448 杂音产生的机制包括
A. 动脉瘤
B. 心腔内有漂浮物
C. 血流加速
D. 心脏和大血管间有异常通道
E. 瓣膜口狭窄或关闭不全

3-449 周围血管征主要见于下列哪些情况
A. 主动脉瓣关闭不全
B. 动脉导管未闭
C. 甲状腺功能亢进症
D. 严重贫血
E. 发热

3-450 心包积液病人的阳性体征除外
A. 梨形心
B. 前倾坐位
C. 交替脉
D. 心包摩擦音
E. 抬举性心尖搏动

3-451 颈静脉怒张常见于
A. 心包积液
B. 右心衰竭

C. 左心衰竭　　　　　　　　　　D. 纵隔肿瘤
E. 甲状腺肿大

3-452 肝颈静脉回流阳性见于
A. 右心衰竭　　　　　　　　　　B. 心包积液
C. 肝硬化　　　　　　　　　　　D. 主动脉瓣关闭不全
E. 纵隔肿瘤

3-453 腹部的体表标志有
A. 腹上角和腹中线　　　　　　　B. 胸骨剑突
C. 腹直肌外缘　　　　　　　　　D. 肋弓下缘
E. 脐和髂前上棘

3-454 全腹凹陷常见于以下哪些情况
A. 明显消瘦　　　　　　　　　　B. 结核病
C. 严重脱水　　　　　　　　　　D. 恶病质
E. 腹腔积液

3-455 哪些情况可出现腹壁静脉曲张
A. 门静脉阻塞　　　　　　　　　B. 上腔静脉阻塞
C. 下腔静脉阻塞　　　　　　　　D. 支气管肺癌
E. 大叶性肺炎

3-456 为病人做腹部触诊,正确的方法是
A. 站在患者右侧,便于触诊　　　B. 嘱患者仰卧,两腿屈曲
C. 面对患者,观察其表情　　　　D. 由无痛部位逐渐到患部
E. 触诊力量以垂直下压触及腰椎为度

3-457 板状腹见于
A. 结核性腹膜炎　　　　　　　　B. 急性胰腺炎
C. 胃穿孔　　　　　　　　　　　D. 弥漫性腹膜炎
E. 肠梗阻

3-458 肋脊点压痛多见于哪些疾病
A. 肾脓肿　　　　　　　　　　　B. 肾盂肾炎
C. 肾结核　　　　　　　　　　　D. 阑尾炎
E. 肾结石

3-459 肝脏触诊的内容包括
A. 大小　　　　　　　　　　　　B. 边缘
C. 质地　　　　　　　　　　　　D. 压痛及搏动
E. 表面

3-460 脾脏高度肿大的临床意义
A. 黑热病　　　　　　　　　　　B. 病毒性肝炎
C. 慢性疟疾　　　　　　　　　　D. 慢性粒细胞性白血病
E. 骨髓纤维化

3-461 空腹状态上腹部仍闻有振水声,常见于
   A. 正常人 B. 胃扩张
   C. 肠梗阻 D. 胃溃疡
   E. 幽门梗阻

3-462 肛门与直肠评估的常用体位是
   A. 胸膝位 B. 仰卧位
   C. 左侧卧位 D. 俯卧位
   E. 右侧卧位

3-463 男性生殖器评估的主要方法有
   A. 听诊 B. 叩诊
   C. 视诊 D. 触诊
   E. 嗅诊

3-464 脊柱的组成是
   A. 7个颈椎 B. 12个胸椎
   C. 5个腰椎 D. 5个骶椎
   E. 1个尾骨

3-465 深感觉的评估包括
   A. 痛觉 B. 触觉
   C. 运动觉 D. 位置觉
   E. 震动觉

3-466 运动功能评估包括
   A. 提睾反射 B. 肌力
   C. 共济失调 D. 肌张力
   E. 不随意运动

3-467 下列神经反射的英语,正确的是
   A. 腹壁反射(abdominal reflex) B. 肱二头肌反射(biceps reflex)
   C. 踝反射(ankle reflex) D. 髌阵挛(patella clonus)
   E. 膝反射(knee reflex)

X_2型多项选择题(3-468~3-478)

3-468 某女性患者,原有支气管哮喘病史。昨晚气急不能平卧,自服氨茶碱未见急转剧,严重喘鸣。护士做身体评估时的阳性体征有
   A. 颈静脉怒张 B. 两肺满布哮鸣音
   C. 叩诊呈清音 D. 双侧语颤均增强
   E. 口唇发绀

3-469 某老年男性患者,原有慢性阻塞性肺疾患病史,经常吸烟。近年来有明显的喘息和呼吸困难,下肢水肿。医生诊断为肺源性心脏病。护士做身体评估时估计会出现的阳性体征是
   A. 肝脏肿大 B. 肝颈静脉返流征阳性
   C. 扁平胸 D. 双侧语颤减弱

E. 颈静脉怒张

3-470 病史：一年轻女性患者，因受凉后全身不适，随后寒战、高热，自服退热药，体温有所降低。3天后咯铁锈色痰，伴胸痛、气急。来院后需作哪些检查以进一步证实？
A. 体格检查
B. WBC+DC(白细胞计数+分类)
C. X线胸片
D. MRI
E. CT

3-471 某女性患者，原有高血压病史26年，经常有头痛、头晕、耳鸣、失眠等。近3年来常有眼睑肿胀、恶心、食欲不振。最近1个月下肢水肿，护士做身体评估时可发现的阳性体征有
A. 心浊音界向左下扩大
B. 颈静脉怒张
C. 肾区明显叩击痛
D. 心尖部舒张期杂音
E. 下肢凹陷性水肿

3-472 男性患者，45岁，原有慢性风湿性心脏病主动脉瓣关闭不全病史，最近因和他人吵架后，全身感不适、喘息、口唇发绀，来院急诊。一般不会出现的阳性体征有
A. 心界叩诊呈靴形增大
B. 交替脉
C. 毛细血管搏动征阳性
D. 脉压缩小
E. 随心脏搏动的点头征

3-473 某年轻女性患者，原有慢性风湿热病史5年。近1年经常发热、关节疼痛、活动后呼吸困难、心悸、反复咯血。最近2天气促明显，再次咯血数百毫升。医生做体格检查时可发现的阳性体征有
A. 二尖瓣面容
B. 听诊二尖瓣开瓣音
C. 心尖部触诊有震颤
D. 闻及舒张期隆隆样杂音
E. 叩诊心腰部饱满

3-474 某中年男性患者，曾有胃溃疡病史，最近因特别劳累，经常胃痛，昨晚又因饮食不当，突发剧烈腹痛、面色苍白、大汗淋漓、烦躁不安，赴院急诊。此时作体检可出现以下哪些阳性体征？
A. 压痛
B. 反跳痛
C. 蛙状腹
D. 腹肌紧张
E. 肠鸣音消失

3-475 某中年男性患者，7年前曾患急性肝炎，2年前明显腹胀、巩膜黄染、牙龈出血，经B超证实为肝硬化腹腔积液，经住院治疗好转出院。近几天腹胀和失眠特别明显，来院治疗。医生进行体检，发现腹腔积液的体征有
A. 蛙腹
B. 液波震颤
C. 脐凹陷
D. 振水音
E. 移动性浊音

3-476 某男性患者，原有急性黄疸型乙型肝炎"大三阳"病史约12年，今年纳差、消瘦明显，肝区持续性胀痛，巩膜黄染，在医院检查提示"原发性肝癌"。体格检查时一般不会出现下列哪些阳性体征？
A. 肝脏缩小
B. 黄疸

C. 满月脸 D. 贫血
E. 舟状腹

3-477 某男性患者,新房装修后即刻住入,一段时间后出现乏力、头昏,伴皮肤黏膜出血,最近动则心慌、气急,有时头晕眼花。晨起刷牙时常有齿龈出血。估计身体评估时一般不会出现如下哪些阳性体征?
A. 肝脏肿大 B. 皮肤出血点
C. 脾脏肿大 D. 淋巴结肿大
E. 贫血貌

3-478 患儿1岁,在某年冬天先感全身不适,几小时后突然寒战、高热,体温达40℃,哭闹不停,去医院途中,呕吐多次,为喷射性,精神委靡。体检时下列哪些检查可阳性?
A. 颈强直 B. 克氏征
C. 布氏征 D. 巴彬斯基征
E. 霍夫曼征

名词解释题(3-479~3-556)

3-479 生命体征

3-480 嗜睡

3-481 谵妄

3-482 昏睡

3-483 昏厥

3-484 浅昏迷

3-485 深昏迷

3-486 强迫体位

3-487 辗转体位

3-488 发绀

3-489 黄染

3-490 出血点

3-491 荨麻疹

3-492 蜘蛛痣

3-493 肝掌

3-494 方颅

3-495 鼻翼扇动

3-496 麻疹黏膜斑

3-497 镜面舌

3-498 颈静脉怒张

3-499 肝颈静脉回流征

3-500 扁平胸

3-501 鸡胸

3-502 漏斗胸

3-503　桶状胸
3-504　库氏呼吸
3-505　潮式呼吸
3-506　间停呼吸
3-507　叹息样呼吸
3-508　三凹症
3-509　语音震颤
3-510　哮鸣音
3-511　啰音
3-512　胸膜摩擦音
3-513　心尖搏动
3-514　负性心尖搏动
3-515　心脏震颤
3-516　心包摩擦感
3-517　普大型心
3-518　梨形心
3-519　靴形心
3-520　三角形烧瓶样心
3-521　期前收缩（过早搏动）
3-522　心房颤动
3-523　舒张期奔马律
3-524　心脏杂音
3-525　毛细血管搏动征
3-526　枪击音
3-527　水冲脉
3-528　速脉
3-529　缓脉
3-530　交替脉
3-531　奇脉
3-532　周围血管征
3-533　腹上角
3-534　蛙腹
3-535　胃肠型
3-536　肠鸣音
3-537　振水音
3-538　移动性浊音
3-539　压痛
3-540　反跳痛
3-541　腹膜刺激征

3-542 叩击痛

3-543 腹壁静脉曲张

3-544 匙状甲

3-545 爪形手

3-546 杵状指

3-547 X形腿

3-548 肌张力

3-549 静止性震颤

3-550 下肢静脉曲张

3-551 舞蹈样动作

3-552 病理反射

3-553 脑膜刺激征

3-554 眼心反射

3-555 竖毛反射

3-556 卧立位试验

简述问答题（3-557～3-594）

3-557 全身体格检查的基本要求。

3-558 一般状态视诊的内容有哪些？

3-559 体温测量中常见的误差原因。

3-560 测量血压的具体方法。

3-561 临床上常见的皮肤颜色有哪些改变？

3-562 简述中心性发绀与周围性发绀的主要异同点。

3-563 临床常见皮疹的类型、特点和临床意义。

3-564 淋巴结评估的顺序，肿大的临床意义。

3-565 怎样评估扁桃体肿大？有何临床意义？

3-566 如何学会甲状腺触诊评估的内容和方法？

3-567 检测瞳孔的临床意义。

3-568 口唇改变的临床意义。

3-569 呼吸节律改变的病理意义。

3-570 何谓捻发音？有何临床意义？

3-571 呼吸音的听诊部位和特点。

3-572 胸膜摩擦音和心包摩擦音如何鉴别？

3-573 大叶性肺炎病人的阳性体征。

3-574 阻塞性肺气肿病人的阳性体征。

3-575 心尖搏动位置变化的临床意义。

3-576 心前区震颤的临床意义。

3-577 正常成人心脏相对浊音界。

3-578 心脏瓣膜听诊区的部位和顺序。

3-579 第一心音和第二心音听诊的特点。
3-580 心房颤动的听诊特点。
3-581 当你听到心脏杂音应注意什么?
3-582 功能性杂音和器质性杂音如何鉴别?
3-583 舒张期奔马律和第三心音如何鉴别?
3-584 何谓杜柔双重杂音?有何临床意义?
3-585 腹部的体表标志有哪些?有何意义?
3-586 肝浊音界缩小或消失(代之以鼓音)的临床意义。
3-587 全腹触诊的顺序。
3-588 肝脏触诊的方法和内容。
3-589 简述脾脏肿大的三线记录法。
3-590 急性腹膜炎病人的阳性体征。
3-591 肝硬化腹水病人的阳性体征。
3-592 何谓杵状指?常见于哪些疾病?
3-593 简述肌力分级,瘫痪的类型。
3-594 病理反射有几种?其主要的临床意义。

综合应用题(3-595~3-600)

3-595 患者,男性,36岁。装修新房后本人即刻住入,1个月后出现全身疲乏、头晕、头胀、头痛,皮肤黏膜有小红点,晨起刷牙时常有齿龈出血,有时也出现鼻出血。
请解答:(1)估计皮肤的红点是什么?如何确诊?
(2)列出病人目前存在的护理诊断。

3-596 患者,女性,43岁。因经常出现乳房胀痛,自己触摸有小结节,怀疑乳头和乳晕色泽较以前深,来院咨询,明确诊断。
请解答:(1)估计有几种可能?
(2)怎样进行视诊和触诊?

3-597 患者,男性,32岁。主诉三日前因受凉突发寒战、高热,伴头痛、乏力、周身酸痛、食欲不振。今晨起咯出铁锈色痰液,伴气急和胸痛。
请解答:(1)本病例最有可能患什么疾病?
(2)视诊、触诊、叩诊和听诊估计会有何改变?

3-598 患者,男性,57岁。有慢性支气管炎和阻塞性肺气肿病史。最近因感冒,剧烈咳嗽后突感胸痛、呼吸急促,经X线提示"气胸征象"。
请解答:(1)做体格检查估计有哪些阳性体征?
(2)列出护理诊断。

3-599 患者,女性,47岁。原有风湿性心脏病二尖瓣狭窄史。近来因过度劳累、受凉而肺部感染,护理体检时发现体温39.5℃,脉搏86次/分,呼吸30次/分,血压18.6/12.0kPa(140/90mmHg),心率118次/分,心律不规则,第一心音强弱不等。
请解答:(1)目前病人发生了什么情况?其依据是什么?
(2)请简述风湿性心脏病二尖瓣狭窄的主要体征。

3-600 患者,男性,49岁。胃溃疡史12余年。1个月来因工作十分繁忙,昨晚上腹部出现剧烈腹痛,继后全腹剧痛,并呕出胃内容物和胆汁。自感发热。

请解答:(1)估计病人发生了什么情况?其主要依据是什么?

(2)可能会出现哪些阳性体征?

答案与题解

【选择题】

3-1 B	3-2* A	3-3 D	3-4 C	3-5 C	3-6 D	3-7 A	3-8 A	
3-9 E	3-10 A	3-11 B	3-12 C	3-13 A	3-14 E	3-15 A	3-16 A	
3-17 D	3-18 B	3-19 A	3-20 B	3-21 D	3-22 C	3-23 A	3-24 C	
3-25 D	3-26 A	3-27 C	3-28 B	3-29 E	3-30 A	3-31 B	3-32 A	
3-33 D	3-34 C	3-35 E	3-36 B	3-37* D	3-38 B	3-39 E	3-40 A	
3-41 C	3-42 D	3-43 E	3-44 B	3-45 A	3-46 E	3-47 A	3-48 C	
3-49 B	3-50 A	3-51 D	3-52 E	3-53 A	3-54 B	3-55 A	3-56 A	
3-57 D	3-58 C	3-59 B	3-60 A	3-61 C	3-62 D	3-63 B	3-64 C	
3-65 C	3-66 B	3-67 E	3-68 C	3-69 C	3-70 C	3-71 A	3-72* A	
3-73 E	3-74 D	3-75 B	3-76 D	3-77 A	3-78 E	3-79 D	3-80 C	
3-81 D	3-82 D	3-83* B	3-84 E	3-85 A	3-86 D	3-87 C	3-88 E	
3-89 D	3-90 A	3-91 D	3-92 B	3-93 E	3-94 C	3-95 A	3-96 B	
3-97 D	3-98 E	3-99 B	3-100 C	3-101 A	3-102 C	3-103 B	3-104 D	
3-105 E	3-106 E	3-107 C	3-108 A	3-109 B	3-110 A	3-111 B	3-112 A	
3-113 B	3-114 D	3-115 B	3-116 C	3-117 A	3-118 B	3-119 E	3-120 A	
3-121 B	3-122 D	3-123 C	3-124 A	3-125 C	3-126 C	3-127 A	3-128 C	
3-129 D	3-130 E	3-131 D	3-132 D	3-133 A	3-134 E	3-135 D	3-136 A	
3-137 E	3-138 C	3-139 C	3-140 D	3-141 D	3-142 A	3-143 C	3-144 C	
3-145 C	3-146 E	3-147 B	3-148 C	3-149 C	3-150 C	3-151 A	3-152 E	
3-153 E	3-154 D	3-155 C	3-156 B	3-157 E	3-158 D	3-159 C	3-160 A	
3-161 A	3-162 C	3-163 C	3-164 E	3-165 E	3-166* B	3-167 A	3-168 E	
3-169 D	3-170 C	3-171 E	3-172 E	3-173 B	3-174 D	3-175 C	3-176 E	
3-177 E	3-178 D	3-179 A	3-180 C	3-181 B	3-182 B	3-183 B	3-184 E	
3-185 A	3-186 A	3-187 B	3-188 C	3-189 C	3-190 C	3-191 C	3-192 E	
3-193 A	3-194 B	3-195 D	3-196 D	3-197 E	3-198 D	3-199 E	3-200 C	
3-201 E	3-202 C	3-203 D	3-204 A	3-205 E	3-206 E	3-207 A	3-208 C	
3-209 A	3-210 C	3-211 A	3-212 B	3-213 B	3-214 C	3-215 E	3-216 B	
3-217 C	3-218 C	3-219 E	3-220 A	3-221 B	3-222 A	3-223 D	3-224 D	
3-225 C	3-226 C	3-227 B	3-228* A	3-229 B	3-230 E	3-231 C	3-232 C	
3-233 B	3-234 A	3-235 C	3-236 D	3-237 C	3-238 D	3-239 C	3-240 C	
3-241 D	3-242 E	3-243 A	3-244 D	3-245 B	3-246 A	3-247 D	3-248 B	
3-249 E	3-250 E	3-251 C	3-252 B	3-253 B	3-254 A	3-255 D	3-256 D	

第三章 体格检查

3-257 B	3-258 C	3-259 D	3-260 A	3-261 E	3-262 B	3-263 A	3-264 A
3-265 D	3-266 C	3-267 B	3-268 B	3-269 C	3-270 C	3-271 D	3-272 A
3-273 C	3-274 A	3-275 C	3-276 A	3-277 C	3-278 A	3-279 A	3-280 E
3-281 A	3-282 A	3-283 B	3-284 A	3-285 B	3-286 A	3-287 B	3-288 C
3-289 D	3-290 D	3-291 A	3-292 C	3-293 B	3-294 C	3-295 E	3-296 A
3-297 D	3-298 C	3-299 C	3-300 C	3-301 E	3-302 C	3-303 B	3-304 C
3-305 E	3-306 C	3-307 A	3-308 E	3-309 A	3-310 D		
3-311 C	3-312 D	3-313 E	3-314 B	3-315 A	3-316 C	3-317 A	3-318 E
3-319 D	3-320 B	3-321 D	3-322 A	3-323 A	3-324 D	3-325 C	3-326 C
3-327 D	3-328 E	3-329 D	3-330 A	3-331 E	3-332 C	3-333 B	3-334 C
3-335 E	3-336 A	3-337 C	3-338 E	3-339 A	3-340 D	3-341 B	3-342 C
3-343 E	3-344 D	3-345 B	3-346 A	3-347 A	3-348 C	3-349 B	3-350 D
3-351 A	3-352 E	3-353 B	3-354 C	3-355 D	3-356 A	3-357 E	3-358 B
3-359 C	3-360 A	3-361 B	3-362 B	3-363 C	3-364 A	3-365 C	3-366 B
3-367 A	3-368 B	3-369 A	3-370 B	3-371 A	3-372 C	3-373 E	3-374 D
3-375 B	3-376 C	3-377 A	3-378 D	3-379 B	3-380 A	3-381 C	3-382 D
3-383 A	3-384 E	3-385 E	3-386 C	3-387 B	3-388 A	3-389 D	3-390 D
3-391 A	3-392 E	3-393 C	3-394 B	3-395 A	3-396 E	3-397 B	3-398 D
3-399 E	3-400 D	3-401 A	3-402 B	3-403 C	3-404 A	3-405 B	3-406 C
3-407* D	3-408* E	3-409* A	3-410* B	3-411* C	3-412 C	3-413 D	3-414 B
3-415 E	3-416 A						

3-417 ABCD	3-418 BDE	3-419 BCE	3-420 ABCDE	3-421 AB
3-422 ABCE	3-423 CDE	3-424 ABCD	3-425 ABC	3-426 DE
3-427 CE	3-428 ABE	3-429 ABC	3-430 ABCDE	3-431 CDE
3-432 BCDE	3-433 ABD	3-434 ABD	3-435 ABC	3-436 ABDE
3-437 AB	3-438 ABD	3-439 BD	3-440 ACE	3-441 BCDE
3-442 AB	3-443 ABCDE	3-444 ABD	3-445 ABCDE	3-446 ABCD
3-447 CDE	3-448 ABCDE	3-449 ABCDE	3-450 ABCDE	3-451 ABD
3-452 AB	3-453 ABCDE	3-454 ABCD	3-455 ABC	3-456 ABCD
3-457 CD	3-458 ABCD	3-459 ABCDE	3-460 ACDE	3-461 BE
3-462 ABC	3-463 CD	3-464 ABCDE	3-465 CDE	3-466 BCDE
3-467 ABCDE	3-468 ABE	3-469 ABDE	3-470 ABC	3-471 AE
3-472 BD	3-473 ABCDE	3-474 ABDE	3-475 ABE	3-476 AC
3-477 ACD	3-478 ABC			

3-2 题解：视诊是通过视觉进行观察和了解病人全身或局部的病变特征的一种检查方法，如全身情况、年龄、发育、营养、意识状态、面容、表情、体位、姿态等，以及身体各部位情况，包括皮肤、黏膜、舌苔、头颈、胸廓、腹形、四肢、肌肉、骨骼、关节外形等。因此，视诊适用范围很广，尤其是护理人员更应重视视诊。

3-37 题解：正常成年男子血压较女子稍高，劳动及饱食后血压较高，情绪紧张、剧烈活动、饮酒和吸烟也可影响血压，高热环境中血压可下降，寒冷环境中血压可上升，一天内血压有两个高峰时间，即上午8～10点，下午4～6点。

3-72 题解：正常皮肤含有一定量的色素，这些色素是由苯丙氨酸在体内经氧化酶催化形成酪氨酸，再经酪氨酸酶催化生成多巴，最后形成黑色素。色素丢失是由于酪氨酸酶缺乏使体内的酪氨酸不能转化为多巴而形成黑色素的缘故。

3-83 题解：发绀是指血液中还原血红蛋白增多，超过50g/L，致皮肤与黏膜呈现青紫色。因此，严重贫血时不能显示发绀，是因为血红蛋白量减少，即使大部分被还原，也达不到皮肤与黏膜呈现青紫色的临界值。

3-166 题解：舒张期额外心音包括开瓣音、奔马律、心包叩击音和肿瘤扑落音，而喀喇音是收缩期额外音。

3-228 题解：匙状指又称反甲。其特点是指甲中央凹陷，边缘翘起，指甲变薄，表面粗糙，干脆有条纹，多为组织缺铁或某些氨基酸代谢紊乱所致的营养障碍，见于缺铁性贫血、营养不良等疾病。

3-407～3-411 题解：Murphy(＋)即墨菲征阳性，又称胆囊触痛征(＋)，常见于急性胆囊炎病人。Babinki sign(＋)即巴彬斯基征阳性，为病理反射，提示锥体束病损。Courvoisier(＋)即胆总管渐进阻塞征，为胰头癌压迫胆总管，导致胆管阻塞。Kernig sign(＋)即克尼格征阳性，为脑膜刺激征，是脑膜炎、蛛网膜下隙出血等病变的重要体征。McBurney(＋)即麦氏点压痛，常见于急性阑尾炎病人。

【名词解释题】

3-479 生命体征是评估生命活动存在与否及其质量的指标，包括体温、脉搏、呼吸、血压。

3-480 嗜睡是一种最轻的意识障碍。病人处于病理性的睡眠状态，可被唤醒，醒后尚能保持短时期的醒觉状态，但反应较迟钝，一旦刺激去除，则又迅速入睡。

3-481 谵妄是指一种以兴奋性增高为主的高级神经活动急性失调状态，表现为意识模糊、定向力消失、感觉错乱、乱语、躁动。

3-482 昏睡是接近昏迷的一种意识障碍，虽处于熟睡状态，但强烈刺激尚能勉强唤醒，病人表情淡漠、答非所问，又很快入睡。

3-483 昏厥是指一种大脑功能暂时性严重障碍，表现为突然发生短暂的意识丧失。常有脑部缺血引起供氧不足，或因血液化学成分的改变。见于低血糖、碱中毒及脑组织损伤等。

3-484 浅昏迷病人虽神志丧失，无法唤醒，但对强烈的疼痛刺激（如压眶）尚可出现痛苦表情。瞳孔对光反应、角膜反射以及吞咽、咳嗽等各种反射仍存在。

3-485 深昏迷病人意识全部丧失，对强烈刺激也全无反应，瞳孔扩大，一切反射均消失，全身肌肉松弛，呼吸不规则，大、小便失禁。

3-486 强迫体位的患者为了减轻躯体痛苦，被迫经常采取并长期保持的某种体位，如支气管哮喘患者呼吸困难时被迫取坐位。

3-487 辗转体位是指腹痛发作时，患者辗转反侧，坐卧不安，见于胆石症、胆道蛔虫症、肠绞痛等。

3-488 发绀是指血液中还原血红蛋白的绝对量增多（＞50g/L），而致皮肤黏膜呈青紫色的现象,常见于心肺疾患和某些中毒患者。

3-489 黄染是指血液中胆红素浓度超过 34.2μmol/L 时,渗入皮肤黏膜使之发黄,见于胆道阻塞、肝细胞损害或溶血性疾病。

3-490 出血点是皮肤或黏膜下出血,直径<2mm,常见于血液病、重症感染、某些血管损害疾病,以及工业毒物或药物中毒等。

3-491 荨麻疹是局部皮肤暂时性的水肿性隆起,大小不等、形态不一,苍白或淡红,伴瘙痒,消退后不留痕迹,主要由于异性蛋白性食物、药物或其他物质过敏和虫咬伤等引起。

3-492 蜘蛛痣是皮肤小动脉末端扩张所形成的蜘蛛样血管痣,常见于慢性肝炎或肝硬化患者,亦可见于健康的妊娠期妇女。

3-493 慢性肝病患者大小鱼际处皮肤常发红,加压后褪色,称为肝掌。一般认为肝掌的发生与肝脏对雌激素的灭活作用减弱、体内雌激素水平升高有关。

3-494 方颅是前额左右突出,头顶平坦呈方形。常见于小儿佝偻病、先天性梅毒等疾病。

3-495 鼻翼扇动是指吸气时鼻孔开大,呼气时鼻孔回缩,常见于伴有呼吸困难的高热性疾病、支气管哮喘或心源性哮喘发作时。

3-496 相当于第二磨牙处的颊黏膜出现针尖样白点,周围有微血管扩张的红晕,为麻疹黏膜斑,是麻疹早期的特征。

3-497 镜面舌又称光滑舌,舌头萎缩、舌体较小,舌面光滑呈粉红色或红色,见于缺铁性贫血、恶性贫血、重度营养不良及慢性萎缩性胃炎。

3-498 颈静脉怒张是病人取坐位或立位见颈静脉充盈,卧位时明显充盈怒张,为上腔静脉回流受阻,静脉压升高所致,见于右心衰竭、心包积液或纵隔肿瘤等。

3-499 病人取半卧位,压迫患者肿大的肝脏时可致颈静脉逐渐充盈,这一现象称肝颈静脉回流征阳性,是右心功能不全的重要体征之一。

3-500 扁平胸是前后径小于左右径一半,呈扁平状,常见于瘦长体型者,慢性消耗性疾病者。

3-501 鸡胸为胸廓的左右径短于前后径,胸廓的上下径较短,且胸骨下端前突,前侧胸壁肋骨凹陷。属于佝偻病胸,常见于儿童的佝偻病。

3-502 漏斗胸为胸骨剑突处向内凹陷,形似漏斗。属于佝偻病胸,常见于儿童的佝偻病。

3-503 桶状胸指胸廓前后径与横径大致相等,肋骨趋于水平,肋间隙增宽;胸椎的生理性后凸加大,呈圆桶状,见于肺气肿。

3-504 库氏呼吸是呼吸加深而次数稍快,是由于呼吸中枢受到强烈刺激所致,见于尿毒症、糖尿病等所引起的代谢性酸中毒。

3-505 潮式呼吸是呼吸由浅慢逐渐变深快,然后再由深快变为浅慢,继之经暂停后,再周而复始。这是由于呼吸中枢兴奋性降低所致,见于中枢神经系统疾病、某些中毒等。

3-506 间停呼吸表现为规则或不规则呼吸几次后,突然呼吸暂停数秒钟后又开始呼吸。这是由于呼吸中枢兴奋性降低所致,为病情危重的征象。

3-507 叹息样呼吸表现为在规律正常的呼吸中插入一次深大呼吸,常伴有叹息声,多为功能性改变。见于神经衰弱、精神紧张或抑郁症等。

3-508 三凹症是指当呼吸道部分梗阻时,气流进入肺内不畅,表现为吸气费力,出现胸骨上窝、锁骨上窝、肋间隙的凹陷现象。

3-509 语音震颤又称(触觉语颤),指被评估者声带振动产生的声波可沿气管、支气管及肺泡传至胸壁,引起共鸣,产生的细微的震动可被评估者的手感觉。

3-510 当气流通过狭窄的小支气管管腔,或冲击小支气管腔的黏稠分泌物使之震动所产生的音响,且音调高,常伴呼气延长,称为哮鸣音。

3-511 啰音是正常呼吸音以外的附加音,包括干啰音和湿啰音。

3-512 当胸膜有炎症时,胸膜表面可粗糙不平,呼吸时相互摩擦而产生音响,称为胸膜摩擦音。

3-513 心尖搏动指心脏收缩时,心尖撞击心前区左前下方胸壁,引起局部组织向外搏动。正常人心尖搏动通常明显可见,为成人坐位时位于第5肋间左锁骨中线内0.5～1.0cm处,搏动范围直径为2.0～2.5cm。

3-514 正常心脏收缩时,心尖向外搏动,若心脏收缩时心尖反而向内凹陷,称为负性心尖搏动。见于粘连性心包炎或重度右室肥大。

3-515 心脏震颤又称"猫喘"。用手掌心置于心前区感触到的一种细微震动感,似触及猫颈部呼吸时所感到的震颤感觉。常为血流通过明显狭窄的瓣膜或异常通道而产生漩涡(杂音)震动胸壁所致,乃器质性心血管疾病的特征性体征之一,常见于心脏瓣膜病。

3-516 心包摩擦感是一种与胸膜摩擦感相似的心前区摩擦震动感,是心包发生炎症时,由于纤维蛋白的渗出,使心包膜粗糙,当心脏收缩,心包脏层和壁层之间相互摩擦产生的振动经评估者手被感知,称为心包摩擦感。以胸骨左缘第4肋间处最易触及,坐位前倾或呼气末明显,见于急性心包炎。

3-517 左、右心室增大称普大型心,表现为心浊音界向两侧扩大,且左界向左下扩大。常见于扩张型心肌病、全心衰竭或重症心肌炎等。

3-518 左心房增大表现为胸骨左缘第3肋间心浊音界增大,心腰部饱满。当伴有肺动脉段增大时,表现为胸骨左缘第2、3肋间心浊音界均增大,且心腰部更饱满甚至膨出,心界如梨形,常见于风心病二尖瓣狭窄(又称二尖瓣型心)。

3-519 靴形心表现为心浊音界向左下扩大,心腰部(主动脉与左室交接处向内凹陷的部分)加深,心界似靴形。常见于主动脉瓣关闭不全(又称主动脉型心)或高血压性心脏病。

3-520 三角形烧瓶样心是指心包积液达到一定量时,心浊音界向两侧扩大,且随体位改变而变化。仰卧位时心底部浊音区明显增宽,坐位时心浊音区呈三角形(烧瓶心)。

3-521 期前收缩(过早搏动)为一种异位节律性的心律失常,临床表现为在规律心律的基础上主动提前搏动一次或多次而称之。

3-522 心房颤动简称房颤,是由于心房内异位节律点发出异位冲动产生的多个折返所致。其听诊特点为:①心律绝对不规则;②第一心音强弱不等;③脉搏短绌,即脉率少于心率。心房颤动常见于风心病二尖瓣狭窄、冠心病或甲状腺功能亢进症等患者。

3-523 舒张期奔马律是指病人在心室舒张期所出现的一种附加音,组成了三音心律,其心率在100次/分以上,犹如马奔驰时的蹄声。常见于动脉硬化性心脏病、心肌炎等重症心脏病病人,提示左心室功能低下,为一种危重的体征。

3-524 心脏杂音是在心音以外出现的一种具有不同频率、不同强度、持续时间较长的夹杂音,可与心音分开或相连接,甚至完全遮盖心音。它的出现对诊断心脏瓣膜病具有重要意义。

3-525 用手指轻压病人指甲床末端或用清洁玻璃片轻压其口唇黏膜,如见到红白交替的微血管搏动现象,即为毛细血管搏动征,多见于主动脉瓣关闭不全、甲状腺功能亢进症、重症贫血等。

3-526 将听诊器放置肱动脉或股动脉处所听到类似枪击样的"嗒嗒"音称为枪击音。这是由于脉压增大,脉波冲击动脉壁所致,主要见于主动脉瓣关闭不全。

3-527 水冲脉是脉搏骤起骤落,急促而有力,犹如水在脉管中冲击,是由于脉压增大所致,见于主动脉瓣关闭不全、甲状腺功能亢进症等。

3-528 每分钟脉搏>100次,称为速脉,见于发热、贫血,以及甲状腺功能亢进、心功能不全、周围循环衰竭、心肌炎等情况。

3-529 每分钟脉搏<60次称为缓脉,见于颅内压增高、黄疸、甲状腺功能减退、病态窦房结综合征、房室传导阻滞等病人。

3-530 交替脉指脉搏搏动强弱相间,交替出现,节律整齐,是由于心室收缩强弱不均所致,为心肌损害的一种表现,见于高血压性心脏病、冠状动脉硬化性心脏病及左心衰竭的早期。

3-531 奇脉是指吸气时脉搏显著减弱或消失,是由于心包腔内压力升高,使心脏舒张充盈受限所致,见于心包积液和缩窄性心包炎。

3-532 周围血管征包括水冲脉、枪击音、杜柔双重杂音、毛细血管搏动征。是由脉压增大所致,常见于高热、严重贫血、甲状腺功能亢进、主动脉瓣关闭不全或动脉导管未闭等。

3-533 腹上角为两侧肋弓至剑突根部交角,用于判断体型及肝脏测量定位。

3-534 当腹腔内大量积液,仰卧位时液体因重力作用下沉于腹腔两侧,致腹部外形宽而扁,称为蛙腹,常见于肝硬化腹腔积液等。

3-535 胃肠道梗阻时,梗阻近端的胃或肠段饱满而隆起,显出各自的轮廓,称胃型或肠型。

3-536 肠蠕动时,肠管内气体和液体随之流动,产生一种断续的咕噜声或气过水声,称为肠鸣音。正常肠鸣音大约每分钟4~5次,以脐部最清楚。

3-537 患者仰卧位,检查者以稍弯曲而并拢的四指连续迅速地冲击患者上腹部所听到胃内气体与液体相撞击而发出的声音称振水音。如在空腹或饭后6~8小时以上,胃部仍有振水音,提示胃内有液体潴留,见于幽门梗阻、胃扩张等。

3-538 仰卧位腹部叩诊时,腹部中央叩诊呈鼓音,两侧呈浊音;侧卧时上侧腹部呈鼓音,下部呈浊音。这种随体位不同而变动的现象称为移动性浊音,见于腹腔积液病人。

3-539 用手按压腹部时,病人有疼痛的感觉称为压痛。

3-540 以手指缓缓地压迫腹痛部位,然后突然松开压迫的手指,若病人感到腹痛加重,称为反跳痛,多为壁层腹膜的炎症反应。

3-541 压痛、反跳痛与腹肌紧张并存,是腹膜炎症病变的可靠体征,在临床上将其称为腹膜刺激征(也称腹膜炎三联征)。

3-542 以左手掌平放在被检脏器的体表位置上,右手握拳用由轻到中等强度的力量叩击左手背,如病人感到疼痛,称为叩击痛。

3-543 腹壁静脉曲张是门静脉或上、下腔静脉回流受阻时,血液改道,经侧支循环腹壁静脉而回流心脏,使原本关闭的腹壁静脉充盈易见,甚至曲张。

3-544 匙状甲又称反甲,其特点为指甲中央凹陷,边缘翘起,指甲变薄,表面粗糙。多见于缺铁性贫血,偶见于风湿热及甲癣。

3-545 爪形手手指呈鸟爪样,见于尺神经损伤,进行性肌萎缩;脊髓空洞症和麻风等。

3-546 杵状指为指端组织呈鼓槌形增大,指甲与甲皱间夹角多>180°,系长期缺氧所致,见于发绀型先天性心脏病、慢性肺部疾患、支气管扩张等。

3-547 膝外翻:直立时双腿并拢,若两踝距离增宽,一小腿向外偏斜,双下肢呈"X"状,称"X形腿",见于佝偻病。

3-548 肌张力指肌肉的紧张度。除触摸肌肉测试其硬度外,并测试完全放松的肢体被动活动时的阻力大小。

3-549 静止性震颤是肢体静止状态下出现的震颤,见于震颤麻痹症。

3-550 下肢静脉曲张:多发生在小腿,可见下肢静脉如蚯蚓状弯曲、怒张,久立加重,卧位抬高下肢减轻。常见于从事站立性工作者或栓塞静脉炎患者。

3-551 舞蹈样动作:为不规律的、不对称的、幅度不等的急促动作,如突发的肢体伸展、挤眉、眨眼、伸舌、摆头等,见于锥体外路病变。

3-552 病理反射是指锥体束病损时,失去了脑干和脊髓的抑制作用而出现的异常反射。1岁半以内的婴幼儿由于锥体束发育不完善,也可出现此反射,但不属于病理性。

3-553 脑膜刺激征指脑膜或脑膜邻近病变波及脑膜时,可刺激脊神经根,使相应的肌群发生痉挛,当牵拉这些肌肉时,病人可出现防御反应,这种现象称为脑膜刺激征,包括颈强直、克尼格征和布鲁津斯基征。

3-554 眼心反射是嘱被检者在安静状态下平卧15分钟,先测1分钟脉搏次数,而后闭眼,检查者右手中指及示指置于眼球两侧,逐渐施压至感觉不适为止。加压20~30秒后计数1分钟脉搏,正常可较加压前减慢10~12次/分钟。临床意义为脉率减慢>12次/分钟提示迷走神经功能增强;减慢达18次/分钟以上提示迷走神经功能明显亢进。若压迫后脉率不减慢或反增速,称倒错反应,说明交感神经功能亢进。

3-555 竖毛反射是将冰块或冷水置于被检者皮肤上(颈后部或腋下部)数秒钟后,可见竖毛肌收缩,毛囊处隆起如鸡皮状。根据反应部位可协助交感神经功能障碍的定位诊断。

3-556 卧立位试验被检者取平卧,计1分钟脉搏数,然后嘱起立、站直,再计数1分钟脉搏。临床意义为由卧位到直立位脉搏数加快10~12次/分钟,表明交感神经兴奋增强。由直立位到卧位称立卧反射,若减慢10~12次/分钟则为副交感神经兴奋增强。

【简述问答题】

3-557 全身体格检查的基本要求:护理体检(身体评估)时护理人员举止要端庄,态度要和蔼,具有高度的责任心,操作要细致、耐心、轻柔、规范。环境要安静,室温、光线要适宜。检查前向病人说明检查的目的和配合的动作。检查者应站在病人的右侧,检查时依次暴露各被检查的部位,按照一定的顺序进行,通常先测生命体征,然后检查头、颈、胸、腹、脊柱、四肢、生殖器、肛门、神经系统,力求系统、全面。对危急症病人边协助医师抢救,边做重点检查。对住院病人要加强观察,及时发现新的体征。腹部触诊时患者取仰卧位,两腿屈起略分开,腹肌尽量放松;做下腹部检查必要时应嘱患者排尿排便;手脑并用,边触边想。

3-558 一般状态视诊内容包括性别、年龄、生命体征、发育与体型、营养状况、意识状态、语调与语态、面容与表情、体位、姿势、步态等。

3-559 测量体温中常见的误差原因有检查前未将体温计的汞柱甩到35℃以下;口测前用热水漱口或喝热水;腋测时用热毛巾擦拭腋部或没有将体温计夹紧;体温计附近放置有影响局

部体温的冷热物体,如冰袋或热水袋等。

3-560 运用血压计测量血压的具体方法:病人在安静环境休息5～10分钟,采取仰卧位或坐位,裸露被检上肢,肘部应与心脏同一水平,上臂伸直并轻度外展45°,袖带紧贴皮肤缚于上臂,距肘弯横纹上2～3cm,不宜过紧或过松。打开血压计开关,检查水银柱液面是否与0点平齐,将听诊器置于肱动脉上,继而向气袖内注气,待动脉搏动消失再升高2.7～4.0kPa(20～30mmHg),然后缓缓放气,听到第一个搏动声为收缩压,水银柱继续下降至声音突然变沉至消失为舒张压。解下袖带,将血压计向右侧倾斜,使水银进入槽内后关闭开关。

3-561 皮肤的颜色改变有苍白、发红、发绀、黄染、色素沉着、色素脱失等。

3-562 从发病机制上看,它们都为血液中还原血红蛋白增多所致发绀,但中心性发绀是由于心肺疾病所致(肺性是由于通气、换气、弥散功能障碍;心性是由于右向左分流,使动脉血混入动脉血中所致),临床特点是全身性、皮肤温暖,以口腔黏膜舌为突出;而周围性发绀是由于体循环淤血,周围组织氧耗过多或由于动脉缺血(休克),周围组织灌注不足缺氧所致,临床特点是肢体末端及下垂部位明显,皮肤冷,加温和按摩后可减轻或消失。

3-563 临床常见皮疹的类型、特点和临床意义:常见皮疹特点如下:①斑疹,表现为局部皮肤发红,边界清楚,大小不定,不隆起于皮面。见于丹毒、风湿性多形性红斑、斑疹伤寒等。②玫瑰疹,是鲜红色的圆形斑疹,直径为2～3mm,由病灶周围血管扩张引起。多见于前胸及上腹部,是伤寒或副伤寒的特征性皮疹。③丘疹,局部皮肤颜色改变,隆起于皮面,较坚实,见于麻疹、药物疹、湿疹、风疹、猩红热、玫瑰糠疹等。④斑丘疹,丘疹周围有皮肤发红的底盘,见于风疹、药物疹、猩红热等。⑤荨麻疹,苍白色或红色,大小不一,形态各异的局限性水肿团块,隆起于皮面,有痒感,为速发型皮肤变态反应所致,常见于药物或食物过敏。⑥疱疹,大小不等,充满浆液的小水疱,隆起于皮面。见于单纯疱疹、带状疱疹、水痘等。

3-564 淋巴结评估应按照一定顺序进行,以免遗漏。通常按耳前、耳后、枕部、颈后、颈前(颌下、颏下)、锁骨上、腋窝、滑车上、腹股沟、腘窝等顺序进行。淋巴结肿大一般由炎症、结核、恶性肿瘤转移、淋巴瘤、淋巴性白血病等引起。

3-565 评估方法为嘱被评估者头稍后仰,张口发"啊"音时评估者一手持手电筒照明,一手用压舌板或棉签在舌的前2/3与后1/3交界处迅速下压,此时可见扁桃体。扁桃体肿大可分为三度:Ⅰ度为有扁桃体肿大但不超过咽腭弓;Ⅱ度为扁桃体肿大超过咽腭弓者;Ⅲ度为扁桃体肿大达到或超过咽后壁中线者。肿大常为急性扁桃体发炎。

3-566 甲状腺触诊评估包括甲状腺峡部和侧叶的触诊。

(1) 甲状腺峡部:评估者站于被评估者前面用拇指从胸骨上切迹向上触摸,可触到气管前软组织,嘱被评估者做吞咽动作,可感到此软组织在手下滑动,判断其有无肿大。评估者也可站在被评估者身后用示指、中指、环指等进行触诊。

(2) 甲状腺侧叶:①前面触诊:评估者立于被评估者前方。评估左叶时,评估者左手拇指置于被评估者环状软骨下气管右侧,将甲状腺轻推向左侧,右手示指、中指、环指放在被评估者左侧的胸锁乳突肌后缘,向前推挤甲状腺侧叶,右手拇指在左侧的胸锁乳突肌前缘滑动触摸,触诊时嘱患者配合吞咽动作,随吞咽而上下动者即为甲状腺。用同法检查右侧。应注意甲状腺的轮廓、大小、质地、对称性、有无压痛及震颤等情况。②后面触诊:评估者立于被评估者背面。评估左叶时,评估者右手示指、中指、环指头放在环状软骨下气管右侧向左轻推甲状腺右叶,评估者左手拇指置于被评估者左侧的胸锁乳突肌后缘,向前推挤甲状腺侧叶,左手的示指、中指、环指在左侧的胸锁乳突肌前缘滑动触摸,触诊时嘱患者配合吞咽动作,随吞咽而上下动者即为甲状腺。用同法检查右侧。触及甲状腺肿大时应注意其大小、质地、对称性、有无压痛及震颤等情况甲状腺肿大可分三度:不能看出肿大但能触及者为Ⅰ度;能看到肿大又能触及,但在胸锁乳突肌外缘以内者为Ⅱ度;超过胸锁乳突肌外缘者为Ⅲ度。

3-567 瞳孔常可反映中枢神经系统的一般功能状态,为危重病人的主要监测项目。瞳孔缩小见于有机磷杀虫药、巴比妥类、吗啡等药物中毒;瞳孔散大见于视神经萎缩、阿托品药物中毒及深昏迷病人;两侧瞳孔大小不等提示颅内病变,如颅内出血、脑外伤、脑肿瘤、脑疝等。

3-568 健康人口唇红润光泽。口唇苍白见于虚脱、贫血及主动脉瓣关闭不全;口唇发绀见于心肺功能不全等;口唇颜色深红见于发热性疾病;口唇呈樱桃红色见于一氧化碳中毒;口角糜烂见于维生素B_2缺乏;口唇疱疹多为病毒所致;口唇突然发生非炎症性、无痛性肿胀,见于血管神经性水肿;唇裂见于先天性发育畸形;口唇增厚增大见于克汀病、黏液性水肿、肢端肥大症等。

3-569 呼吸节律改变的病理意义。呼吸中枢兴奋性降低、呼吸中枢衰竭的晚期或病人垂危时常可出现潮式呼吸、间停呼吸、下颌呼吸、点头呼吸、鱼嘴呼吸、抽泣式呼吸;神经官能症、精神紧张或忧郁病人常可出现叹气样呼吸。

3-570 捻发音:一种极细而均匀一致的湿啰音。老年人或长期卧床者可在肺底闻及。持续存在的捻发音为病理性的,见于肺炎早期、肺结核早期、肺淤血、纤维性肺泡炎。

3-571 正常人支气管呼吸音的听诊部位在喉部、胸骨上窝、背部第六、七颈椎及第一、二胸椎两侧。听诊特点为吸气时相小于呼气时相,吸气音响小于呼气音响,类似于"哈"音。肺泡呼吸音的听诊部位在支气管呼吸音和支气管肺泡呼吸音区域以外的部位。听诊特点为吸气时相大于呼气时相,吸气音响大于呼气音响,类似于"夫"音。支气管肺泡呼吸音的听诊部位在胸骨角两侧,肩胛间区第三、四胸椎。听诊特点为吸气时相和呼气时相大致相等,吸气音类似于肺泡呼吸音的吸气音,但音响较强,音调较高。呼气音类似于支气管呼吸音的呼气音,但音响较弱,音调较低。

3-572 胸膜摩擦音和心包摩擦音的区别是嘱病人暂停呼吸,若为心包摩擦音则仍然存在,若为胸膜摩擦音则会消失。

3-573 大叶性肺炎病人的阳性体征:视诊:急性病面容,口唇疱疹;触诊:患侧语音震颤增强,患侧呼吸动度减弱;叩诊:充血期:浊音,实变期:浊音或实音;听诊:闻及异常支气管呼吸音和湿啰音。

3-574 阻塞性肺气肿病人的阳性体征:视诊:桶状胸,肋间隙增宽;触诊:两侧语音震颤减弱,两侧呼吸动度减弱;叩诊:两肺叩诊过清音,肺下界下降,心浊音界缩小或消失;听诊:两肺肺泡呼吸音减弱,呼气音延长,语音共振减弱。

3-575 心尖搏动位置变化的临床意义:生理情况下,心尖搏动的位置可因年龄、体型、体位的不同而有所差异。如小儿、妊娠妇女、体型肥胖的人,心尖搏动可向上向外移位;体型消瘦的人心尖搏动可向内下移位至第六肋间;卧位时心尖搏动为略向上移位,侧卧位时心尖搏动则移向侧卧的一侧。病理情况下,常见的可引起心尖搏动移位的疾病有:①心脏本身的疾病:左室增大时,可引起心尖搏动向左下移位;右室增大时,可引起心尖搏动向左移位;左、右心室增大时,出现常伴心浊音向两侧扩大的心尖搏动向左下移位。②影响纵隔或气管位置的胸部疾病:

一侧气胸或胸腔积液时心尖搏动移向健侧；一侧胸膜粘连、增厚或肺不张，心尖搏动移向患侧。③影响横膈位置的腹部疾病：大量腹腔积液或腹腔巨大肿瘤，心尖搏动可向上移位。

3-576 主动脉瓣狭窄病人在胸骨右缘第二肋间可触到收缩期震颤；肺动脉瓣狭窄病人在胸骨左缘第二肋间可触到收缩期震颤；室间隔缺损病人在胸骨左缘第三、四肋间可触到收缩期震颤。二尖瓣狭窄病人在心尖区可触到舒张期震颤。动脉导管未闭病人在胸骨左缘第二肋间可触到连续性震颤。

3-577 正常成人心脏相对浊音界如下：

正常成人心脏相对浊音界

心右界(cm)	肋间	心左界(cm)
2～3	二	2～3
2～3	三	3.5～4.5
3～4	四	5～6
	五	7～9

3-578 心脏瓣膜听诊区的部位和顺序：
(1) 二尖瓣区：在心尖搏动最强点（心尖部）。
(2) 肺动脉瓣区：在胸骨左缘第二肋间。
(3) 主动脉瓣区：在胸骨右缘第二肋间。
(4) 主动脉瓣第二听诊区：在胸骨左缘第三肋间。
(5) 三尖瓣区：在胸骨体下端近剑突处左缘（第四、五肋间）或右缘。

听诊时应按照一定的顺序进行，通常从二尖瓣区开始，按逆时针方向依次听诊肺动脉瓣区、主动脉瓣区、主动脉瓣第二听诊区和三尖瓣区。

3-579 第一心音和第二心音听诊的特点：第一心音(S1)：主要由二尖瓣和三尖瓣骤然关闭的振动所产生。S1 的出现标志着心室收缩期的开始，听诊以心尖部最强而清晰，音调较 S2 低，音响较强，性质较钝，持续时间较 S2 长。第二心音(S2)：主要由肺动脉瓣和主动脉瓣突然关闭的振动所产生。S2 的出现标志着心室舒张期的开始，听诊以心底部最强，音调较 S1 高而清脆，占时较 S1 短。正常青少年肺动脉瓣区第二心音(P2)较主动脉瓣区第二心音(A2)强。

3-580 心房颤动的听诊特点：①心律完全不规则。②第一心音强弱不等且无规律。③脉搏短绌：常见于二尖瓣狭窄、冠心病、甲状腺功能亢进症等。

3-581 当你听到心脏杂音应注意什么？听到心脏杂音时，应注意杂音最响的部位、时间、强度、性质、传导方向及与呼吸体位的关系。

3-582 功能性杂音几乎全为收缩期杂音，在肺动脉瓣区和心尖区容易听到，且多局限、柔和，响度为Ⅰ～Ⅱ级，持续时间较短。而病理性杂音多在Ⅲ级以上，比较粗糙，占全收缩期。一般舒张期杂音均见于心脏器质性病变。

3-583 舒张期奔马律和生理性第三心音的区别是：舒张期奔马律多数心率较快，每分钟100 次以上，3 个声响的时距基本相等，性质相似，且体位改变对听诊无影响。它的出现提示有器质性心脏病。第三心音是紧接在第二心音后一个短暂的音响，卧位时易听到，坐位时则消失，多出现于心率较慢时，如果心率较快，第三心音可以消失。它的出现常见于健康的儿童和青年。

3-584 将钟形听诊器置于肱动脉或股动脉处并加压,听到收缩期和舒张期双重杂音,称为杜柔(Duroziez)双重杂音,是由于血流在听诊器体件造成的狭窄处往返所致。其临床意义主要见于主动脉瓣关闭不全等病人。

3-585 腹部的体表标志有哪些,有何意义:①肋弓下缘:由第八~十肋软骨连接形成的肋弓,肋弓下缘是腹部体表的上界。主要用于腹部分区、肝脾测量、胆囊定位等。②胸骨剑突:胸骨下端的软骨是腹部体表的上界。主要作为肝脏测量的标志。③腹上角:前胸两侧肋弓的交角。主要用于判断体型和肝脏的测量。④脐:位于腹部中心,向后投影相当于第三~四腰椎之间。主要用于腹部四区法分区的标志及腰椎穿刺的部位定位。⑤髂前上棘:是髂嵴前方突出点,主要用于腹部九区法分区的标志和骨髓穿刺的部位定位。⑥腹直肌外缘:相当于锁骨中线在腹部的延续。主要用于手术切口的位置和胆囊点的定位。⑦腹中线(腹白线):为前中线在腹部的延续。主要用于腹部四区法分区的标志。⑧腹股沟韧带:是腹部体表的下界,是髂前上嵴与耻骨结节之间的腹股沟深面。主要用于寻找股动脉和股静脉的标志。⑨耻骨联合:两耻骨间的纤维软骨连接,共同组成腹部体表下界。主要用于骨盆平面分界的标志之一。⑩肋脊角:两侧背部第十二肋骨与脊柱的交角。主要用于评估肾区压痛和叩击痛的位置。

3-586 肝浊音界缩小或消失(代之以鼓音)的临床意义:①叩诊肝浊音界缩小见于急性肝坏死、肝硬化和胃肠胀气等。②肝浊音界消失代之以鼓音者多因胃肠穿孔、腹腔内游离气体覆盖于肝表面所致。也见于人工气腹后、间位结肠、腹部大手术后数日内。气胸(右)和肺气肿,肝浊音界可缩小。

3-587 全腹触诊的顺序:从健康部位开始,逐渐移向病变区域一般常规检查先从左下腹开始,循逆时针方向,由下而上、先左后右、由浅入深,将腹部各区仔细进行触诊,并注意比较病变区与健康部位。

3-588 肝脏触诊的方法可用单手或双手触诊法。腹壁较薄、软,肝位置较浅者可用单手触诊法,若腹壁较厚、肝脏位置较深者,可用双手触诊法。触及肝脏时,应详细描述其大小、质地、表面、边缘、压痛及搏动等。

3-589 脾大超过脐水平时,可用三线记录法:①1线又称甲乙线,测量左锁骨中线与左肋弓交叉点至脾下缘的距离;②2线又称甲丙线,测量交叉点至脾尖的最远距离;③3线又称丁戊线,表示脾右缘到正中线的垂直的距离,超过正中线以+号表示,未超过则以—号表示。

3-590 急性腹膜炎病人的阳性体征:视诊:急性危重病面容,强迫仰卧位,两下肢屈曲,呼吸浅快,呼吸运动减弱或消失,出现肠麻痹时全腹膨隆;触诊:腹膜刺激征;叩诊:肝浊音界缩小或消失;听诊:肠鸣音减弱或消失。

3-591 肝硬化病人早期体征:面部毛细血管扩张,蜘蛛痣和肝掌,肝、脾肿大。晚期体征:皮肤色素沉着、面色灰暗、黄疸、肝脏缩小变硬、腹壁静脉曲张、腹腔积液、脾肿大等。

3-592 杵状指又称槌状指,表现为手指和脚趾远端呈鼓槌样膨大,末端指节软组织明显增厚增宽,指(趾)甲呈弧形隆起,指(趾)端背面皮肤与指(趾)甲盖构成的基底角>180°。临床上常见于支气管扩张、肺脓肿、肺癌、感染性心内膜炎、发绀型先天性心脏病等。

3-593 简述肌力分级:"0级":完全瘫痪。"Ⅰ级"至"Ⅳ级",为不全性瘫痪或轻瘫:"Ⅰ级":有肌肉收缩而无肢体运动;"Ⅱ级":肢体能在床面移动而不能抬起;"Ⅲ级":肢体可抬离床面,但不能抵抗外界阻力;"Ⅳ级":能抵抗部分外界阻力;"Ⅴ级":正常肌力。

第三章 体格检查

瘫痪的类型：①单瘫：单一肢体瘫痪，多见于运动区皮质的病变，偶可见于皮质下或仅影响支配单一肢体的运动神经病变。②偏瘫：同侧上、下肢瘫。多为上运动神经元病变所致。③截瘫：见于高位颈髓和脑干病变，也可见于双侧内囊及周围神经病变。④四肢瘫痪：运动障碍往往不对称地累及两侧肢体形成四肢瘫。一般来说，两侧上肢的情况重于下肢的情况。⑤交叉性瘫痪：病变侧下运动神经元性颅神经瘫，病变对侧上运动神经元性偏瘫，见于脑干病变。

3-594 病理反射是锥体束受损的临床表现。常见的有巴彬斯基征、奥本汉姆征、戈登征、查多克征、霍夫曼征、髌阵挛和踝阵挛。

【综合应用题】

3-595 （1）估计是皮肤出血点。进行按压检查是否褪色，若不褪色可以确诊。

（2）目前存在的护理诊断：① 皮肤黏膜完整性受损：出血，与血小板减少有关。② 活动无耐力：与贫血有关。③ 疼痛：头痛，与贫血引起神经系统缺氧有关。

3-596 （1）估计有乳腺小叶增生、月经期、乳腺炎、乳腺癌等可能性。

（2）视诊：应注意双侧乳房的形状、大小、对称性、皮肤颜色、外表、乳头状态、腋窝和锁骨上窝区域皮肤等。触诊：被评估者可取坐位或仰卧位。取坐位时两臂先下垂然后高举过头或双手叉腰。取仰卧位时，肩下要垫一小枕，抬高肩部。为便于评估和记录，通常以乳头为中心作一水平线和一垂直线，将乳房分为内上、外上、内下、外下4个象限，评估时评估者将手指或手掌轻置于被评估者乳房上，用指腹轻施压力，以旋转式或来回滑动式由浅入深地进行触诊。注意先评估健侧，后评估患侧，且按外上象限、外下象限、内下象限、内上象限的顺序进行触诊，最后触诊乳头。评估时应特别注意双侧乳房的质地和弹性、有无压痛和包块等。

3-597 （1）本病例最有可能患肺炎球菌肺炎。

（2）视诊急性病面容、患侧呼吸运动减弱；触诊患侧触觉语颤增强；叩诊呈浊音或实音；听诊可闻及异常支气管呼吸音和湿啰音。

3-598 （1）患侧呼吸运动减弱、胸廓隆起、肋间隙增宽；触诊语颤减弱或消失，气管移向健侧；叩诊患侧呈鼓音，心浊音界缩小；听诊患侧呼吸音降低或消失。

（2）护理诊断：① 疼痛：胸痛，与胸膜损伤因素有关。② 气体交换受损：与肺萎缩因素有关。

3-599 （1）目前病人发生了心房颤动。主要依据是：原有风湿性心脏病二尖瓣狭窄史；诱发因素为肺部感染；听诊心律不规则，第一心音强弱不等，脉率小于心率（脉搏短绌）。

（2）风湿性心脏病二尖瓣狭窄的主要体征：①视诊：二尖瓣面容；②触诊：心尖搏动向左移位，心尖部触及舒张期震颤；③叩诊：心浊音界向左扩大，呈梨形；④听诊：心尖部第一心音增强，闻及局限的舒张中晚期隆隆样杂音，开瓣音。

3-600 （1）估计病人胃溃疡发生了穿孔，造成急性腹膜炎。其主要的依据是：原有胃溃疡史12余年，过度劳累，上腹部出现剧烈腹痛，继后全腹剧痛，出现发热，并呕出胃内容物和胆汁。

（2）阳性体征：急性病容，腹式呼吸减弱或消失，腹壁运动减弱，腹部有压痛、反跳痛及腹肌紧张，呈"板状腹"，肝浊音缩小或消失，肠鸣音减弱或消失等。

（王　骏）

第四章 心理评估

选择题(4-1~4-93)

A₁型单项选择题(4-1~4-46)

4-1* 心理评估的意义,下列哪项除外
 A. 有助于消除不良的心理刺激 B. 有助于协调各种人际关系
 C. 有助于调动病人的主观能动性 D. 有助于医院管理
 E. 有助于协调社会交往

4-2 不妥的心理评估方法的含义是
 A. 与病人建立密切的个人关系 B. 熟悉病人的个性心理特征
 C. 注意心理护理资料收集的完整性 D. 尽量鼓励其充分表达和暴露自我
 E. 注意按预定问题有目的、有计划、有步骤的进行

4-3 下列哪项不属于护士非语言沟通技巧
 A. 表情 B. 语调
 C. 接触 D. 手势
 E. 文字暗示

4-4 心理评估最基本的方法是
 A. 会谈法 B. 自然观察法
 C. 心理测量法 D. 医学检测法
 E. 实验观察法

4-5 在自然条件下对表现心理现象的外部活动进行观察,这种心理评估方法称为
 A. 心理测量法 B. 评定量表法
 C. 自然观察法 D. 医学监测法
 E. 实验观察法

4-6 在特殊的实验环境下观察患者对特定刺激的反应,这种心理评估方法称为
 A. 心理测量法 B. 评定量表法
 C. 自然观察法 D. 非正式会谈
 E. 标准情形下观察法

4-7 在标准情形下,用统一的测量手段测试患者对测量项目所做出的反应,这种心理评估方法称为
 A. 心理测量法 B. 实验观察法
 C. 自然观察法 D. 非正式会谈
 E. 正式会谈法

4-8 个体对自己身体外形以及身体功能的认识与评价，属于自我概念中的
　　A. 喜欢自己　　　　　　　　　　B. 自我认同
　　C. 身体认同　　　　　　　　　　D. 社会认同
　　E. 自我形象
4-9 不属于自我概念的是
　　A. 外表　　　　　　　　　　　　B. 自尊
　　C. 个人角色　　　　　　　　　　D. 社会自我
　　E. 精神自我
4-10 患者自尊心增强主要表现为
　　A. 对自己要求较低或毫无要求　　B. 依赖护士做自己的生活护理
　　C. 要求医护人员接受自己的观点　D. 自我护理意识减弱
　　E. 对他人是否尊重自己的人格过分敏感
4-11 不属于自我概念评估方法的是
　　A. 会谈法　　　　　　　　　　　B. 观察法
　　C. 描述法　　　　　　　　　　　D. 投射法
　　E. 量表法
4-12 个性的功能分类是指
　　A. 情绪型、理智型、意志型　　　B. 感性型、自尊型、意志型
　　C. 乐观型、意向型、支配型　　　D. 自信型、妄想型、支配型
　　E. 理智型、意志型、情感型
4-13* 个性的特性包括
　　A. 综合性、独特性、稳定性、社会性　　B. 综合性、独特性、稳定性、生物性
　　C. 整体性、独特性、稳定性、社会性　　D. 整体性、独特性、稳定性、生物性
　　E. 整体性、独特性、稳定性、综合性
4-14 认知活动包括
　　A. 思维、语言、记忆　　　　　　B. 思维、语言、定向
　　C. 思维、推理、行为　　　　　　D. 思维、语言、行为
　　E. 思维、行为、记忆
4-15 识别与理解客观事物真实性的能力属于
　　A. 判断力　　　　　　　　　　　B. 洞察力
　　C. 理解力　　　　　　　　　　　D. 思维力
　　E. 表达力
4-16 比较和评价客观事物及其相互关系并做出结论的能力属于
　　A. 判断力　　　　　　　　　　　B. 观察力
　　C. 组织能力　　　　　　　　　　D. 沟通能力
　　E. 想象能力
4-17 一个人对自身状态的认识能力属于
　　A. 时间定向力　　　　　　　　　B. 自我定向力
　　C. 周围环境定向力　　　　　　　D. 空间定向力

E. 地点定向力

4-18 请患者按指示做一些从简单到复杂的动作,观察患者能否理解和执行指令,旨在评估患者的
A. 记忆力　　　　　　　　　　B. 洞察力
C. 推理力　　　　　　　　　　D. 理解力
E. 注意力

4-19 语言能力的评估方法不包括
A. 提问　　　　　　　　　　　B. 阅读
C. 复述　　　　　　　　　　　D. 命名
E. 反问

4-20 下列哪项不是人类特有的注意方式
A. 有意注意　　　　　　　　　B. 无意注意
C. 随意注意　　　　　　　　　D. 特异注意
E. 不随意注意

4-21 评估者取出一些常用物品,要求被评估者说出名称,此种语言能力评估方法属于
A. 复述　　　　　　　　　　　B. 自发性书写
C. 命名　　　　　　　　　　　D. 自发性语言
E. 抄写

4-22 哪项不属于我国心理学家关于情绪和情感的种类
A. 基本情绪情感　　　　　　　B. 与接近事物有关的情绪情感
C. 与自我评价有关的情绪情感　D. 与他人有关的情感体验
E. 特殊的情绪情感

4-23 情感要比情绪
A. 相对比较稳定　　　　　　　B. 持久性的心理体验
C. 内在体验形式存在　　　　　D. 较强的激动性
E. 具有深刻性

4-24 有关情绪和情感的描述,正确的是
A. 情感通过情绪表达　　　　　B. 情绪有较强的稳定性
C. 情感具有情景性和激动性　　D. 情绪和社会性需求满足与否有关
E. 情绪是在情感稳定的基础上建立发展起来的

4-25 在情绪情感分类中,肯定与否定属于
A. 正情绪情感　　　　　　　　B. 基本情绪情感
C. 与他人有关的情感体验　　　D. 与自我评价有关的情绪情感
E. 与接近事物有关的情绪情感

4-26 甲状腺功能亢进症的病人,情绪极容易变坏,其主要原因是
A. 多食消瘦　　　　　　　　　B. 低热多汗
C. 甲状腺肿大　　　　　　　　D. 睡眠欠佳
E. 浸润性突眼

4-27 心身疾病是
　　A. 心理因素引起的躯体功能紊乱　　B. 心理因素引起的躯体器官器质性变化
　　C. 心理因素引起的焦虑　　D. 心理因素引起的持久性躯体功能障碍
　　E. 神经官能症

4-28 病后产生的焦虑心理,属于病人的何种反应
　　A. 情绪反应　　B. 情感反应
　　C. 语言障碍反应　　D. 行为反应
　　E. 认知反应

4-29 患病后孤独感最多见于
　　A. 儿童　　B. 青年人
　　C. 中年人　　D. 老年人
　　E. 成年人

4-30 强烈的心理应激一般不会出现
　　A. 判断能力下降　　B. 抑制人的活动效能
　　C. 自我评价降低　　D. 意志力增强
　　E. 削弱人的体力

4-31 人在悲伤时最易出现的护理诊断
　　A. 自我形象紊乱　　B. 自我认同紊乱
　　C. 调节障碍　　D. 有自伤的危险
　　E. 绝望

4-32 有效应对压力的影响因素不包括
　　A. 压力源数量　　B. 家庭、社会、经济资源的丰富程度
　　C. 压力源的强度与持续时间　　D. 压力应对经验
　　E. 压力源质量

4-33 护士应有的心理和行为中,下列哪项不妥
　　A. 具有同情心和爱心　　B. 语言应用简练、具有鼓励性
　　C. 满足患者的一切需要　　D. 善于控制自己的情感
　　E. 具有协调各种人际关系的能力

4-34 下列哪点不是躯体残疾人的心理特点
　　A. 害怕与人交往　　B. 易产生自尊心理
　　C. 易产生孤独感　　D. 有康复的欲望
　　E. 有求职的欲望

4-35 心理健康的重要标志
　　A. 人的自我概念　　B. 人的认知水平
　　C. 情绪状态　　D. 个性特征
　　E. 对压力源的认识

4-36 焦虑状态自评量表测得某人标准分为58分,则该病人有
　　A. 轻度焦虑　　B. 中度焦虑
　　C. 重度焦虑　　D. 极重度焦虑

E. 不能确定
4-37 下列那项属于情感性应对方式
　　　A. 客观地看待问题　　　　　B. 将问题化解
　　　C. 希望事情会变好　　　　　D. 接受事实
　　　E. 努力控制局面
4-38 下列哪项是焦虑和抑郁共有的症状
　　　A. 惊慌　　　　　　　　　　B. 激惹
　　　C. 无助感　　　　　　　　　D. 情绪变化大
　　　E. 注意力无法集中
4-39* 焦虑自评量表的正常总分值为
　　　A. 50分以下　　　　　　　　B. 60分以下
　　　C. 70分以下　　　　　　　　D. 80分以下
　　　E. 90分以下
4-40 影响焦虑程度的因素除外下列哪项因素
　　　A. 焦虑的原因　　　　　　　B. 焦虑的严重性
　　　C. 焦虑的结果　　　　　　　D. 个体对焦虑的承受能力
　　　E. 焦虑的诱因
4-41 回避和忽视压力源或埋怨他人，属于压力应对方式中的
　　　A. 情绪式应对　　　　　　　B. 情感式应对
　　　C. 问题式应对　　　　　　　D. 消极式应对
　　　E. 防御式应对
4-42 生理性压力源不包括
　　　A. 失眠　　　　　　　　　　B. 衰老
　　　C. 疼痛　　　　　　　　　　D. 内分泌失调
　　　E. 寒冷
4-43 心理性压力源不包括
　　　A. 角色改变　　　　　　　　B. 无助
　　　C. 缺乏自信　　　　　　　　D. 孤独
　　　E. 焦虑
4-44 环境性压力源不包括
　　　A. 炎热　　　　　　　　　　B. 空气污染
　　　C. 外伤　　　　　　　　　　D. 生活环境改变
　　　E. 噪声
4-45 中度压力以上时人们会出现
　　　A. 思维能力增强　　　　　　B. 敏感度增强
　　　C. 判断能力增强　　　　　　D. 注意力分散
　　　E. 解决问题能力增强
4-46 医院压力评定量表中哪项权重最大
　　　A. 不得不睡在一张陌生的床上　B. 毫无预测而突然住院

C. 思念家人 D. 想到自己可能失去视力
E. 因事故住院

A₂型单项选择题（4-47～4-51）

4-47 某患者因患支气管扩张症经常咳嗽、咳痰，昨晚突然咳出鲜红色血液300ml，当时表现为十分紧张和害怕，有心悸、出汗、四肢发抖。下列哪项异常情绪最突出
A. 恐惧 B. 喜悦
C. 紧张 D. 易怒
E. 抑郁

4-48* 某大学生因失恋整天闷闷不乐，对学习毫无兴趣，常常哭泣，晚上仅睡3小时左右，根据抑郁状态自评量表总评为69分。属于下列哪一种？
A. 轻度抑郁 B. 情绪正常
C. 中度抑郁 D. 情绪高涨
E. 重度抑郁

4-49 某老人经常和媳妇发生争吵，最近情绪低落、食欲减退、体重下降、心悸、十分疲劳，基本属于情绪障碍的哪一种？
A. 焦虑 B. 抑郁
C. 恐惧 D. 易激惹
E. 高涨

4-50 某年轻人刚进入公司工作时，感到有一些压力，但情绪高涨，对周围事物很敏感，工作勤快，组织能力和洞察力强，工作很顺利。5年后升了职，工作压力很大，加上和同事关系不太和睦，判断失误越来越多。应归为何项压力反应？
A. 生理反应 B. 行为反应
C. 情绪反应 D. 正常反应
E. 认知反应

4-51 某中年人一出生被父母遗弃，自幼在福利院长大，5岁时由他人抚养，7岁时抚养他的人自己生了一个儿子，从此他被虐待，处于孤立生活状态。成年后也常被别人欺负，社交活动很少。请列出该中年人最主要的心理护理诊断
A. 自我形象紊乱 B. 自我认同紊乱
C. 功能障碍性悲哀 D. 长期自尊低下
E. 绝望

B型配伍选择题（4-52～4-74）

A. 对心理特殊问题深入了解、分析 B. 对心理资料做出总结、写出报告
C. 核实原先判断，纠正不恰当之处 D. 确定评估目的、手段与步骤
E. 收集评估者心理问题的信息

4-52 心理评估的准备阶段
4-53 心理评估的信息输入阶段
4-54 心理评估的信息加工阶段

4-55 心理评估的信息输出阶段
4-56 心理评估的回访阶段
　　A. 真实自我　　　　　　　　　　B. 期望自我
　　C. 表现自我　　　　　　　　　　D. 社会自我
　　E. 精神自我
4-57 称为社会认同的是
4-58 称为理想自我的是
4-59 自我概念的核心是
4-60 称为自我认同的是
4-61 自我概念最富于变化的部分是
　　A. 失读或失写　　　　　　　　　B. 运动性失语
　　C. 感觉性失语　　　　　　　　　D. 构音困难
　　E. 命名性失语
4-62 称呼原熟悉的人名、物品名的能力丧失为
4-63 不能说话，或只能讲一两个简单的字为
4-64 不能理解他人的语言，自述流利，但内容不正常
　　A. 接近事物倾向的情绪体验　　　B. 正情绪情感
　　C. 远离事物倾向的情绪体验　　　D. 负情绪情感
　　E. 与自我评价有关的情绪情感
4-65 抑郁、痛苦、悲哀、绝望等属于
4-66 满意、喜悦、快乐、友爱等属于
4-67 惊奇和兴趣是有
4-68 轻蔑和厌恶则是有
4-69 犹豫、自信和自卑属于
　　A. 幽默机智　　　　　　　　　　B. 升华机制
　　C. 投射机制　　　　　　　　　　D. 合理化机制
　　E. 曲解机制
4-70 指个体将客观事实加以歪曲以符合自己内心的需要属于心理防御机制的
4-71 最有名的"阿Q精神"、"酸葡萄机制"属于心理防御机制的
4-72 以开玩笑等方式化解困境，缓解内心冲突属于心理防御机制的
4-73 将不易实现的欲望变为能被社会接受的高尚行为属于心理防御机制的
4-74 指将自己不喜欢或不能接受的，转移到他人身上属于心理防御机制的

X₁型多项选择题（4-75～4-89）

4-75 心理评估的功能包括下列哪几项
　　A. 描述性评估　　　　　　　　　B. 预测性评估
　　C. 决策性评估　　　　　　　　　D. 心理过程评估
　　E. 解释性评估

4-76 个体心理评估包括的内容有
　　A. 自我概念　　　　　　　　　B. 认知水平
　　C. 情绪情感　　　　　　　　　D. 压力与应对
　　E. 角色适应

4-77 心理评估的方法
　　A. 记录法　　　　　　　　　　B. 心理测试法
　　C. 会谈法　　　　　　　　　　D. 医学监测法
　　E. 观察法

4-78 属于自我概念的分类包括
　　A. 真实自我　　　　　　　　　B. 期望自我
　　C. 表现自我　　　　　　　　　D. 社会自我
　　E. 精神自我

4-79 下列哪些是属于自我概念的组成
　　A. 自尊　　　　　　　　　　　B. 理想自我
　　C. 自我形象　　　　　　　　　D. 社会自我
　　E. 精神自我

4-80 引起自我概念改变的因素大致有
　　A. 疾病所致残疾　　　　　　　B. 生理功能丧失
　　C. 生活经历坎坷　　　　　　　D. 感觉知觉缺陷
　　E. 人格特征因素

4-81 评估自我概念时要注意
　　A. 确保评估环境安静、舒适　　B. 评估者的态度亲切、温和
　　C. 认真倾听被评估者叙述　　　D. 选择合适的时间、地点
　　E. 准确评估其自我概念

4-82 认知能力受以下哪些因素影响
　　A. 个体情绪　　　　　　　　　B. 疾病折磨
　　C. 经济状况　　　　　　　　　D. 药物作用
　　E. 受教育水平

4-83 反映思维水平的主要指标是
　　A. 抽象思维　　　　　　　　　B. 情绪情感
　　C. 语言表达　　　　　　　　　D. 洞察力
　　E. 判断力

4-84 定向力包括
　　A. 时间　　　　　　　　　　　B. 地点
　　C. 空间　　　　　　　　　　　D. 人物
　　E. 文化水平

4-85 压力造成的情绪反应包括
　　A. 恐惧　　　　　　　　　　　B. 焦虑
　　C. 抑郁　　　　　　　　　　　D. 愤怒

E. 自怜

4-86 压力造成的行为反应表现为
　　A. 吸烟　　　　　　　　　　　B. 咬手指
　　C. 酗酒　　　　　　　　　　　D. 失助感
　　E. 来回走动

4-87 心理咨询中的情绪障碍,下列哪几项最为常见
　　A. 焦虑　　　　　　　　　　　B. 恐惧
　　C. 彷徨　　　　　　　　　　　D. 抑郁
　　E. 绝望

4-88 情绪的外显行为包括
　　A. 语调　　　　　　　　　　　B. 姿态
　　C. 表情　　　　　　　　　　　D. 食欲减退
　　E. 睡眠障碍

4-89* 常见的健康行为包括
　　A. 积极锻炼身体　　　　　　　B. 戒烟限酒
　　C. 保持正常体重　　　　　　　D. 适当睡眠
　　E. 每日吃早餐,两餐间少吃零食

X_2 型多项选择题(4-90～4-93)

4-90 某患者男性,55岁,原有高血压病史,最近由于工作压力较大,有一天途中突然昏倒,送往医院诊断为"脑溢血"。在康复阶段护理人员可通过哪些方法来评估该病人的语言能力?
　　A. 提问　　　　　　　　　　　B. 阅读
　　C. 复述　　　　　　　　　　　D. 书写
　　E. 命名

4-91 某患者女性,20岁,自14岁月经来潮后一直不正常,表现为月经周期缩短或延长,经量或多或少,甚至于闭经,情绪始终处于抑郁状态。近来行为突然改变、不愿与他人相处,此时应注意观察有无
　　A. 独自欢乐　　　　　　　　　B. 另找住处
　　C. 自杀倾向　　　　　　　　　D. 离家出走
　　E. 自伤行为

4-92 某公司职员,由于学历高、能力强、年薪高,工作十分称心。但结婚后妻子不能谅解,天天吵闹,甚至无法上班。由于事业发展受到干扰,该职员心理方面可出现哪些表现
　　A. 容易激动　　　　　　　　　B. 来回踱步
　　C. 烦躁不安　　　　　　　　　D. 生活懒散
　　E. 注意力不集中

4-93 某患者有胃溃疡病史,近2年来疼痛规律性有所改变,偶尔有呕血或黑粪,未引起重视,最近疼痛发作频繁,去医院胃镜证实胃癌晚期,但他意志很坚强,主要由哪些心理防御机制在发挥作用?
　　A. 抑制机制　　　　　　　　　B. 忽视机制

C. 投射机制
D. 合理化机制
E. 幽默机智

名词解释题(4-94～4-120)

4-94 心理评估
4-95 自我概念
4-96 真实自我
4-97 期望自我
4-98 表现自我
4-99 精神自我
4-100 人格特征
4-101 认知
4-102 思维
4-103 语言
4-104 定向
4-105 推理
4-106 情绪
4-107 情感
4-108 焦虑
4-109 抑郁
4-110 压力
4-111 压力源
4-112 压力反应
4-113 压力应对
4-114 心理防御
4-115 无效性否认
4-116 自尊紊乱
4-117 功能障碍性悲哀
4-118 照顾者角色紧张
4-119 自我认同紊乱
4-120 绝望

简述问答题(4-121～4-132)

4-121 心理评估的目的、内容和常用方法。
4-122 心理评估的注意事项。
4-123 影响自我概念形成的因素有哪些？
4-124 自我概念评估的内容和方法。
4-125 评估自我概念的注意点。
4-126 在临床护理实践工作中如何发挥护士的判断能力？

4-127 情绪和情感的区别与联系。
4-128 列举日常生活中 2 例因正性或负性事件引起的压力源。
4-129 简述压力所致的生理性适应反应的分期。
4-130 何谓抑制机制？并举例说明。
4-131 恶性肿瘤患者常见的心理护理诊断有哪些？
4-132 护理工作中会产生哪些压力？如何应对？

综合应用题(4-133～4-134)

4-133 有一位男性患者,因晨起刷牙时牙龈出血,没有外伤的鼻出血,连续几天发热赴医院检查,经血象和骨髓象证实,诊断为急性早幼粒细胞性白血病。医生给予 DA 化疗方案治疗,一个疗程后患者脱发、恶心、呕吐明显,并拒绝治疗,情绪十分低落。
请解答:(1) 列出该患者目前存在的心理护理诊断。
(2) 采取哪些心理防御机制来提高患者战胜疾病的信心？

4-134 某女性患者,54 岁,年轻时经常患肺炎。1 年前清晨常有刺激性干咳,有时痰中带血丝,未注意。最近咳嗽咳痰明显,有时有胸痛,今上午咳出鲜红色血痰,通过医院 X 线胸片和 CT 检查,提示支气管肺癌。对于这样突如其来的打击,病人十分痛苦,打算自杀。
请解答:(1) 列出该患者目前存在的心理护理诊断。
(2) 可以发挥哪些有效的应对因素,做好患者的心理护理？

答案与题解

【选择题】

4-1* D	4-2 A	4-3 B	4-4 A	4-5 C	4-6 E	4-7 A	4-8 E
4-9 C	4-10 E	4-11 C	4-12 A	4-13* C	4-14 B	4-15 B	4-16 A
4-17 B	4-18 D	4-19 E	4-20 D	4-21 C	4-22 E	4-23 D	4-24 A
4-25 C	4-26 E	4-27 B	4-28 A	4-29 D	4-30 D	4-31 E	4-32 E
4-33 C	4-34 B	4-35 A	4-36 E	4-37 C	4-38 E	4-39* A	4-40 C
4-41 B	4-42 E	4-43 A	4-44 C	4-45 D	4-46 D	4-47 A	4-48* C
4-49 B	4-50 E	4-51 D	4-52 E	4-53 E	4-54 A	4-55 B	4-56 C
4-57 D	4-58 B	4-59 A	4-60 E	4-61 C	4-62 E	4-63 B	4-64 C
4-65 D	4-66 B	4-67 A	4-68 C	4-69 E	4-70 E	4-71 D	4-72 A
4-73 B	4-74 C						

4-75 ABCE　　4-76 ABCDE　　4-77 BCDE　　4-78 ABC　　4-79 ACDE
4-80 ABCDE　　4-81 ABCE　　4-82 ABCDE　　4-83 ADE　　4-84 ABCD
4-85 ABCDE　　4-86 ABCE　　4-87 AD　　4-88 ABC　　4-89* ABCDE
4-90 ABCDE　　4-91 CE　　4-92 ABCE　　4-93 ABCDE

4-1 题解:心理评估的结果对于制订个性化的护理方案是十分重要的,如评估病人的认知水平有利于指导护士选择合适的健康教育方式;评估病人的情绪情感可以明确病人是否处于接受护理的良好心理状态等;有助于消除不良的心理刺激,有助于协调各种人际关系,有助于调动病人的主观能动性,有助于协调社会交往。但医院管理范围较大,故应除外。

4-13 题解:个性是指个体的整个精神面貌,即具有一定倾向性的、稳定的各种心理特征的综合,具有整体性、独特性、稳定性、社会性。个性可影响个体对应激源的感知,影响个体的认知评价,影响个体的应对方式,与个体的社会支持有联系,与个体应激反应的形成和程度有关。

4-39 题解:焦虑状态自评量表使用方法为让被评估者认真阅读每一个项目,将意思理解后根据最近一周的实际情况在适当的地方打勾。如果被评估者文化程度太低以至看不懂问题内容,可由评估者逐项读给被评估者听,然后由被评估者自己作出评定。每一项目按1、2、3、4四级评分。评定完后将20项评分相加,得总分,然后乘以1.25,取其整数部分,即得到标准总分。正常总分值为50分以下。50~59分为轻度焦虑;60~69分为中度焦虑;70~79分为重度焦虑。

4-48 题解:抑郁状态自评量表:其使用方法同焦虑状态自评量表。每个项目评分方法按1、2、3、4(负性陈述),或4、3、2、1四级评分。正常标准总分值50分以下。50~59分为轻度抑郁;60~69分为中度抑郁;70~79分为重度抑郁。某大学生因失恋整天闷闷不乐,对学习毫无兴趣,常常哭泣,晚上仅睡3小时左右,根据抑郁状态自评量表总评为69分,故应属于中度抑郁。

4-89 题解:健康的行为方式能对人的身心健康发挥积极的作用,世界卫生组织提供对健康的行为是适量运动、合理膳食、戒烟限酒、心理平衡。美国加利福尼亚州公共卫生局人口研究室的科研人员经过15年研究总结出7项健康保护行为:①从不吸烟;②有规律地锻炼身体;③适当睡眠;④保持正常体重;⑤适度饮酒或不饮酒;⑥每天吃早餐;⑦两餐之间少吃零食。

【名词解释题】

4-94 心理评估作为一种技术性术语指的是为描述、记录和解释一个人的行为而开发出来的方法。应用多种方法所获得的信息,对个体某一心理现象作全面、系统、深入的客观描述的过程。

4-95 自我概念又称自我意识,是一个人关于自我及其与周围环境关系的多方面、多层次的认知和评价,是个体对自我的所有思想、情感和态度的综合,包括自我认识、自我体验和自我调控等。

4-96 真实自我为自我概念的核心,是人们对其身体内外在特征及社会状况的如实感知与评价,包括社会自我、精神自我、外表等方面。

4-97 期望自我又称理想自我,为人们对"我希望我成为一个什么样的人"的感知,既包括个体期望得到的外表和生理方面的特征,也包括个体希望具备的个性特征、心理素质以及人际交往与社会方面的属性,是人们获取成就、达到个人目标的内在动力。期望自我含有真实与不真实的成分。真实成分含量越高,与真实自我越接近,个体的自我概念越好,否则可产生自我概念紊乱和自尊低下。

4-98 表现自我为自我概念最富于变化的部分,指个体对真实自我的展示与暴露。由于不同的人、不同的社会团体对他人自我形象的认可标准不一样,因此,人们在不同场合,如初次见面和求职面试时,暴露自我的方式和程度也不一致。表现自我的评估较困难,其结果取决于暴露自我与真实自我的相关程度。

4-99 精神自我指个体对自己智慧、能力、性格、道德水平等的认识与判断,如我觉得我比别人能干,我感到我没有别人那么高尚,我这人挺固执等。

4-100 人格特征由 Rotter 提出的有关社会学习理论的控制观,它是在长期社会学习经历中形成的非常稳定的人格特征,它影响着个体对外界事物的感受,据此可将其分为内控型和外控型。内控型者将事物的结果归因于个人的行动和选择;外控型者则将事物的结果归因于命运、运气或外部力量。作为个体自我感受的特征,内控型控制观多与积极的自我概念相联系,内控型控制观者面对疾病时,会寻求并重获控制感。外控型控制观则多与消极的自我概念相联系,当其面对疾病时,易产生无助感。

4-101 认知是指人们获得知识或应用知识的过程,或信息加工的过程;是指人认识外界事物的过程,即对作用与人的感觉器官的外界事物进行信息加工的过程。这是人最基本的心理过程,它包括感觉、知觉、记忆、想象、思维和语言等。

4-102 思维是人脑对客观现实的间接的、概括的反映,是认识的高级形式。它反映的是客观事物的本质属性和规律性的联系。

4-103 语言是思维工具和交际工具。它同思维有密切的联系,是思维的载体与物质外壳和表现形式。词的意义是语言的概括,语法规则是思维逻辑的表现,思维的抽象与概括总是借助语言得以实现。

4-104 定向是人们对现实的感觉,对过去、现在、将来的洞察以及对自我存在的意识,包括时间定向、地点定向、空间定向,以及人物定向等。

4-105 推理由一个或几个已知的判断(前提),推导出一个未知的结论的思维过程。包括归纳推理、演绎推理两种形式。归纳推理是从特殊事例到一般原理的推理;演绎推理则恰恰相反。

4-106 情绪是人对客观事物的态度的体验,它是一种以人的需要为中介的心理活动,它反应的是客观外界事物与人主观需要之间的关系。因此,"体验"是情绪和情感的基本特征。情绪是暂时性的、与生理需求满足与否有关的心理活动。

4-107 情感是人对客观事物的态度的体验,它是一种以人的需要为中介的心理活动,它反应的是客观外界事物与人主观需要之间的关系。因此,"体验"是情绪和情感的基本特征。情感是稳定的、与社会性需求满足与否相联系的、人类特有的心理活动。

4-108 焦虑是指一种缺乏明显客观原因的内心不安或无根据的恐惧,预期即将面临不良处境的一种紧张情绪。除孤独外,焦虑是人们最普遍的情绪体验。焦虑是由危险或对威胁的预感而诱发产生的。

4-109 抑郁是在个体失去某种其重视或追求的东西时产生的情绪体验。处于抑郁状态者可有情感、认知、动机以及生理等多方面的改变,情感方面主要表现为情绪低落、心境悲观、自我感觉低沉、生活枯燥无味、哭泣、无助感;认知方面表现为注意力不集中、思维缓慢、不能作出决定;动机方面表现为过分依赖、生活懒散、逃避现实甚至想自杀;生理方面表现为易疲劳、食欲减退、体重下降、睡眠障碍、运动缓慢迟钝以及机体其他功能减退。

4-110 压力在心理行为学中的压力是人的精神遭遇外界影响而带来的心理紧张,或者痛苦,使人因这些因素而感觉精神状态不佳,面色萎靡,内心沉重,更有甚者痛苦不堪。压力不是刺激的本身,而是机体对刺激的反应状态。

4-111 压力源是指使机体产生压力反应的刺激因素,即能引起机体稳态失调并唤起适应反应的环境事件与情境。一个刺激因素是否能引起压力反应,除与刺激因素的强度、类型和本身特性有关外,还与个体对刺激因素的认知评价有关。根据来源的不同,压力源可分为:生理因素的压力源、心理因素的压力源、环境因素的压力源、社会文化因素的压力源,总之,生活中的任何事件,不管是正性的还是负性的都可能成为压力源。

4-112 压力反应为压力源引起的机体的非特异性适应反应,包括生理、情绪、认知和行为等方面的反应。

4-113 压力应对是任何一种健康的或不健康的、有意识的或无意识的努力,来预防、消除或减弱应激源或用最小的痛苦来耐受应激带来的效应。

4-114 心理防御是指个体在应付心理压力或挫折以及适应环境时潜意识采用的心理策略,在某种意义上也属于压力应对的范畴。

4-115 无效性否认是指有意或无意地企图否认某一事件的认识和意义来减少有害于健康的焦虑与恐惧的状态。

4-116 自尊紊乱是指个人对自己的人生价值、自信心、自豪感及其能力评定已被干扰或否认。

4-117 功能障碍性悲哀是指个体在实际失去人、物、健康、工作、自尊和身体形象前发生的一种悲哀反应状态。

4-118 照顾者在承担或扮演家庭照顾者的角色时感到困惑,称为照顾者角色紧张。

4-119 自我认同紊乱是指不能真正的区分自我与非我,称为自我认同紊乱。

4-120 绝望是指个体认为一切选择机会将失去或不能发挥或达到自己的目的或愿望所处的状态。

【简述问答题】

4-121 心理评估的目的和内容:①评估个体或人群有关疾病的特征及心理活动,包括自我概念、认知、情绪、情感等方面现存的或潜在的健康问题,主要是从疾病的行为表现或精神病理学水平进行评估。②描述个体或人群的健康状况,全面地从生理、心理、社会等方面对构成健康的诸要素进行评估,为研究增进各种人群的健康机制和方法提供依据。③评估个体的个性心理特征和评估疾病发展中的心理过程,包括认知、行为、社会、情感等诸心理过程,以便作为心理护理和选择护患沟通方式的依据。④评估个体对不同应激刺激的反应,主要指在实验室控制条件下,观察个体对各种应激事件的心身反应性质和程度,以制定有针对性的护理计划。评估疾病康复过程中的各种治疗方法的效果及其与心理社会影响因素的相互作用。评估生活方式对防治疾病和增进健康的影响。评估个体或人群的社会经济状况对健康的影响。⑤评估各种环境因素对健康的影响,既包括了诸如噪声、环境污染、建筑风格等这样的自然环境因素,也包括人际关系、群体气氛、家庭结构和关系、人口流动、城市化等社会环境因素。⑥评估卫生保健的有效性,主要是指各种卫生保健设施和方法对提高人群健康的作用。评估医嘱依从性对疾病和健康的影响。心理评估的方法有:会谈法、观察法、心理测验法、医学检测法。

4-122 心理评估的注意事项:①重视心理评估在健康评估中的意义,在制订护理措施过程中,心理评估的资料是十分重要的,如评估个体的认知水平,有利于评估者选择合适的健康教育方式;评估个体的情感情绪可明确其是否处于接受教育和学习的良好心理状态等。因此,心理评估必须及时、全面、准确,切勿因过分强调身体评估而被忽略或仅仅一带而过。②以目前的心理状态为重点,可与身体评估同时进行。在心理评估过程中,应着重于个体目前的心理状况,而且,心理评估不应与身体评估截然分开。评估者可在生理评估的同时,观察被评估者心理方面的语言和非语言行为,提高健康评估效率。③注意主、客观资料的比较,评估者应同时收集主、客观资料,并进行比较,以推论被评估者的心理功能。如评估焦虑时,护士应综合观察到的行为如颤抖、快语、面色潮红等进行判断,不能仅依赖于被评估者的主诉如"我很担心","我很着急"下结论。④避免评估者的态度、观念、偏见等对评估结果的影响较之身体评估,心理评估具有较强的主观性,评估方法和技巧尚处于探索和发展中,远不如身体评估技能成熟和易于掌握。评估者的态度、观念、偏见等均会直接影响到心理评估的结果。因此,评估者与被评估者之间应建立一种相互信任、尊重、合作的关系。评估时应特别注意所选评估手段的针对性和有效性,充分考虑到被评估者的个体差异,尽量避免评估者自身的偏见,只有这样,才能作出有意义的评估。

4-123 影响自我概念形成的因素:影响自我概念的因素包括:人格特征、早期生活经历、生长发育过程中的正常生理变化、健康状况。

4-124 自我概念评估的内容和方法:①会谈法:基本形式是主评者与被评估者面对面的语言交流,身体自我、社会自我、精神自我和自尊自我均适用此法。②观察法:主试者对受试者外显行为进行观察的一个重要方面是对非语言行为的观察和分析,包括对面部表情的观察、对身体动作的观察,以及对语音语调的"观察"。③投射法:也称投射测试,在心理学上的解释,所指个人把自己的思想、态度、愿望、情绪或特征等,不自觉地反应于外界的事物或他人的一种心理作用。此种内心深层的反应,实为人类行为的基本动力,而这种基本动力的探测,有赖于投射技术的应用。④量表法:从以上观察和与被评估者的交谈中,已能对被评估者的自尊水平作一大致判断。对个体自尊的更深入评估可用 Rosenberg 自尊量表。

4-125 评估自我概念的注意点:①与被评估者建立真诚、平等、相互信赖的护患关系,并尽量鼓励其充分表述和暴露自我。②评估环境应安静、舒适、避开他人,因为只有感到安全,被评估者才可能无拘无束地表达与暴露自己。③与被评估者交谈时,应面对被评估者,认真倾听,并与其保持目光交流。态度应亲切、温和、不加评判,不可随意打断被评估者的表达。切忌表现出不以为然,或者说:"你不应有那样的感觉",这样会阻止被评估者充分表达自己的感受。④被评估者真实的自我和表现的自我常有一定差距。要准确评估其自我概念,应结合主、客观资料综合考虑,不能单纯依赖于被评估者的主诉或一些个别行为进行推论。

4-126 判断是肯定或否定某事物具有某种属性或某行动方案具备可行性的思维方式。判断可以以现实为基础,也可以超离现实;可以以社会常态为根据,也可以违背社会常态。护士在临床护理实践工作中应考虑到由于个体的判断能力常受个体的情绪(焦虑等)、智力、受教育水平、社会经济状况、文化背景等的影响,并随年龄而变化,评估时应尽量排除并充分考虑到这些因素的干扰,不断提高自己的判断能力。

4-127 情绪和情感的区别:就定义而言,情绪是暂时性的、与生理需求满足与否有关的心理活动;情感则是稳定的、与社会性需求满足与否相联系的、人类特有的心理活动。从个体发展来看,情绪发展在先,情感体验产生在后。新生儿出生不久就有了反映身体舒适状态满足与否的"笑"、"哭"等情绪反应,而情感则是在与社会接触的过程中逐渐产生的,孩子对母亲的依恋与爱的情感就是在不断受到关怀、爱抚的过程中使愉悦的情绪体验持久稳定下来而逐渐培养起来的。因此,情绪不稳定,具有较强的情境性、激动性和暂时性。而情感则为有较强的稳定性、深刻性和持久性的心理体验,是对事物态度的反映,是构成个性或道德品质中稳定的因素。在表现形式上,情绪有明显的冲动性和外部表现,而情感则多以内在体验的形式存在。

情绪和情感的联系:情感是在情绪稳固的基础上建立发展起来的,情感通过情绪的方式表达出来。同时,情感的尺度决定着情绪表现的力度,情感的性质决定在一定情境下情绪的表现形式。因此在情绪发生过程中,多含有情感的因素,所以情绪与情感是相互依赖的,它们既是在有机体的种族发生的基础上产生,又是人类社会历史发展的产物。

4-128 正性事件引起的压力源:凡能提高人的工作效能,增强人的体力和精力的积极情绪与情感,如应聘到自己满意的工作;结婚后生了龙凤胎。负性事件引起的压力源:凡是抑制人的活动效能,削弱人的体力和精力的消极情绪与情感,如患了疾病十分痛苦;突然失去母亲十分悲哀。

4-129 简述压力所致的生理性适应反应的分期:第1期是警觉期,机体的防御系统被唤醒,交感神经、肾上腺髓质兴奋,分泌大量儿茶酚胺,可出现呼吸、心率、血压、肌张力、尿量、感觉、激素水平等的变化;第2期是抵抗期,机体试图尽量减少压力源所造成的不良反应,肾上腺皮质激素分泌旺盛;第3期衰竭期,此时,机体再次出现警觉期的症状。如果压力源不能消除,这些症状将不可逆转,从而导致疾病、甚至死亡。

4-130 指个体为保持自己心境的安宁,尽量抑制那些会引起内心痛苦的念头、情感或行为,不去主动思索和回忆,如将痛苦经历"遗忘"。如母亲得重病而死亡,为遗忘此痛苦,尽量不去多想和回忆,将自己的孩子培养好,养好身体。

4-131 恶性肿瘤患者常见的心理护理诊断:紧张、焦虑、恐惧、绝望、自我形象紊乱、自尊紊乱等。

4-132 护理工作中会产生的压力:疾病影响、工作压力大、工作负担重、医护关系和护患关系处理不恰当等。应对措施:意志坚强、勇于面对挫折、努力学会适应、正确处理压力,激发人体正常心理防御机制,激发希望和勇气,自我价值感得到维持,与他人的关系改善,人际、社会以及经济处境改善,生理功能逐步康复。

【综合应用题】

4-133 (1) 心理护理诊断:①自我形象紊乱:与化疗后脱发有关。②绝望:与患白血病是血癌不能治愈的因素有关。

(2) 可采取合理化机制、转移机制、否认机制、抑制机制、投射机制、退行机制、升华机制、幻想机制、反向机制、幽默机智、曲解机制、选择性忽视机制等心理防御机制来提高患者战胜疾病的信心。

4-134 (1) 该病人目前最突出的心理护理诊断:绝望,与得知患恶性肿瘤会死亡的因素有关。

(2) 有效的应对因素:①充分发挥丰富的家庭、社会、经济资源;②尽量缩短压力源的强度与持续时间;③介绍有成功应对经验的人;④选择个体意志坚强、勇于面对挫折、自信的人和正确处理压力的人现身说法。积极做好病人的心理护理。

(钱爱群 林 彬)

第五章 社会评估

选择题（5-1～5-95）

A_1型单项选择题（5-1～5-44）

5-1* "健康"的含义是
  A. 人的身体素质、精神面貌、社会生活的完好状态
  B. 人的语言、风俗、习惯和价值观等形式体现完美
  C. 健康是人的基本权利，健康是人生的第二大财富
  D. 情绪和行为无障碍以及各种心理无疾病的人
  E. 现代人的健康观是"无病即健康"

5-2 下列哪种行为属于健康的生活方式
  A. 吸烟   B. 酗酒
  C. 熬夜   D. 运动
  E. 网上聊天

5-3 社会评估的内容不包括
  A. 文化评估   B. 身体评估
  C. 家庭评估   D. 环境评估
  E. 角色适应评估

5-4 下列哪项不是社会评估的目的
  A. 评估个体的角色适应   B. 评估个体的文化背景
  C. 评估个体的环境状况   D. 评估个体的家庭功能
  E. 评估个体的心理特征

5-5 社会评估的注意事项，下列哪项是错误的
  A. 评估对象是直系亲属   B. 选择合适的评估方法
  C. 提供适宜的评估环境   D. 运用人际沟通的技巧
  E. 安排充分的评估时间

5-6 角色或社会角色又称为
  A. 性别   B. 身份
  C. 年龄   D. 个性
  E. 姓名

5-7 不属于角色基本特性的是
  A. 多样性   B. 对应性
  C. 单一性   D. 扮演性

E. 客观性

5-8 决定个体主体行为的角色是
A. 第一角色
B. 独立角色
C. 第二角色
D. 一般角色
E. 第三角色

5-9 第三角色是指
A. 个体为完成暂时性任务而承担的角色
B. 决定个体的主体行为
C. 由年龄、性别决定的角色
D. 与职业有关的角色
E. 各种社会情形中影响个体行为的角色

5-10 儿童、妇女、男人、老人的角色属于
A. 一般角色
B. 独立角色
C. 职业角色
D. 基本角色
E. 临时角色

5-11 由个体所处的社会情形和职业所确定的角色属于
A. 一般角色
B. 基本角色
C. 独立角色
D. 患者角色
E. 主要角色

5-12 角色形成必须经历的两个阶段是
A. 角色认知、角色匹配
B. 角色认知、角色模糊
C. 角色认知、角色负荷
D. 角色认知、角色转换
E. 角色认知、角色表现

5-13 模仿行为属于角色形成过程中的
A. 角色表现阶段
B. 角色认知阶段
C. 角色冲突阶段
D. 角色成熟阶段
E. 角色强化阶段

5-14 个体达到自己所认识的角色要求而采取行动的过程属于
A. 角色模仿行为
B. 角色形成行为
C. 角色认知行为
D. 角色表现行为
E. 角色深入行为

5-15 正确的角色认知的描述是
A. 认知是角色形成的过程
B. 认知是角色形成的最后阶段
C. 模仿是角色认知的基础
D. 认知是角色成熟的过程
E. 认知是个体角色的实际表现

5-16 对个体的期望过高或难以达到时出现的角色适应不良称为
A. 角色冲突
B. 角色模糊
C. 角色匹配不当
D. 角色负荷不足
E. 角色负荷过重

5-17 角色期望与角色表现间存在差距而产生的角色适应不良称为
A. 角色冲突
B. 角色负荷不足

C. 角色模糊　　　　　　　　　D. 角色负荷过重
E. 角色匹配不当

5-18 角色模糊是指
A. 个体对同一角色的期望标准不一致　　B. 个体对角色期望不明确
C. 对个体的角色期望过高　　　　　　　D. 对个体的角色期望过低
E. 自我价值和能力与角色不配

5-19 已适应患者角色的个体迅速转入常态角色的行为属于
A. 角色冲突　　　　　　　　　B. 角色强化
C. 角色缺如　　　　　　　　　D. 角色消退
E. 角色厌倦

5-20 疾病确诊后患者不能正视和承认的行为称为
A. 患者角色冲突　　　　　　　B. 患者角色强化
C. 患者角色缺如　　　　　　　D. 患者角色消退
E. 患者角色转移

5-21 下列哪项不是角色适应不良的类型
A. 角色冲突　　　　　　　　　B. 角色模糊
C. 角色负荷过重　　　　　　　D. 角色匹配得当
E. 角色负荷不足

5-22 角色适应不良的身心行为反应不包括
A. 头痛、头晕、乏力　　　　　B. 焦虑、抑郁、易激惹
C. 体温升高或过高　　　　　　D. 血脂升高、心电图异常
E. 心率和心律异常

5-23 角色功能评估的意义应除外
A. 明确个体对角色的感知　　　B. 了解患者角色的适应状况
C. 对承担的角色的满意度　　　D. 深入评估患者的身心状况
E. 知晓患者角色适应不良类型

5-24 角色适应评估的相关护理诊断中,最突出的是
A. 角色紊乱　　　　　　　　　B. 照顾者角色障碍
C. 无能为力　　　　　　　　　D. 焦虑、恐惧
E. 父母角色冲突

5-25 文化的特征不包括
A. 民族性　　　　　　　　　　B. 继承性
C. 特异性　　　　　　　　　　D. 获得性
E. 共享性

5-26* 人类学家将文化比喻为金字塔,位于塔顶的是
A. 习俗　　　　　　　　　　　B. 信念
C. 信仰　　　　　　　　　　　D. 沟通
E. 价值观

5-27 有关信念和价值观关系,下列哪项不妥
　　A. 帮助个体认识自己的健康问题　　B. 影响个体对健康问题的决策
　　C. 价值观是信念、态度和行为的基础　　D. 它们是一种稳固的生活理想
　　E. 确立个体患病时选择不同的治疗方法

5-28 文化休克的描述,下列哪项不妥
　　A. 由美国人类学家奥博格提出　　B. 能产生生理、心理适应不良
　　C. 可表现为各种情感反应　　D. 主要指人体重要脏器功能衰竭
　　E. 个体生活在陌生环境中所产生的迷惑与排斥感

5-29 塑造新的健康信念和有利于健康的生活方式,其文化照顾的表达方式为
　　A. 文化照顾阙如　　B. 文化照顾强加
　　C. 文化照顾维护　　D. 文化照顾调适
　　E. 文化照顾重建

5-30 价值观的评估方法是
　　A. 观察法　　B. 提问法
　　C. 实验法　　D. 测试法
　　E. 量表法

5-31 不属于习俗评估内容的是
　　A. 每日进几餐　　B. 您属于哪一个民族
　　C. 主食有哪些　　D. 您喜欢的称谓是什么
　　E. 您讲何种语言

5-32 社会活动组织形式最小的是
　　A. 家庭　　B. 学校
　　C. 社团　　D. 公司
　　E. 单位

5-33 家庭特征不包括
　　A. 家庭是一个个体,不共同生活不能算作一个家庭
　　B. 婚姻是家庭的基础,是建立家庭的依据
　　C. 组成家庭的成员应有较密切的经济情感交往为条件
　　D. 有血亲关系,虽然不共同生活也算作一个家庭
　　E. 家庭至少应包括两个或两个以上的成员

5-34* 下列哪项是我国主要的家庭类型
　　A. 核心家庭　　B. 单亲家庭
　　C. 空巢家庭　　D. 同居家庭
　　E. 重组家庭

5-35 容易引起家庭矛盾,影响彼此感情的家庭是
　　A. 主干家庭　　B. 重组家庭
　　C. 核心家庭　　D. 隔代家庭
　　E. 单亲家庭

5-36 单亲家庭属于
　　A. 扩展家庭　　　　　　　　　B. 复合家庭
　　C. 丁克家庭　　　　　　　　　D. 特殊家庭
　　E. 不完全家庭

5-37 由养家能力、经济权利决定的成员权威归于家庭权利结构的何种类型
　　A. 传统权威型　　　　　　　　B. 民主型家庭
　　C. 工具权威型　　　　　　　　D. 感情权威型
　　E. 分享权威型

5-38 父母独处至退休为家庭生活周期的
　　A. 空巢期　　　　　　　　　　B. 中年期
　　C. 创业期　　　　　　　　　　D. 老年期
　　E. 衰老期

5-39 以下哪项是家庭内部资源
　　A. 环境资源　　　　　　　　　B. 社会资源
　　C. 文化资源　　　　　　　　　D. 教育资源
　　E. 精神支持

5-40 家庭成员关系的改变与终结的主要压力源是
　　A. 破产　　　　　　　　　　　B. 离婚
　　C. 残障　　　　　　　　　　　D. 退休
　　E. 乱伦

5-41 家庭关怀度指数测评中主要评价家庭适应度的评估项目是
　　A. 反映家庭遭遇危机时,利用家庭内、外部资源解决问题的能力
　　B. 反映家庭成员分担责任和共同做出决定的程度
　　C. 反映家庭成员通过相互支持所达到的身心成熟程度和自我实现的程度
　　D. 反映家庭成员间共享相聚时光、金钱和空间的程度
　　E. 反映家庭成员间相爱的程度

5-42 有关环境的定义不正确的是
　　A. 自然环境又称物理环境　　　B. 人的环境分为外环境与内环境
　　C. 人的外环境是指生理心理环境　D. 个性和压力应对属于人的内环境
　　E. 优良的社会环境是人类健康保障的决定因素

5-43 保障个体衣、食、住、行等基本需求的是
　　A. 文化教育　　　　　　　　　B. 生活方式
　　C. 心理环境　　　　　　　　　D. 经济条件
　　E. 社会关系

5-44 在社会环境因素中,对健康影响最大的是
　　A. 教育水平　　　　　　　　　B. 经济状况
　　C. 生活方式　　　　　　　　　D. 社会关系
　　E. 居住环境

A₂型单项选择题(5-45～5-48)

5-45 1968年有些医院由于受到某些思潮的影响,让护士或护工承担医生的医疗工作,让医生每天打扫卫生、发饭菜,给病人烧点心、替代护工。此种现象属于角色不良的哪一种?
A. 角色匹配不当　　　　　　B. 角色冲突
C. 角色负荷过重　　　　　　D. 角色模糊
E. 角色负荷不足

5-46 有一对夫妻生了龙凤胎,心里特别高兴,从2岁开始便给他们请家教,不仅教他们识字、做算术,还教他们读英语。上小学前要求两个孩子必须考出弹钢琴等证书。由于期望太高,造成孩子不想上学,此种现象属于下列哪一种?
A. 角色负荷不足　　　　　　B. 角色模糊
C. 角色负荷过重　　　　　　D. 角色冲突
E. 角色匹配不当

5-47 某一位中年男性,任建材公司总经理,由于工作繁忙、压力大,多年来胃部不适,未引起重视,每年体检大多数不去。今年体检发现上腹部有一肿块,通过胃镜检查证实胃癌。但他否认自己患胃癌,不承认这一事实,估计该患者属于患者角色适应不良类型的哪一种?
A. 正常角色　　　　　　　　B. 角色缺如
C. 角色冲突　　　　　　　　D. 角色消退
E. 角色强化

5-48 有一位男性中年,家庭经济十分困难,中学期间和一位女同学感情很好,毕业后谈恋爱,工作数年后打算结婚,遭到女方父母强烈反对,无法登记结婚,也无法办婚事,故一直同居到现在约10余年。此类家庭属于
A. 丁克家庭　　　　　　　　B. 扩展家庭
C. 空巢家庭　　　　　　　　D. 单亲家庭
E. 特殊家庭

B型配伍选择题(5-49～5-69)

A. 功利型角色　　　　　　　B. 不自觉角色
C. 表现自我角色　　　　　　D. 开放型角色
E. 规定型角色

5-49 角色的权利和义务没有严格明确规定的是
5-50 没有意识到自己正在充当的某一角色
5-51 以追求实际利益为目标的社会角色
5-52 有较严格而明确规定权利和义务的社会角色
5-53 通过个人的活动与努力而获得的社会角色

A. 寻求关心的需要　　　　　B. 群体归属的需要
C. 角色适应的需要　　　　　D. 赢得尊重的需要
E. 保障安全的需要

5-54 患者最普遍、最重要的心理需要为
5-55 患者比任何时候更需要他人的情感支持

5-56 健康个体的角色转变为患者角色,有一个适应过程

5-57 为人类特有的高层次需要,不会因社会角色的改变而减弱

5-58 患病时更渴望他人的同情、关心和安慰

  A. 适应期   B. 安全期

  C. 陌生期   D. 想象期

  E. 觉醒期

5-59 个体对新的环境感到迷茫,对旧环境依恋属于文化休克的

5-60 患者开始接受现实,转而担忧,不得不改变自己的习惯而产生受挫感

5-61 经过调整已完全接受新环境中的文化模式

  A. 情感支持功能   B. 健康照顾功能

  C. 社会化功能   D. 经济功能

  E. 繁衍和养育功能

5-62 维持家族的延续发展属于家庭功能中的

5-63 满足家庭成员各方面的基本生活需求属于家庭功能中的

5-64 建立家庭关爱气氛,使每个成员充分享受家的温馨属于家庭功能中的

5-65 维护家庭成员的安全与健康,提供良好的支持与照顾属于家庭功能中的

5-66 培养家庭成员的社会责任感、促进健全人格发展属于家庭功能中的

  A. 社交障碍   B. 潜在的社区应对能力增强

  C. 社交孤立   D. 社区执行治疗方案无效

  E. 社区应对无效

5-67 个体经受了孤独,并感到自身处于被人强加于的消极或威胁的状态

5-68 社区的适应和解决问题的形式不令人满意

5-69 个体处于社会交往不足、过多或无效的状态

X_1 型多项选择题(5-70~5-91)

5-70 1989 年 WHO 对健康的定义是

  A. 没有躯体疾病   B. 道德健康

  C. 社会适应良好   D. 无烟酒嗜好

  E. 良好的心理

5-71* 社会的组成要素有

  A. 人口   B. 自然环境

  C. 文化   D. 语言

  E. 生产劳动

5-72 角色的要素是指

  A. 角色权利   B. 角色独立

  C. 角色规范   D. 角色形象

  E. 角色义务

5-73 第一角色一般是指

  A. 医生   B. 军人

C. 儿童 D. 患者
E. 老人

5-74 根据人们获得角色的方式不同可分为
A. 先赋角色 B. 自致角色
C. 自觉角色 D. 支配角色
E. 不自觉角色

5-75 病人角色适应的影响因素包括
A. 年龄和性别 B. 个性特征
C. 家庭背景 D. 经济状况
E. 人际关系

5-76 角色功能的评估中反映角色紧张的交谈内容有
A. 您是否感觉角色任务过重 B. 您是否感觉角色任务过多
C. 您是否清楚所承担角色的义务 D. 您是否因工作忙而无暇照顾家庭
E. 您是否感觉很疲劳

5-77 角色的形成一般经历哪两个阶段
A. 角色表现 B. 角色期望
C. 角色认知 D. 角色形成
E. 角色模糊

5-78 常见的角色适应不良类型是
A. 角色模糊 B. 角色冲突
C. 角色匹配不当 D. 角色负荷过重
E. 角色符荷过轻

5-79 病人角色的特点包括
A. 直接担任日常生活中的各种角色 B. 对自己的疾病没有直接责任
C. 有积极恢复自身健康的义务 D. 病人有寻求健康保健信息权力
E. 病人有要求保密的权利

5-80 文化的特征包括
A. 民族性 B. 继承性
C. 双重性 D. 获得性
E. 共享性

5-81 文化的核心要素包括
A. 习俗 B. 信念与信仰
C. 沟通 D. 法律与法规
E. 价值观

5-82 从哪些方面可进行评估病人的饮食习俗
A. 食物禁忌 B. 烹调方式
C. 进餐时间 D. 进餐次数
E. 食物的营养价值

5-83 病人文化休克产生的原因
　　A. 与家人团聚　　　　　　　　B. 环境陌生
　　C. 日常活动改变　　　　　　　D. 对疾病的恐惧
　　E. 社交孤立

5-84 住院病人文化休克的表现
　　A. 对环境的陌生感　　　　　　B. 对检查治疗恐惧感
　　C. 对疾病的担忧感　　　　　　D. 对责任护士熟悉感
　　E. 对饮食的不适感

5-85 家庭结构包括
　　A. 人口结构　　　　　　　　　B. 权利结构
　　C. 沟通类型　　　　　　　　　D. 传统家庭
　　E. 家庭规模

5-86 传统家庭是指
　　A. 单亲家庭　　　　　　　　　B. 重组家庭
　　C. 同居家庭　　　　　　　　　D. 主干家庭
　　E. 核心家庭

5-87 无子女家庭的特点是
　　A. 又称丁克家庭　　　　　　　B. 代际间的差异大
　　C. 便于作出决定　　　　　　　D. 结构关系简单
　　E. 易因家庭危机而解体

5-88 家庭外部资源包括
　　A. 宗教信仰　　　　　　　　　B. 文化资源
　　C. 医疗资源　　　　　　　　　D. 精神支持
　　E. 信息支持

5-89 常用的家庭评估量表有
　　A. 家庭关怀度指数测评表　　　B. 家庭环境量表
　　C. 家庭亲密度和适应性量表　　D. 家庭功能评定量表
　　E. Procidano 的家庭支持量表

5-90 与健康直接相关的社会环境评估的重点是
　　A. 社会政治制度　　　　　　　B. 人类的生活方式
　　C. 社会经济因素　　　　　　　D. 社会关系与支持
　　E. 社会文化系统

5-91 病室环境评估的项目是
　　A. 采光通风是否良好　　　　　B. 温度、湿度是否适宜
　　C. 设置是否符合安全要求　　　D. 药品储藏是否安全可靠
　　E. 饮食卫生状况如何

X_2 型多项选择题(5-92～5-95)

5-92 某中年男性下岗后情绪低落,经常酗酒、赌博,把家中的积蓄全部赌光,最后不得不把住房也抵押,妻子和他离婚,老母跳楼导致残疾。下列哪些属于该家庭功能失衡的主要刺激源。
  A. 酗酒   B. 离婚
  C. 赌博   D. 破产
  E. 残疾

5-93 某位年轻女性,大学毕业后进入一家公司任文职,二年后老总让他去做推销员,规定每个月要推销10辆跑步机,几个月下来,不能胜任,无法适应此角色,您认为该年轻人会出现哪些角色适应不良的类型。
  A. 角色冲突   B. 角色模糊
  C. 角色负荷过重   D. 角色负荷不足
  E. 角色匹配不当

5-94* 某学校一位女教师在一次体检中被医生摸出乳房肿块,经B超检查提示乳房癌,几天后住院进行手术,术后化疗和中医药治疗。您估计该患者角色的心理需要有哪些?
  A. 恢复健康的需要   B. 保障安全的需要
  C. 寻求关心的需要   D. 获取信息的需要
  E. 角色适应的需要

5-95 某家研究所有一位高级研究员和一位医生近40岁才结婚,养了一个儿子,从小就很宠,幼儿园欺负其他小孩,小学和人打架,中学谈恋爱、吸烟、酗酒,工作后赌博、吸毒。对这儿子进行社会环境评估的重点是
  A. 经济状况   B. 社会关系
  C. 文化教育   D. 社会支持
  E. 生活方式

名词解释题(5-96～5-122)

5-96 健康
5-97 角色
5-98 基本角色
5-99 一般角色
5-100 独立角色
5-101 自致角色
5-102 角色冲突
5-103 角色匹配不当
5-104 患者角色缺如
5-105 患者角色强化
5-106 患者角色消退
5-107 文化
5-108 价值观

5-109 信念

5-110 信仰

5-111 习俗

5-112 文化休克

5-113 文化金字塔

5-114 文化照顾

5-115 家庭

5-116 主干家庭

5-117 核心家庭

5-118 空巢家庭

5-119 家庭功能

5-120 家庭功能量表

5-121 环境

5-122 社会环境

简述问答题(5-123～5-130)

5-123 社会评估的内容与方法。

5-124 如何评价角色适应不良？

5-125 患者角色适应不良的类型及影响因素。

5-126 简述文化的特性与评估的重要性。

5-127 简述家庭功能及其评估要点。

5-128 家庭评估常用的评定量表有哪些？

5-129 如何对影响个体健康的环境因素进行评估？

5-130 怎样对工作环境进行评估？

综合应用题(5-131～5-132)

5-131 某女性患者，30岁后发现血压升高，医生给予倍他洛克治疗，由于工作较忙，吃完药后没有去医院定时配药，10年后出现短暂脑缺血发作数次。最近头晕、头胀、头痛明显，昨日和家人发生争吵后突然昏迷，急送医院急诊，经抢救后，病情基本稳定。今日下午转入神经内科病房进一步治疗和护理。

请解答：(1) 对于该病人病室环境的评估要求应包括哪些内容？

(2) 简述该患者相关的护理诊断。

5-132 有一位研究员，原有乙型肝炎病史，5年前因腹胀赴医院检查B超，发现有腹腔积液，3年前突然呕血与黑粪，继后出现肝性脑病。1周前作CT检查证实原发性肝癌而住院治疗。医生认为手术治疗后再用化学治疗。病人表现出沮丧、恐惧。

请解答：(1) 该病人属于文化休克的哪一期？

(2) 怎样采用Kleinman提出的"健康信念注解模式"对该病人进行健康信念的评估？

答案与题解

【选择题】

5-1* A	5-2 D	5-3 B	5-4 E	5-5 A	5-6 B	5-7 A	5-8 B
5-9 A	5-10 D	5-11 A	5-12 E	5-13 B	5-14 D	5-15 C	5-16 E
5-17 A	5-18 B	5-19 D	5-20 C	5-21 D	5-22 C	5-23 D	5-24 A
5-25 C	5-26* A	5-27 E	5-28 D	5-29 E	5-30 B	5-31 B	5-32 A
5-33 A	5-34* A	5-35 B	5-36 B	5-37 C	5-38 A	5-39 E	5-40 B
5-41 A	5-42 C	5-43 D	5-44 C	5-45 A	5-46 C	5-47 B	5-48 E
5-49 D	5-50 B	5-51 A	5-52 B	5-53 C	5-54 C	5-55 B	5-56 C
5-57 D	5-58 A	5-59 C	5-60 E	5-61 A	5-62 E	5-63 D	5-64 A
5-65 B	5-66 C	5-67 C	5-68 E	5-69 A			

5-70 ABCE　　5-71* ABCDE　　5-72 ABC　　5-73 CE　　5-74 AB
5-75 ABCDE　　5-76 ABDE　　5-77 AC　　5-78 ABCDE　　5-79 BCDE
5-80 ABCDE　　5-81 ABE　　5-82 ABCD　　5-83 BCDE　　5-84 ABCE
5-85 ABC　　5-86 DE　　5-87 ADE　　5-88 ABC　　5-89 ABCDE
5-90 ABCDE　　5-91 ABCD　　5-92 ABCDE　　5-93 ABCE　　5-94* ABCDE
5-95 BCDE

5-1 题解：健康是指一个人在身体、精神和社会等方面都处于良好的状态。传统的健康观是"无病即健康"，现代人的健康观是整体健康，世界卫生组织提出"健康不仅是躯体没有疾病，还要具备心理健康、社会适应良好和有道德"。因此，现代人的健康内容包括：躯体健康、心理健康、心灵健康、社会健康、智力健康、道德健康、环境健康等。健康是人的基本权利，健康是人生的第一财富。

5-26 题解：文化的要素有知识、艺术、价值观、信念与信仰、习俗、道德、法律与规范等。不同文化背景的个体，其价值观、信念和信仰、习俗、语言等可直接影响健康和健康保健。人类学家将文化比喻为金字塔，其中：塔顶为社会群体文化中的"习俗"，可视性强，易通过外显行为观察，最具体且易于表达；中层为"信念与信仰"；塔底为社会群体文化中的"价值观"，它既深沉又抽象，可视性差，因而最难评估。价值观、信念和信仰、习俗是构成文化的核心要素，与个体的健康密切相关。

5-34 题解：从家庭的定义上看主要有两种类型：传统家庭和非传统家庭。传统家庭是指夫妇因婚姻关系而居住在一起，且家庭成员因孩子的出生而增加（如核心家庭、主干家庭等）；而现今社会的家庭结构已发生了很大的变化，那些不能满足传统家庭特点的家庭则归属于非传统家庭（如单亲家庭、重组家庭、同居家庭等），而我国是以核心家庭为主。

5-71 题解：社会要素即人类社会赖以存在的各种条件或因素。人口、自然环境、生产劳动、语言和文化等是构成社会的基本要素。

5-94 题解：按照 Maslow 的需要层次理论，人的需要分为 5 个层次，即生理需要、安全需要、爱及归属的需要、自尊的需要、自我实现的需要。患者除了具有常人一样的心理需要，还有其特殊角色背景的特别心理需要，如：恢复健康的需要、保障安全的需要、角色适应的需要、群体归属的需要、寻求关心的需要、获取信息的需要、赢得尊重的需要、寻求刺激的需要。

【名词解释题】

5-96 健康的含义是指人完整的生理、心理状态和社会适应能力，即身体素质、精神面貌、社会生活的完好状态。1989年WHO对健康的定义是："健康不仅是没有疾病，而且包括躯体健康、心理健康、社会适应良好和道德健康"。

5-97 角色又称身份，是个体在特定的社会关系中的身份，以及社会期待的、在相应社会关系位置上的行为规范与行为模式的总和。

5-98 基本角色即第一角色，决定个体的主体行为，是个体在生长、发育过程中所产生的与年龄、性别有关的角色，如儿童、妇女、男人、老人等。

5-99 一般角色即第二角色，是个体所必须承担的、由所处的社会情形和职业所规定的角色。即在各种社会情形中影响个体行为，包括各个生长发育阶段中为完成特定任务所必须承担的角色，以及与职业有关的角色，如父母、夫妻、儿女、医生、护士、军人等。

5-100 独立角色即第三角色，是个体可选择的、特定的、临时性的角色，即个体为完成暂时性任务而承担的角色，如观众、听众等。但有些时候，第三角色是不能自由选择的，如患者角色。

5-101 自致角色也称自获角色或成就角色，指通过个人的活动与努力而获得的社会角色。它既是个人活动的结果，又是个人选择的结果。

5-102 角色冲突是角色期望与角色表现之间存在差距，或个体多种角色之间存在着冲突，使之难以适应而发生的心理冲突与行为矛盾。

5-103 角色匹配不当指个体的自我概念、自我价值观或自我能力与其角色期望不匹配。如让一名护工承担医生的角色，或让医生承担护工的角色，均可能发生角色匹配不当。

5-104 患者角色缺如是指个体在疾病被确诊后尚未进入患者角色，不能正视、承认有病的现实，或对患者角色感到厌倦。属于一种心理防御，通过否认来缓冲患病事实对个体的压力刺激。多见于初次生病、初次住院，以及初诊为癌症、预后不良疾病的患者。

5-105 患者角色强化是指因依赖性加强、自信心减弱，个体对自我能力怀疑、失望，对原角色恐惧，因而沉溺于患者角色。

5-106 患者角色消退是指已适应患者角色的个体因某些原因重新或迅速转回常态角色，去承担本应免除的责任与义务，使其已有的患者角色行为退化，甚至消失。可见于疾病未愈或在疾病中期的患者，因个体家庭、工作等原因（如孩子患病），使之其他的社会角色上升到第一位而又要重新承担相应的职责（如父母亲）。

5-107 根据文化的结构和范畴，文化的定义分为广义、狭义两种。广义的文化：是指人类在社会历史发展过程中所创造的物质财富和精神财富的总和。它既包括世界观、人生观、价值观等具有意识形态性质的部分，也包括自然科学和技术、语言和文字等非意识形态的部分。狭义的文化：是指人们普遍的社会习惯，如衣食住行、风俗习惯、生活方式、行为规范等。

5-108 价值观是指个体在长期的社会化过程中通过后天学习逐步形成的、对生活方式与生活目标价值的看法或思想体系，它是信念、态度和行为的基础，决定着个体对现实的取向和选择，如人生观、行为观、人际观、时间观、人对自然的控制观等。

5-109 信念是自己认为可以确信的看法，是个体在自身经历中积累起来的认识原则，与个性和价值观相联系的一种稳固的生活理想。如健康信念，个体因不同的社会文化背景会对健康和疾病的理解各异，继而影响其相应的健康行为和就医行为。

5-110 信仰是指人们对某种事物或思想、主义的极度尊崇和信服，并把它作为自己的精神寄托和行为准则。是人们在接收外界信息的基础上沿着认知、情感、意志、信念和行为的轨道持续发展，最终融合而成的，是一个长期的形成过程。如宗教信仰（佛教、伊斯兰教、基督教为世界三大宗教），与一部分个体及其精神健康关系较为密切。

5-111 习俗是习惯风俗的意思。是指一个民族的生活方式或意念，日久相沿而成的习惯，涉及人们在衣、食、住、行、生产、社交、婚姻与家庭、医药、丧葬、节日、庆典、礼仪、祭祀等物质文化生活上的共同喜好、禁忌等方面。

5-112 文化休克是指个体生活在陌生、不熟悉的文化环境中所产生的一种迷失、疑惑、排斥，甚至恐惧的感觉。是因沟通障碍、日常活动改变、孤独、风俗习惯以及信仰的差异而产生的生理、心理适应不良。文化休克是美国人类学家奥博格（Kalvero Oberg）在1958年提出的。

5-113 文化金字塔人类学家将文化比喻为金字塔，其中：塔顶为社会群体文化中的"习俗"，可视性强，易通过外显行为观察，最具体且易于表达；中层为"信念与信仰"；塔底为社会群体文化中的"价值观"，它既深沉又抽象，可视性差，因而最难评估。价值观、信念和信仰、习俗是构成文化的核心要素，与个体的健康密切相关。

5-114 文化照顾是指用一些人们认识到的价值观、信念和已定型的表达方式，来帮助、支持个体（或群体）维持健康、改善生活方式或面对死亡与残疾。文化照顾20世纪60年代，美国跨文化护理学的奠基人M. Leininger首先将多元文化的理论引用到护理学中，提出了的文化照顾这个概念。她指出，在护理上应该赋予文化的价值和内涵，提供符合个体文化背景的健康照顾即文化照顾。

5-115 家庭是伴随婚姻制度而出现的最古老、最持久和最普遍的社会基本构成单位，是最小的社会活动的组织形式，也是个人与社会联系的最基本单位。传统意义上的家庭是指基于法定血缘、婚姻、监护或领养关系，由2个或2个以上的成员组成的社会共同体。1997年Murray和Zentner提出了现代家庭的定义：家庭是指通过血缘、婚姻、收养关系联系在一起的，或通过相互的协定而生活在一起的两个或更多人组成的一个社会系统，家庭成员通常共同分享义务、职责、种族繁衍、友爱及归属感。

5-116 主干家庭是核心家庭成员加上夫妻任何一方的直系亲属，如祖父母、外祖父母、叔姑姨舅等，属于扩展家庭。

5-117 核心家庭夫妻俩及其婚生或领养的子女是现阶段较理想和主要的家庭类型。其结构简单、关系单纯，便于作出决定；一旦出现危机易致家庭解体。

5-118 空巢家庭仅老年夫妇，其婚生或领养的子女离家，又称为老年家庭。

5-119 家庭的主要功能是满足家庭成员的基本生活需求，维护家庭成员的安全与健康，维持家庭及社会的期望等。具体包括：繁衍和养育功能、经济功能、情感支持功能、社会化功能、健康照顾功能。

5-120 家庭功能量表又称家庭关怀度指数测评表，是用来检测家庭功能的问卷，反映了个体对家庭功能的主观满意度。该量表是美国西雅图华盛顿大学的Smilkstein医师于1978年设计的，适用于青少年以上任何年龄组的评估对象。共五个题目，每题代表一项家庭功能，主要评价家庭的适应度、合作度、成长度、情感度、亲密度五个方面，因而又简称为家庭APGAR问卷。由于回答的问题少，评分容易，可以粗略、快速地评价家庭功能，是一种简单、快捷且有良好的信度和效度的评估工具，因此在临床上广为应用。

5-122 环境是指人类赖以生存、发展的社会与物质条件的总和。可将人的环境分为内环境和外环境。人的外环境包括自然环境、社会环境、文化环境和政治环境；人的内环境是由人的内心世界和人体的各个组织系统所构成，又称生理心理环境，其中：人的生理环境包括呼吸、循环、消化、泌尿、内分泌、神经系统等。人的心理环境包括认知、情绪情感、个性、压力应对等。

5-122 社会环境包括制度、法律、经济、文化、教育、人口、民族、职业、生活方式、社会关系、社会支持等诸多方面。

【简述问答题】

5-123 社会评估内容包括角色适应评估、文化评估、家庭评估、环境评估等要素。社会评估的方法有交谈、观察、量表评定、抽样检查等。

5-124 角色适应不良是指当个体的角色表现与角色期望不协调或无法达到角色期望的要求时发生的身心行为反应。个体会出现相应的生理、心理方面的不良反应，如有头痛、头晕、乏力、睡眠障碍、心律和心率异常、心电图异常表现，血肾上腺素、胆固醇、三酰甘油（甘油三酯）升高、凝血时间异常等生理反应，产生紧张、焦虑、抑郁、易激惹、自责，甚至绝望等不良情绪。常见的类型有角色冲突、角色模糊、角色匹配不当、角色负荷过重或角色负荷不足。

5-125 患者角色适应不良的类型及影响因素。①角色冲突：是角色期望与角色表现之间存在差距，或个体多种角色之间存在着冲突，使之难以适应而发生的心理冲突与行为矛盾。②角色模糊：是个体对角色期望不明确，不知承担这个角色应如何行动而造成的不适应反应。导致原因有：涉及的角色期望太复杂、角色改变的速度太快、主角色与互补角色之间沟通不良等。如初次入院的新病人、刚入学的大学新生、刚生下新生儿的父母等，一下子难以适应转变的新角色。③角色匹配不当：指个体的自我概念、自我价值观或自我能力与其角色期望不匹配。如让一名护工承担医生的角色，或让医生承担护工的角色，均可能发生角色匹配不当。④角色负荷过重：指个体的角色行为在一定的时间期限内难以达到过高的角色期望，或对个体的角色期望过高。如对学龄前儿童要求在上小学前要认字多少以上、考级证书等。⑤角色负荷不足：指对个体的角色期望过低而使其能力不能完全发挥。如要求新教师5年内必须听老教师上课，不得独立授课。

5-126 文化的特性：文化具有鲜明的民族性、继承性与发展性、获得性、共享性、复合性与双重性等特性。这些特性决定了它对健康影响的广泛性和持久性。评估的重要性：①有助于护士了解影响个体健康的各种文化因素，如个体的文化背景、对健康的观念、家庭与社会结构、生活习惯和生活行为、传统的治疗疾病方法等。②为个体制订符合其文化背景的、既适合共性又能满足个体需要的、切合实用的护理措施。

5-127 家庭资源是指为维持其基本功能、应对压力事件和危机状态所需的物质、精神与信息等方面的支持。家庭资源分为内部资源和外部资源。内部资源包括经济支持、精神情感支持、信息支持和结构支持等。外部资源有社会资源、文化资源、宗教资源、经济资源、教育资源、环境资源、医疗资源等。家庭评估要点：家庭评估内容包括个体的基本资料、家庭类型、家庭生活周期、家庭结构、家庭功能、家庭资源、家庭压力等。其中，家庭功能的健全与否和个体的身心健康密切相关，为家庭评估的重点。

5-128 家庭评估常用的评定量表有：①Smilkstein 的家庭功能量表；②Procidano 和 Heller 的家庭支持量表；③家庭环境量表（FES）；④家庭功能评定量表（FAD）；⑤家庭亲密度和适应

性量表(FACES Ⅱ);⑥领悟社会支持量表(PSSS)等。

5-129 影响个体健康的环境因素有:①自然环境:亦称物理环境。能直接或间接影响人类生活的物理因素总和,包括声、电、磁、辐射、居室、采光、通风、空间、气味、室内装潢、布局、大气、水源、温湿度,以及各种与安全有关的因素,如机械性、化学性、温度性、放射性、过敏性、医源性损伤因素等。②社会环境,包括制度、法律、经济、文化、教育、人口、民族、职业、生活方式、社会关系、社会支持等诸多方面。优良的社会环境是人类健康保障的决定因素,其中,与健康直接相关的主要因素有职业、经济、民族、文化、教育、生活方式、社会关系与社会支持等,为社会环境评估的重点。本章节主要介绍经济、文化教育、生活方式、社会关系和社会支持等方面的评估。

5-130 工作环境评估:包括有无污染源,安全作业条例及执行与否,工作防护措施等。工作环境评估的项目与内容:①整洁程度:环境是否整洁、宽敞、明亮?空气是否流通、通风设施是否完好?②刺激物:室内有无粉尘、化学物、石棉、烟雾等刺激物存在?有无异味、刺激性气味?是否有相关环境监测,检测结果是否符合环境要求?③污染源:工作环境有否废水、废气、放射物质等污染源的存在?④安全因素:是否存在安全危害因素,如高温、高压电、强噪声、放射线、重型机器或大型电器、裸露电源或电线、强酸、强碱等?有无安全作业条例,大家是否理解、执行?工作中是否应用防护措施,如安全帽、安全镜、防护衣物或其他防护措施?

【综合应用题】

5-131 (1) 对于该病人病室环境的评估要求:①环境整洁、卫生、宽敞、明亮、舒适,无异味、无臭味;光线、通风适度,温度、湿度适宜,环境无噪声;病房设施能满足患者的基本生理需求,如热水供应、厕所洁净、饭菜营养可口等。②安全措施:走廊、卫生间或浴室要有扶手,地面干燥、平整、防滑,病床旁、卫生间或浴室内要有呼叫系统,夜间灯光照明适宜、合理,推车、平车性能要完好,病床的升降控制要完好、安全,病床的移动脚轮要固定完好,在紧急情况下要有安全撤离的出口标记,电源、插座妥善安置,使用安全,用氧要有无防火、防油、防震标记,备用氧的安置符合安全要求,空调或其他冷暖设备性能完好、使用安全,婴儿室要有恒温设备、完好状态。

(2) 该患者相关的护理诊断:①焦虑:与担心疾病预后有关。②恐惧:与脑溢血突发昏迷有关。③绝望:与疾病的严重性,又缺少家人支持有关。④疲乏:与中风后发生脑力和体力下降的因素有关。⑤无能为力:与脑溢血后个体已无法适应以往的生活、独立生活能力下降有关。⑥角色紊乱:个人感到自己的角色有了很大的改变,家庭人际关系不和等有关。

5-132 (1) 该病人属于文化休克的觉醒期?

(2) Kleinman 提出的"健康信念注解模式"对该病人进行健康信念的评估内容:①对你来说,健康指什么?不健康又指什么?②通常你在什么情况下才认为自己有病并就医?③你认为导致你健康问题的原因是什么?④你怎样、何时发现你有该健康问题的?⑤该健康问题对你的身心产生了哪些影响?严重程度如何?发作时持续多长时间?⑥你认为你该接受何种治疗?你希望通过治疗达到哪些效果?⑦你的病给你带来的主要问题有哪些?⑧对这种疾病你最害怕什么?

(梁　婕　盛爱萍)

第六章 实验室检查

选择题(6-1～6-330)

A_1型单项选择题(6-1～6-200)

6-1 标本采集前需要核对的项目不包括
　　A. 临床诊断　　　　　　　　B. 病人姓名
　　C. 病人性别　　　　　　　　D. 病房号
　　E. 送检时间

6-2 大部分血液生化检查要求受检者空腹多少小时后采血
　　A. 4～8小时　　　　　　　　B. 6～10小时
　　C. 10～12小时　　　　　　　D. 6～8小时
　　E. 8～12小时

6-3 静脉采血检查下列的标本,其中错误的是
　　A. 血细胞比容:抗凝管　　　　B. 红细胞沉降率:抗凝管
　　C. 血块退缩试验:抗凝管　　　D. 凝血时间试管法:普通管
　　E. 血浆凝血酶原时间:抗凝管

6-4 成人首选的毛细血管采血部位为
　　A. 手背　　　　　　　　　　B. 足跟
　　C. 手指　　　　　　　　　　D. 耳垂
　　E. 脚趾

6-5 静脉采血过程中,下列哪项是错误的
　　A. 采血完毕后立即松开止血带　　B. 尽量无痛
　　C. 避免采用手臂下垂位　　　　　D. 避免拍打手臂
　　E. 止血带结扎时间不宜超过1分钟

6-6* 关于静脉采血的叙述,下列哪项是错误的
　　A. 应根据采血的目的不同选择不同的时间采血
　　B. 止血带压迫时间过长会影响测定结果
　　C. 建议使用真空采血器
　　D. 需空腹采血时,应尽可能延长空腹的时间
　　E. 不能从输液的血管采血

6-7* 下列防止采血过程中发生溶血的措施,错误的是
　　A. 采血用的注射器应清洁干燥　　B. 避免用手挤压局部组织
　　C. 75%乙醇(酒精)消毒待干后采血　D. 一般需选择大号的针头

E. 采得血液后，取下针头，缓慢推入试管中

6-8* 试管帽为绿色的真空采血器内的抗凝剂是
A. 肝素
B. 枸橼酸钠
C. 氟化钠
D. 草酸钙
E. 草酸钾

6-9 红细胞的主要功能是
A. 运输激素
B. 维持体温
C. 提供营养
D. 运输 O_2 和 CO_2
E. 运输铁

6-10 红细胞的平均寿命是多少天
A. 30
B. 60
C. 80
D. 90
E. 120

6-11 调节红细胞生成的主要因素是下列哪项
A. 雄激素
B. 甲状腺激素
C. 雌激素
D. 生长激素
E. 促红细胞生成素

6-12 成人男性血红蛋白测定参考值为
A. 80~100g/L
B. 100~120g/L
C. 110~130g/L
D. 120~160g/L
E. 200~240g/L

6-13 成人女性血红蛋白测定参考值为
A. 70~100g/L
B. 80~120g/L
C. 100~130g/L
D. 120~150g/L
E. 110~150g/L

6-14 最能反映贫血的实验室检查指标为
A. 血红蛋白定量
B. 红细胞沉降率
C. 网织红细胞计数
D. 红细胞计数
E. 血清蛋白总量

6-15 贫血是外周血单位容积中
A. 循环血量低于正常
B. 血细胞比容低于参考值下限
C. 红细胞、血红蛋白量低于参考值下限
D. 红细胞计数低于参考值下限
E. 红细胞计数、血红蛋白量和血细胞比容低于参考值下限

6-16 重度贫血的血红蛋白含量为
A. <90g/L
B. <70g/L
C. <60g/L
D. <50g/L
E. <30g/L

6-17 血红细胞增多见于
  A. 晚期妊娠　　　　　　　　　B. 造血功能障碍
  C. 渗血　　　　　　　　　　　D. 大面积烧伤
  E. 老年人

6-18 相对性红细胞增多见于
  A. 妊娠　　　　　　　　　　　B. 肺源性心脏病
  C. 高原生活　　　　　　　　　D. 新生儿
  E. 严重腹泻

6-19 绝对性红细胞增多见于
  A. 呕吐　　　　　　　　　　　B. 大面积烧伤
  C. 高热　　　　　　　　　　　D. 肺源性心脏病
  E. 多汗

6-20 红细胞病理改变呈现靶形细胞时,尤多见于
  A. 珠蛋白生成障碍性贫血　　　B. 缺铁性贫血
  C. 镰形细胞性贫血　　　　　　D. 微血管病性溶血性贫血
  E. 自身免疫性溶血性贫血

6-21* 红细胞染色呈嗜多色性最主要见于
  A. 巨幼红细胞性贫血　　　　　B. 铁粒幼细胞性贫血
  C. 再生障碍性贫血　　　　　　D. 缺铁性贫血
  E. 溶血性贫血

6-22 血细胞比容是指
  A. 红细胞的体积　　　　　　　B. 血细胞占全血的容积百分比
  C. 血细胞占全血的重量百分比　D. 三种血细胞的容积之比
  E. 血细胞与血浆的容积之比

6-23 血细胞比容的大小主要取决于
  A. 红细胞的体积和重量　　　　B. 红细胞的数量和重量
  C. 红细胞的形态和大小　　　　D. 红细胞的数量和大小
  E. 红细胞的体积和数量

6-24 血细胞比容减少见于
  A. 贫血　　　　　　　　　　　B. 大量出汗
  C. 严重呕吐　　　　　　　　　D. 大面积烧伤
  E. 真性红细胞增多症

6-25 MCHC 指
  A. 平均红细胞体积　　　　　　B. 红细胞平均血红蛋白量
  C. 红细胞压积　　　　　　　　D. 红细胞体积分布宽度
  E. 红细胞平均血红蛋白浓度

6-26 缺铁性贫血时可出现
  A. 红细胞平均体积(MCV)增高、红细胞平均血红蛋白量(MCH)增高、MCHC 正常
  B. MCV 减低、MCH 减低、MCHC 正常

C. MCV 增高、MCH 增高、MCHC 增高
D. MCV 减低、MCH 减低、MCHC 减低
E. MCV 正常、MCH 正常、MCHC 正常

6-27 最能反映骨髓红系造血功能的检查是
A. 红细胞沉降率　　　　　　　　B. 红细胞计数
C. 网织红细胞计数　　　　　　　D. 血红蛋白测定
E. 血小板计数

6-28 成人网织红细胞的正常值为
A. 5%～15%　　　　　　　　　　B. 3%～6%
C. 0.5%～1.5%　　　　　　　　　D. 6%～8%
E. 3%～4%

6-29 临床上作为贫血早期疗效观察的指标是
A. 红细胞计数　　　　　　　　　B. 网织红细胞计数
C. 血红蛋白定量　　　　　　　　D. 红细胞沉降率
E. 血细胞比容

6-30 网织红细胞减少见于
A. 缺铁性贫血　　　　　　　　　B. 溶血性贫血
C. 巨幼细胞性贫血　　　　　　　D. 急性白血病
E. 再生障碍性贫血

6-31 血沉增快可见于
A. 先天性心脏病　　　　　　　　B. 结核病活动期
C. 高血压性心脏病　　　　　　　D. 心绞痛
E. 缩窄性心包炎

6-32 测定血沉不能
A. 判断结核病、风湿病有无活动　B. 区分组织损伤及坏死程度
C. 估计血液球蛋白增高情况　　　D. 鉴别细菌和病毒感染
E. 鉴别良性与恶性肿瘤

6-33 白细胞分类计数,中性粒细胞(包括杆状核、分叶核)正常应占
A. 0.5%～1%　　　　　　　　　　B. 50%～70%
C. 3%～8%　　　　　　　　　　　D. 80%～85%
E. 20%～40%

6-34* 白细胞分类计数的正常比值,正确的是
A. 淋巴细胞 0.50～0.70　　　　　B. 单核细胞 0.03～0.08
C. 中性分叶核粒细胞 0.01～0.05　D. 嗜酸性粒细胞 0.20～0.40
E. 嗜碱性粒细胞 0.005～0.05

6-35 中性粒细胞增多最常见于
A. 过敏性疾病　　　　　　　　　B. 寄生虫病
C. 急性化脓性感染　　　　　　　D. 活动性肺结核
E. 脾功能亢进

6-36 可作为早期诊断急性内出血的参考指标是
    A. 红细胞减少   B. 血红蛋白降低
    C. 血小板减少   D. 中性粒细胞增多
    E. 单核细胞减少

6-37 粒细胞减少症指下列哪项
    A. 白细胞总数<4×10^9/L   B. 中性粒细胞数<0.5×10^9/L
    C. 中性粒细胞数<1.5×10^9/L D. 中性粒细胞数<2×10^9/L
    E. 中性粒细胞数<3×10^9/L

6-38 中性粒细胞减少不包括
    A. 伤寒   B. 放射线损害
    C. 再生障碍性贫血   D. 急性中毒
    E. 脾功能亢进

6-39 中性粒细胞减少见于
    A. 肺炎球菌肺炎   B. 急性大出血
    C. 脾功能亢进   D. 女性妊娠期
    E. 恶性肿瘤

6-40* 中性粒细胞核左移常见于
    A. 粒细胞性白血病   B. 急性化脓性感染
    C. 自身免疫性疾病   D. 粒细胞减少症
    E. 病毒性感染

6-41* 在疾病进行期突然出现中性粒细胞核右移常提示
    A. 急性失血   B. 预后良好
    C. 急性溶血反应   D. 急性中毒
    E. 预后不良

6-42 过敏性疾病多见于
    A. 嗜碱性粒细胞增高   B. 嗜酸性粒细胞增高
    C. 中性粒细胞增高   D. 单核细胞增高
    E. 淋巴细胞增高

6-43 血白细胞分类计数中,淋巴细胞增多见于
    A. 某些病毒感染   B. 化脓性感染
    C. 免疫缺陷综合征   D. 结缔组织疾病
    E. 放射线损害

6-44 麻疹病人的血中常出现
    A. 嗜酸性粒细胞增多   B. 嗜酸性粒细胞减少
    C. 中性粒细胞增多   D. 中性粒细胞减少
    E. 淋巴细胞增多

6-45 血小板计数正常参考值为
    A. $(100\sim300)\times10^9$/L   B. $(100\sim150)\times10^9$/L
    C. $(200\sim300)\times10^9$/L   D. $(100\sim200)\times10^9$/L

E. $(100\sim400)\times10^9/L$

6-46 不反映血小板功能检查的项目有
　　A. 凝血时间
　　B. 出血时间
　　C. 血小板计数
　　D. 血块退缩试验
　　E. 血小板聚集功能

6-47 血小板减少是指血小板计数低于
　　A. $20\times10^9/L$
　　B. $50\times10^9/L$
　　C. $100\times10^9/L$
　　D. $150\times10^9/L$
　　E. $300\times10^9/L$

6-48 血小板计数增多见于
　　A. 急性白血病
　　B. 骨髓抑制
　　C. 脾功能亢进
　　D. 急性溶血
　　E. DIC(弥散性血管内凝血)

6-49 骨髓检查的禁忌证是
　　A. 结核病
　　B. 血小板减少性紫癜
　　C. 放射病
　　D. 重症血友病
　　E. 粒细胞减少症

6-50 属于小细胞低色素性贫血的是
　　A. 巨幼细胞贫血
　　B. 再生障碍性贫血
　　C. 急性失血性贫血
　　D. 缺铁性贫血
　　E. 溶血性贫血

6-51 属于大细胞正色素性贫血的是
　　A. 巨幼细胞贫血
　　B. 缺铁性贫血
　　C. 急性失血性贫血
　　D. 再生障碍性贫血
　　E. 溶血性贫血

6-52 下列各项检查项目中英文缩写错误的是
　　A. 红细胞沉降率-ESR
　　B. 出血时间测定-BT
　　C. 血块退缩试验-CRT
　　D. 凝血时间测定-CT
　　E. 凝血酶原时间测定-APTT

6-53 血块退缩试验于多少小时开始退缩
　　A. 0.5～1 小时
　　B. 1～2 小时
　　C. 2～3 小时
　　D. 12 小时
　　E. 24 小时

6-54 血小板聚集功能增高不出现于
　　A. 糖尿病
　　B. 脑梗死
　　C. 心肌梗死
　　D. 深静脉血栓
　　E. 血小板无力症

6-55 血小板数量和功能异常可引起
　　A. 出血时间延长
　　B. 出血时间缩短

C. 凝血时间延长　　　　　　　　D. 凝血时间缩短
E. 网织红细胞增多

6-56 出血时间正常的疾病有
A. 白血病　　　　　　　　　　　B. 过敏性紫癜
C. 血小板无力症　　　　　　　　D. 再生障碍性贫血
E. 弥散性血管内凝血

6-57 不反映凝血功能检查的项目有
A. 3P 试验　　　　　　　　　　　B. 凝血时间
C. 纠正试验　　　　　　　　　　D. 凝血酶原时间
E. 活化部分凝血酶原时间

6-58 不会出现凝血酶原时间延长的是
A. 严重肝病　　　　　　　　　　B. 维生素 K 缺乏
C. DIC 晚期　　　　　　　　　　D. 心肌梗死
E. 血友病

6-59* 弥散性血管内凝血的确诊试验不包括
A. 3P 试验　　　　　　　　　　　B. 纤溶酶原活性
C. FDP、D－二聚体　　　　　　　D. 纤维蛋白原定量
E. 凝血酶凝固时间

6-60 过氧化酶染色(POX)主要用于哪一种疾病的鉴别诊断
A. 急性白血病　　　　　　　　　B. 慢性白血病
C. 多发性骨髓瘤　　　　　　　　D. 类白血病反应
E. 再生障碍性贫血

6-61 评估肾脏疾病最常见的不可替代的首选检查是
A. 尿沉渣镜检　　　　　　　　　B. 血肌酐
C. 血尿素氮　　　　　　　　　　D. 24 小时尿蛋白定量测定
E. 尿常规

6-62 尿液一般检查应留取标本
A. 24 小时尿液,加入 5ml 浓盐酸防腐　　B. 24 小时尿液,加入 5ml 甲苯防腐
C. 12 小时尿液　　　　　　　　　　　　D. 24 小时尿液,检查前低蛋白饮食 3 天
E. 新鲜尿液 100～200ml

6-63 作尿细菌培养需采集下列哪种尿
A. 随意一次尿　　　　　　　　　B. 清晨空腹尿
C. 餐后 12 小时尿　　　　　　　　D. 餐后 24 小时尿
E. 清洁中段尿

6-64 尿常规检查的标本采集法错误的是
A. 盛尿的容器清洁　　　　　　　B. 留取尿量以 100～200ml 为宜
C. 查肾脏疾病以留取随时尿最佳　D. 女病人避免白带混入尿内
E. 月经期不宜留取尿标本

6-65 留 24 小时尿标本时加入甲醛的作用是
A. 防止尿液改变颜色
B. 保持尿液中的化学成分
C. 防止尿液被污染变质
D. 防止尿液中的激素被氧化
E. 固定尿中有机成分

6-66 作尿常规检查的新鲜尿液最好在多长时间内送检
A. 1 小时
B. 2 小时
C. 30 分钟
D. 50 分钟
E. 90 分钟

6-67 正常成人 24 小时的平均尿量是
A. 700ml
B. 800ml
C. 1 000ml
D. 1 500ml
E. 2 000ml

6-68 血红蛋白尿见于
A. 肝细胞性黄疸
B. 急性溶血
C. 阻塞性黄疸
D. 急性肾盂肾炎
E. 急性肾炎

6-69 乳糜尿最常见于
A. 丝虫病
B. 腹膜结核
C. 肾小管变性疾病
D. 肾病综合征
E. 先天性淋巴管畸形

6-70 有关尿液检查,正确的是
A. 正常人尿相对密度(比重)相对固定
B. 尿内有蛋白质称为蛋白尿
C. 胆红素尿震荡后泡沫呈黄色
D. 正常人尿糖定性呈阳性
E. 正常人尿中都有少量红细胞

6-71 尿液有烂苹果味见于
A. 肝硬化
B. 肝炎
C. 尿毒症
D. 膀胱炎
E. 糖尿病酮症酸中毒

6-72 新鲜尿液有氨味见于
A. 尿毒症
B. 糖尿病酮症酸中毒
C. 急性肾炎
D. 有机磷中毒
E. 慢性尿潴留

6-73 识别胆红素尿初步简单的办法是
A. 胆红素尿颜色深浅
B. 胆红素尿色明显增黄如浓茶
C. 胆红素尿 pH 值偏酸
D. 用特异性试剂加热后测试
E. 用力振荡后观察胆红素尿泡沫仍为黄色

6-74 正常成人尿相对密度(比重)参考范围为
A. 1.015~1.025
B. 1.100~1.125
C. 1.001~1.025
D. 1.010~1.205

E. 1.101~1.025

6-75 关于尿相对密度(比重)的叙述,其错误的是
A. 正常尿相对密度 1.015~1.025
B. 急性肾小球肾炎相对密度降低
C. 慢性肾炎晚期相对密度降低
D. 婴幼儿的尿相对密度偏低
E. 糖尿病尿相对密度升高

6-76 尿液的一般性状检查不包括
A. 颜色
B. 管型
C. 透明度
D. 气味
E. 酸碱度

6-77 尿液显微镜检查不包括
A. 红细胞
B. 上皮细胞
C. 尿糖
D. 白细胞
E. 管型

6-78 有关尿液酸碱反应的描述,正确的是
A. 正常尿液呈弱碱性
B. 服用氯化铵呈碱性
C. 嗜好肉食者呈酸性
D. 长期素食者呈中性
E. 高尿酸血症呈酸性

6-79 蛋白尿指 24 小时尿蛋白定量超过
A. 100mg
B. 150mg
C. 200mg
D. 250mg
E. 300mg

6-80 尿蛋白定量标本瓶中的防腐剂是
A. 甲苯 5ml
B. 稀盐酸 5ml
C. 甲醛 5m
D. 石碳酸 5ml
E. 浓盐酸 5ml

6-81 临床上最常见的病理性蛋白尿为
A. 肾小球性蛋白尿
B. 肾小管性蛋白尿
C. 溢出性蛋白尿
D. 组织性蛋白尿
E. 偶然性蛋白尿

6-82 产生功能性蛋白尿的原因不包括
A. 发热
B. 受寒
C. 站立过久
D. 剧烈运动
E. 肾病综合征

6-83 不属于肾小球性蛋白尿的疾病是
A. 肾盂肾炎
B. 肾病综合征
C. 急进性肾炎
D. 隐匿性肾炎
E. 狼疮性肾炎

6-84 尿蛋白定性为(+++),表示
A. 混浊
B. 微混浊

C. 絮状混浊 D. 块状混浊
E. 颗粒状混浊

6-85 作尿糖定量检查时,应加入的防腐剂是
A. 甲苯 B. 稀盐酸
C. 甲醛 D. 石碳酸
E. 浓盐酸

6-86 糖尿病患者出现的糖尿,属于
A. 血糖增高性糖尿 B. 血糖正常性糖尿
C. 暂时性糖尿 D. 应激性糖尿
E. 假性糖尿

6-87 尿糖定性强阳性最常见的疾病是
A. 糖尿病 B. 嗜铬细胞瘤
C. 肢端肥大症 D. 甲状腺功能亢进症
E. 垂体前叶功能亢进

6-88 尿液呈深黄色,振荡后泡沫亦呈黄色多见于
A. 阻塞性黄疸 B. 溶血性黄疸
C. 恶性疟疾 D. 服用呋喃类药物
E. 乙型脑炎

6-89 尿酮体阳性最有助于诊断
A. 高脂饮食 B. 饥饿
C. 糖尿病酮症酸中毒 D. 禁食
E. 妊娠呕吐

6-90 急性黄疸性肝炎病人尿中有胆红素主要原因为
A. 血胆固醇过多 B. 血直接胆红素过多
C. 血尿素氮过多 D. 血肌酐过多
E. 血尿胆原过多

6-91 肉眼血尿指每升尿中含血量超过多少,并呈现淡红色
A. 1ml B. 2ml
C. 3ml D. 4ml
E. 5ml

6-92 镜下血尿诊断的标准是
A. >3 个红细胞/高倍视野 B. >3 个白细胞/高倍视野
C. >3 个管型/高倍视野 D. <3 个红细胞/高倍视野
E. 尿沉渣 Addis 计数 12 小时排泄的红细胞>1 万

6-93 镜下脓尿指离心尿液每高倍镜视野中白细胞超过
A. 1 个 B. 2 个
C. 3 个 D. 5 个
E. 10 个

6-94 尿镜检查：白细胞满视野，并有少许白细胞管型和大量上皮细胞，应考虑
   A. 急性肾小球肾炎　　　　　　B. 慢性肾小球肾炎
   C. 急性肾盂肾炎　　　　　　　D. 肾脏恶性肿瘤
   E. 泌尿道结石

6-95 提示肾实质有病变的尿液检查项目是
   A. 上皮细胞　　　　　　　　　B. 管型
   C. 白细胞　　　　　　　　　　D. 脓细胞
   E. 红细胞

6-96 正常人清晨浓缩尿液中偶可见到的管型是
   A. 透明管型　　　　　　　　　B. 细胞管型
   C. 颗粒管型　　　　　　　　　D. 脂肪管型
   E. 蜡样管型

6-97 尿中出现蜡样管型提示
   A. 肾缺血　　　　　　　　　　B. 急性肾炎
   C. 肾盂肾炎　　　　　　　　　D. 间质性肾炎
   E. 慢性肾炎晚期

6-98 尿中出现红细胞管型常见于
   A. 急性肾盂肾炎　　　　　　　B. 急性肾小球肾炎
   C. 肾病综合征　　　　　　　　D. 慢性肾盂肾炎
   E. 间质性肾炎

6-99 肾病综合征患者尿中常见的管型是
   A. 透明管型　　　　　　　　　B. 粗颗粒管型
   C. 脂肪管型　　　　　　　　　D. 蜡样管型
   E. 细颗粒管型

6-100 正常人尿内不应出现的有形成分是
   A. 碳酸钙结晶　　　　　　　　B. 颗粒管型
   C. 尿酸盐结晶　　　　　　　　D. 细胞管型
   E. 白细胞

6-101 尿中出现凝溶蛋白（本周蛋白）最常见于
   A. 多发性骨髓瘤　　　　　　　B. 慢性肾炎
   C. 肾衰竭　　　　　　　　　　D. 肾结核
   E. 急性肾炎

6-102 粪便标本检查，错误的是
   A. 检查寄生虫虫卵，应留取不同部位粪便
   B. 腹泻患者应留取含黏液部分的粪便
   C. 做血吸虫孵化检查应留全部粪便
   D. 粪便培养标本采集时，用竹签留取少量异常粪便即可
   E. 查阿米巴原虫应在采集粪便标本前将容器用热水加温

6-103 粪便常规标本采集的注意事项中,不妥的是
  A. 通常采取自然排出的粪便　　B. 尽量选取黏液和脓血部分
  C. 常规检查留取一小块即可　　D. 寒冷季节注意标本加温
  E. 标本应留于无菌盛器中

6-104 果酱样粪便见于
  A. 结肠癌　　　　　　　　　　B. 直肠息肉
  C. 细菌性痢疾　　　　　　　　D. 肛裂
  E. 阿米巴痢疾

6-105 急性细菌性痢疾的粪便为
  A. 水样稀便　　　　　　　　　B. 黏液脓血便
  C. 果酱样大便　　　　　　　　D. 深褐色软便
  E. 稀便,脂肪滴

6-106 阻塞性黄疸病人的粪便为
  A. 黏液脓血便　　　　　　　　B. 柏油样便
  C. 白陶土样便　　　　　　　　D. 米泔样便
  E. 洗肉水样便

6-107 柏油样便见于
  A. 上消化道出血　　　　　　　B. 直肠息肉
  C. 结肠癌　　　　　　　　　　D. 肛裂
  E. 阿米巴痢疾

6-108 霍乱病人的粪便为
  A. 米泔样　　　　　　　　　　B. 鲜血样或柏油样
  C. 棕色糊样　　　　　　　　　D. 黏液脓血样
  E. 白陶土样

6-109 粪便镜检有大量白细胞常见于
  A. 肠炎　　　　　　　　　　　B. 细菌性痢疾
  C. 阿米巴痢疾　　　　　　　　D. 直肠息肉
  E. 溃疡性结肠炎

6-110 粪便镜检有大量脂肪滴常见于
  A. 慢性胆囊炎　　　　　　　　B. 慢性胰腺炎
  C. 细菌性痢疾　　　　　　　　D. 阿米巴痢疾
  E. 过敏性肠炎

6-111 影响粪便潜血试验测定结果的因素,除外
  A. 进食瘦肉　　　　　　　　　B. 食用动物血
  C. 低蛋白素食　　　　　　　　D. 大量进食动物肝脏
  E. 进食绿叶蔬菜

6-112 大便隐血试验检查前,指导病人错误的是
  A. 避免服用铁剂　　　　　　　B. 勿咽下血性唾液
  C. 避免进食大量绿叶蔬菜　　　D. 避免服用动物肝脏及瘦肉

E. 避免卧床休息,运动 3 天

6-113 粪便隐血试验持续阳性常见于
A. 溃疡病
B. 胃癌
C. 食肉动物血
D. 肠结核
E. 溃疡性结肠息肉

6-114 脑脊液标本采集后需立即送检,一般不能超过多少时间
A. 30 分钟
B. 1 小时
C. 1.5 小时
D. 2 小时
E. 3 小时

6-115 有关正常脑脊液的叙述,错误的是
A. 无色水样
B. 略为混浊
C. 不会凝固
D. 蛋白含量极微
E. 主要为淋巴细胞

6-116 脑脊液呈均匀血性,见于
A. 蛛网膜下隙出血
B. 蛛网膜下隙梗阻
C. 化脓性脑膜炎
D. 结核性脑膜炎
E. 穿刺损伤

6-117 脑脊液氯化物降低明显,见于
A. 结核性脑膜炎
B. 病毒性脑膜炎
C. 脑脓肿
D. 化脓性脑膜炎
E. 新型隐球菌性脑膜炎

6-118 脑脊液呈毛玻璃样浑浊,见于
A. 结核性脑膜炎
B. 化脓性脑膜炎
C. 神经梅毒者
D. 病毒性脑膜炎
E. 流行性乙型脑炎

6-119 脑脊液静置 12～24 小时后,可见液面上形成纤细的网状薄膜,见于
A. 流行性乙型脑炎
B. 结核性脑膜炎
C. 化脓性脑膜炎
D. 脑膜白血病
E. 病毒性脑膜炎

6-120 浆膜腔不包括
A. 口腔
B. 胸腔
C. 腹腔
D. 心包腔
E. 关节腔

6-121 产生渗出液的主要原因为
A. 血浆胶体渗透压降低
B. 细菌感染性疾病
C. 毛细血管内流体静脉压升高
D. 淋巴管阻塞
E. 外伤

6-122 不符合漏出液特点的是
A. 外观浆液性
B. 能自凝

C. 相对密度（比重）1.018以下　　　D. 细胞计数<100×10⁶/L
E. 黏蛋白试验阴性

6-123 怀疑肺癌转移至胸膜，其胸腔积液外观可能为
A. 透明　　　　　　　　　　B. 绿色
C. 微湿　　　　　　　　　　D. 黄色
E. 血性

6-124 铜绿假单胞菌感染患者的胸腔积液的颜色为
A. 红色　　　　　　　　　　B. 黄色
C. 绿色　　　　　　　　　　D. 乳白色
E. 灰白色

6-125 乳白色胸腔积液见于
A. 淋巴管阻塞　　　　　　　B. 恶性肿瘤
C. 结核性胸膜炎　　　　　　D. 内脏损伤
E. 化脓性感染

6-126 浆膜腔穿刺液特点符合炎性渗出液的是
A. 放置后不易自凝　　　　　B. 黏蛋白试验阴性
C. 透明或微混浊　　　　　　D. 接近于血糖
E. 细胞总数>500×10⁶/L

6-127 有助于鉴别结核或癌性血性胸腔积液的是
A. 黏蛋白试验　　　　　　　B. 相对密度（比重）测定
C. 细胞分类　　　　　　　　D. 细胞计数
E. 蛋白定量

6-128 下列组织中，天门冬氨酸氨基转移酶（AST）含量最高的是
A. 肺脏　　　　　　　　　　B. 心肌
C. 肾脏　　　　　　　　　　D. 骨骼肌
E. 胰腺

6-129 早期诊断急性心肌梗死的标志物是
A. 肌酸激酶（CK）　　　　　 B. 乳酸脱氢酶（LDH）
C. 肌红蛋白　　　　　　　　D. 天冬氨酸氨基转移酶（AST）
E. 肌钙蛋白

6-130 肌红蛋白在急性心肌梗死后多长时间达峰值
A. 1～3小时　　　　　　　　B. 4～12小时
C. 4～8小时　　　　　　　　D. 8～12小时
E. 3～8小时

6-131 反映肝细胞损害最敏感的检查是
A. 血清总蛋白　　　　　　　B. 血清蛋白电泳
C. 血清丙氨酸氨基转移酶（ALT）　　D. 血清胆红素
E. 血清碱性磷酸酶

6-132 当怀疑患者为急性肝炎时,应尽快做下列哪项检查?
   A. ALT(丙氨酸氨基转移酶) B. 血清胆红素
   C. ALP(碱性磷酸酶) D. 血清蛋白电泳
   E. 血清胆固醇

6-133 血清丙氨酸氨基转移酶升高最常见于
   A. 急性肝炎 B. 慢性肝炎
   C. 脂肪肝 D. 心肌梗死
   E. 肝硬化

6-134 下列组织中,血清丙氨酸氨基转移酶含量最高的是
   A. 心脏 B. 肝脏
   C. 肾脏 D. 脑
   E. 骨骼肌

6-135 血中碱性磷酸酶浓度明显增高见于
   A. 阻塞性黄疸 B. 溶血性黄疸
   C. 肝细胞性黄疸 D. 骨转移瘤
   E. 骨折恢复期

6-136 γ-谷氨酰转肽酶(GGT)增高最常见于
   A. 胆道阻塞性疾病 B. 酒精性肝炎
   C. 肝硬化 D. 病毒性肝炎
   E. 胰腺炎

6-137 肝细胞严重受损时的实验室检查可见
   A. 血清白蛋白增高 B. 总胆固醇降低
   C. 血沉增快 D. 血糖降低
   E. 抗核抗体阳性

6-138 白蛋白/球蛋白之比下降或倒置最常见于
   A. 肝癌 B. 营养不良
   C. 急性肝炎 D. 肾病综合征
   E. 肝硬化

6-139 急性肝炎时血清中最早增高的酶是
   A. 丙氨酸氨基转移酶(ALT) B. γ-谷氨酰转肽酶(γ-GT)
   C. 碱性磷酸酶(AKP、ALP) D. 乳酸脱氢酶(LDH)
   E. 门冬氨酸氨基转移酶(AST)

6-140 下面有关血清白蛋白和球蛋白的叙述正确的是
   A. 白蛋白与球蛋白的比例是(1.5~2.5):1
   B. 患严重消耗性疾病时球蛋白显著升高
   C. 肝硬化患者白蛋白会暂时性降低
   D. 肾病患者的蛋白丢失可造成白蛋白与球蛋白比例倒置
   E. 恶性疟疾不会造成白蛋白与球蛋白的比例倒置

6-141 肝硬化时血清蛋白电泳的特征是
A. γ球蛋白显著增高
B. 清蛋白增加
C. $α_1$球蛋白增高
D. $α_2$球蛋白增高
E. β球蛋白增高

6-142 血氨增高不见于
A. 剧烈运动
B. 肝性脑病
C. 尿毒症
D. 重症肝病
E. 进食低蛋白饮食

6-143 隐性黄疸是指
A. 血清总胆红素在1.7~17.1μmol/L之间
B. 血清总胆红素在17.1~34.2μmol/L之间
C. 血清总胆红素在34.2~171μmol/L之间
D. 血清直接胆红素在1.7~17.1μmol/L之间
E. 血清直接胆红素在17.1~34.2μmol/L之间

6-144 溶血性黄疸主要因何种物质增高所致
A. 粪胆原
B. 尿胆原
C. 结合胆红素
D. 非结合胆红素
E. 尿胆红素

6-145 肝细胞性黄疸胆红素代谢试验的结果,其错误的是
A. 尿胆原阳性
B. 尿胆红素阳性
C. 总胆红素(STB)升高
D. 1分钟胆红素(SDB)升高
E. SDB/STB<20%

6-146 关于胆汁淤积性黄疸实验室检查的结果,下列错误的是
A. 以直接胆红素增高为主
B. 尿胆红素强阳性
C. 尿胆原阳性
D. 粪便为灰白色
E. 血清碱性磷酸酶增高

6-147 最有助于鉴别溶血性黄疸和胆汁淤积性黄疸的是
A. 血浆蛋白电泳
B. 凝血酶原时间测定
C. 血清氨基转移酶
D. 血清总胆红素和结合胆红素
E. 血清总胆固醇

6-148 需要测量身高、体重及体表面积的肾功能检查是
A. 酚红排泄试验
B. 内生肌酐清除率测定
C. 血清肌酐测定
D. 血清尿素氮测定
E. 血清尿酸测定

6-149* 反映酸碱失衡试验的检查是
A. 尿渗量测定
B. 酚红排泄试验
C. 尿液浓缩稀释试验
D. 内生肌酐清除率
E. 二氧化碳结合力

6-150 饮食因素影响肾功能检查最小的项目是
A. 血肌酐
B. 血尿素氮
C. 血二氧化碳结合力
D. 尿肌酐
E. 内生肌酐清除率

6-151 关于内生肌酐清除率的标本采集,错误的是
A. 试验前连续摄入低蛋白饮食3天
B. 收集24小时尿
C. 抽动脉血2~3ml
D. 所取血液需注入抗凝管中
E. 血尿标本同时送检

6-152 内生肌酐清除率(Ccr)的正常值为
A. 60~100ml/min
B. 70~110ml/min
C. 80~120ml/min
D. 90~130ml/min
E. 100~140ml/min

6-153 反映肾小球滤过功能最可靠的指标是
A. 内生肌酐清除率
B. 血肌酐
C. 血尿素氮
D. 血尿酸
E. 尿肌酐

6-154 若内生肌酐清除率为40ml/min,估计肾功能损害为
A. 轻度
B. 重度
C. 中度
D. 极重度
E. 极轻度

6-155 血清尿素氮测定主要是检查
A. 肾小管重吸收功能
B. 肾小管分泌功能
C. 肾脏调节血压功能
D. 肾小球滤过功能
E. 肾近曲小管排泌功能

6-156 血清尿酸减少见于
A. 痛风
B. 血液病
C. 恶性肿瘤
D. 慢性铅中毒
E. 急性重症肝炎

6-157 尿相对密度(比重)固定在1.010,最常见于
A. 慢性肾衰竭
B. 急性肾小球肾炎
C. 急性肾盂肾炎
D. 尿崩症
E. 痛风性肾病

6-158 尿浓缩稀释试验主要是检查
A. 肾脏调节血压功能
B. 肾脏调节酸碱平衡功能
C. 肾小管重吸收功能
D. 肾小球滤过功能
E. 肾近曲小管排泌功能

6-159 正常人尿浓缩与稀释功能试验夜尿量低于
A. 500ml
B. 750ml
C. 1 000ml
D. 1 250ml

E. 1 500ml

6-160 血清胆固醇升高见于
A. 冠状动脉硬化症
B. 急性重症肝炎
C. 肝硬化
D. 甲状腺功能亢进
E. 严重贫血

6-161 具有抗动脉粥样硬化作用的血脂检查项目是
A. 三酰甘油(甘油三酯)
B. 总胆固醇
C. 胆固醇酯
D. 高密度脂蛋白胆固醇
E. 低密度脂蛋白胆固醇

6-162 空腹血糖升高主要见于
A. 胰岛 β 细胞瘤
B. 糖尿病
C. 肾上腺皮质功能亢进
D. 颅内压升高
E. 运动后

6-163 葡萄糖耐量试验主要用于诊断
A. 疑似糖尿病者
B. 1 型糖尿病
C. 2 型糖尿病
D. 慢性肾脏疾病
E. 特发性餐后低血糖症

6-164 糖尿病诊断标准为
A. 空腹血糖＞7.0mmol/L
B. 空腹血糖＞11.1mmol/L
C. 餐后血糖＞7.0mmol/L
D. 餐后血糖＞9.4mmol/L
E. 空腹血糖＞6.0mmol/L

6-165 糖化血红蛋白测定可反映检测前多长时间左右血糖的平均水平
A. 1 个月
B. 2 个月
C. 1.5 个月
D. 4 个月
E. 6 个月

6-166 糖化血清蛋白测定可反映糖尿病病人多长时间内血糖的总体水平
A. 1～2 周
B. 2～3 周
C. 3～4 周
D. 4～5 周
E. 5～6 周

6-167 调节胰岛素分泌最重要的因素是
A. 血糖浓度
B. 胰高血糖素
C. 血中脂肪酸浓度
D. 乙酰胆碱
E. 血中氨基酸浓度

6-168 急性胰腺炎早期下列哪一项实验室检测最具诊断价值
A. 尿淀粉酶
B. 白细胞计数
C. 血清脂肪酶
D. 血清淀粉酶
E. 血清正铁血白蛋白

6-169 血清淀粉酶增高最常见于
A. 急性胰腺炎
B. 胰腺癌

  C. 腮腺炎   D. 胰腺囊肿

  E. 机械性肠梗阻

6-170 高钾血症是指血钾浓度超过
  A. 3.5mmol/L   B. 4.0mmol/L
  C. 5.0mmol/L   D. 5.5mmol/L
  E. 6.0mmol/L

6-171 血钾增高见于
  A. 输入库存血   B. 呕吐
  C. 腹泻   D. 大量利尿
  E. 维生素 D 缺乏

6-172 血钾降低见于
  A. 代谢性碱中毒   B. 大面积烧伤
  C. 挤压综合征   D. 休克
  E. 肾衰竭

6-173 高钠血症见于
  A. 营养不良   B. 胃肠减压
  C. 幽门梗阻   D. 原发性醛固酮增多症
  E. 糖尿病酮症酸中毒

6-174 血钙增高见于
  A. 骨肿瘤   B. 尿毒症
  C. 维生素 D 缺乏病   D. 软骨病
  E. 甲状旁腺功能减退

6-175 低钙血症见于
  A. 甲状腺功能亢进   B. 急性白血病
  C. 佝偻病   D. 急性肾衰竭
  E. 淋巴瘤

6-176* 血液气体分析标本的采集方法,正确的是
  A. 大多取肘静脉血   B. 一般取 0.5ml 血
  C. 拔出针头后即送验   D. 选用 1ml 干燥注射器
  E. 注射器需用肝素稀释

6-177 不同类型酸碱失衡的血气改变,错误的是
  A. 呼吸性酸中毒 pH 值降低,$PaCO_2$ 升高,HCO_3^- 稍高,BE 稍高
  B. 呼吸性碱中毒 pH 值升高,$PaCO_2$ 降低,HCO_3^- 稍低,BE 正常
  C. 代谢性酸中毒 pH 值降低,$PaCO_2$ 降低,HCO_3^- 降低,BE 降低
  D. 代谢性碱中毒 pH 值升高,$PaCO_2$ 升高,HCO_3^- 升高,BE 升高
  E. 呼酸合并代酸 pH 值降低,$PaCO_2$ 升高,HCO_3^- 升高,BE 升高

6-178 诊断甲状腺功能亢进的符合率为 100% 的是
  A. tT_4 增高   B. tT_3 增高
  C. 游离甲状腺素(FT_4)增高   D. 游离三碘甲状腺原氨酸(FT_3)增高

E. rT_3 增高

6-179 下列关于血中 rT_3 来源的描述,正确的是
A. 绝大部分由甲状腺分泌
B. 绝大部分在组织由 T_4 脱碘而来
C. 在组织由 T_3 转变而来
D. 在血中由 T_4 转变而来
E. 绝大部分在甲状腺泡上皮内由 T_4 脱碘而来

6-180 关于甲状腺功能亢进症,下列错误的是
A. TSH 降低
B. FT_3 升高
C. FT_4 降低
D. tT_3 升高
E. tT_4 升高

6-181 尿 17-羟皮质类固醇检测的主要目的是测定
A. 胰岛功能
B. 腺垂体功能
C. 甲状腺功能
D. 甲状旁腺功能
E. 肾上腺皮质功能

6-182 保钠排钾作用最强的肾上腺皮质激素是
A. 皮质醇
B. 皮质酮
C. 醛固酮
D. 脱氧皮质酮
E. 可的松

6-183 醛固酮增高最常见于
A. 肾上腺皮质肿瘤
B. 肾上腺皮质功能减退症
C. 高钠饮食
D. 妊娠高血压综合征
E. 垂体功能减退

6-184 用于妊娠早期诊断的是
A. 黄体酮测定
B. 雌二醇测定
C. 雌激素测定
D. 睾酮测定
E. 人绒毛膜促性腺激素测定

6-185 影响肌肉、骨骼生长发育的最主要的激素是
A. 生长激素
B. 糖皮质激素
C. 盐皮质激素
D. 肾上腺素
E. 甲状腺激素

6-186 生长激素减低可致
A. 巨人症
B. 呆小症
C. 尿崩症
D. 侏儒症
E. 肢端肥大症

6-187 成人生长激素增高可致
A. 甲状腺功能亢进
B. 侏儒症
C. 巨人症
D. 呆小症
E. 肢端肥大症

6-188 血清铁减低最常见于
A. 再生障碍性贫血
B. 巨细胞性贫血

C. 缺铁性贫血 D. 血管内溶血
E. 肝硬化

6-189 血清免疫球蛋白的主要成分是
A. IgA B. IgG
C. IgM D. IgD
E. IgE

6-190* 免疫球蛋白单克隆性增高常见于
A. 淋巴瘤 B. 多发性骨髓瘤
C. 慢性肝病 D. 类风湿关节炎
E. 系统性红斑狼疮

6-191 感染乙型肝炎病毒后血液中最早出现的特异性抗体是
A. 抗-HBs B. 抗-HBe
C. 抗-HBc D. 抗-HBcIgM
E. 抗-HBcIgG

6-192 艾滋病是由HIV直接侵犯哪种细胞引起免疫缺陷
A. NK细胞 B. 浆细胞
C. T细胞 D. K细胞
E. B细胞

6-193 下列哪一项不属于自身抗体的检查
A. 抗核抗体 B. 免疫球蛋白
C. 抗微粒体抗体 D. 抗平滑肌抗体
E. 抗甲状腺球蛋白

6-194 抗双链DNA抗体测定主要用于诊断
A. 系统性红斑狼疮 B. 类风湿关节炎
C. 干燥综合征 D. 皮肌炎
E. 慢性肾炎

6-195 类风湿因子是一种自身抗体,主要类型为
A. IgA型 B. IgG型
C. IgM型 D. IgD型
E. IgE型

6-196 类风湿因子阳性主要见于
A. 类风湿关节炎 B. 系统性红斑狼疮
C. 老年人 D. 硬皮病
E. 多发性肌炎

6-197 诊断原发性肝细胞癌的较敏感和特异的肿瘤标志物是
A. AFP B. CEA
C. CA125 D. CA15-3
E. CA19-9

6-198 大肠癌的肿瘤标志物为
    A. CEA
    B. PSA
    C. EB 病毒抗体
    D. CA19-9
    E. CA-125

6-199 前列腺癌筛查的标志物是
    A. CEA
    B. PSA
    C. EB 病毒抗体
    D. CA19-9
    E. CA-125

6-200* 痰液标本的采集,不妥的是
    A. 采前先漱口
    B. 清晨第一口
    C. 深部咳出痰
    D. 结核杆菌需留 1 小时痰
    E. 细菌培养盛于无菌容器

A_2 型单项选择题(6-201~6-227)

6-201 患者,男性,40 岁,因寒战高热、咳嗽、胸痛来院就诊,胸透左上肺有云絮状阴影,痰液检查为肺炎链球菌(+),该病人血液常规检查可有下列何种结果?
    A. 嗜酸性粒细胞增加
    B. 淋巴细胞增加
    C. 中性粒细胞增加
    D. 单核细胞增加
    E. 嗜碱性粒细胞增加

6-202 患者,男性,26 岁,因鼻出血入院检查,血象:红细胞计数 $2.6×10^{12}/L$,血红蛋白量 $40g/L$,白细胞计数 $2.5×10^9/L$,血小板计数 $20×10^9/L$。骨髓象:骨髓增生重度减低。最可能的医疗诊断是
    A. 缺铁性贫血
    B. 溶血性贫血
    C. 再生障碍性贫血
    D. 慢性失血
    E. 急性白血病

6-203* 患者,女性,28 岁,因刷牙时出现齿龈出血来院检查,查血:血小板 $60×10^9/L$,出血时间 5min,红细胞计数 $4.2×10^{12}/L$,白细胞计数 $6×10^9/L$,网织红细胞 1%,初步可诊断病人为
    A. 白血病
    B. 淋巴瘤
    C. 再生障碍性贫血
    D. 粒细胞减少症
    E. 特发性血小板减少性紫癜

6-204 患者,男性,24 岁,因发热 38℃ 左右 3 天入院,检查血常规显示:红细胞计数 $5.0×10^{12}/L$,血红蛋白 $135g/L$,白细胞 $13.5×10^9/L$,其中中性粒细胞占 80%,淋巴细胞占 20%,血小板计数为 $120×10^9/L$,考虑下列哪种病变的可能性大
    A. 普通感冒
    B. 急性细菌感染
    C. 急性病毒感染
    D. 急性白血病
    E. 恶性肿瘤早期

6-205 患者,男性,42 岁,因混合痔 10 余年。实验室检查:血红蛋白 $80g/L$,红细胞 $2.7×10^{12}/L$,其最可能的原因是
    A. 生理性改变
    B. 红细胞丢失

C. 红细胞破坏　　　　　　　　　D. 造血原料不足

E. 造血功能障碍

6-206 患者,男性,25岁,畏寒、发热3天,体温39℃。体格检查:咽充血、扁桃体充血,无渗出物,两肺呼吸音粗,未闻及干、湿啰音;血常规中白细胞 $4.0\times10^9/L$,其中中性粒细胞占0.55,淋巴细胞占0.42。据此患者可能为

A. 上呼吸道感染　　　　　　　　B. 急性扁桃体炎

C. 伤寒　　　　　　　　　　　　D. 急性支气管炎

E. 支气管肺炎

6-207 患者,女性,30岁,血常规中血红细胞计数为 $3.9\times10^{12}/L$;白细胞总数为 $4.0\times10^9/L$,中性粒细胞0.41,淋巴细胞0.53,单核细胞0.05;血小板计数为 $120\times10^9/L$。据此患者可能为

A. 病毒感染　　　　　　　　　　B. 化脓性炎症

C. 贫血　　　　　　　　　　　　D. 脾功能亢进

E. 急性溶血

6-208 患者,女性,34岁,因"尿频、尿急、尿痛、乏力4日"来院就诊,需做尿液一般检查,患者最好留取

A. 晨尿　　　　　　　　　　　　B. 随时留取尿液

C. 餐后尿　　　　　　　　　　　D. 24小时全部尿液

E. 3小时尿

6-209 患者,女性,26岁,近日晨起恶心、呕吐,月经已停止,怀疑早孕,为明确诊断需采集尿标本,护士指导患者应何时留取尿标本?

A. 晨起空腹尿　　　　　　　　　B. 12小时尿

C. 24小时尿　　　　　　　　　　D. 餐后尿

E. 随机尿

6-210 患者,女性,30岁,近期出现尿频、尿急、尿痛,尿液常规检查显示:白细胞13/HP,红细胞2/HP,应判断为

A. 镜下脓尿　　　　　　　　　　B. 镜下血尿

C. 正常尿液　　　　　　　　　　D. 血红蛋白尿

E. 乳糜尿

6-211 患者,女性,51岁,因患尿毒症而入院。患者精神委靡,食欲不振,24小时尿量90ml,下腹部空虚,无胀痛。该患者目前的排尿状况是

A. 尿潴留　　　　　　　　　　　B. 尿失禁

C. 少尿　　　　　　　　　　　　D. 无尿

E. 多尿

6-212 患者,男性,40岁,发热、头痛、咳嗽3天,遵医嘱使用青霉素静脉点滴,液体输入10分钟患者突然出现面色苍白、出冷汗、血压下降、呼吸急促,诊断为过敏性休克,急性溶血反应。此时患者的尿液应为

A. 胆红素尿　　　　　　　　　　B. 血尿

C. 血红蛋白尿　　　　　　　　　D. 乳糜尿

E. 脓尿

6-213 患者,男性,55岁,患有肾脏疾病,需要做尿蛋白定量检查。护士在收集尿标本时,应在标本中加以下何种防腐剂
A. 甲醛 B. 乙醛
C. 浓盐酸 D. 稀盐酸
E. 甲苯

6-214 患者,男性,40岁,左下腹痛、腹泻2天,为脓血便,伴畏寒、发热、全身乏力。检查:体温39℃,白细胞 $12.8×10^9/L$,粪常规中每高倍镜下红细胞10个,白细胞12个,可见到巨噬细胞。据此患者可能患了
A. 急性肠炎 B. 阿米巴痢疾
C. 急性菌痢 D. 直肠癌
E. 溃疡性结肠炎

6-215 患者,男性,60岁,因呕血、黑便5天来院就诊,医生初步让患者做大便隐血试验。护士应嘱咐患者在检查前3天禁食下列何种食物
A. 豆制品 B. 馒头
C. 大量绿叶蔬菜 D. 芋头
E. 牛奶

6-216 某高等学校的学生因纳差,肝区疼痛两周,诊断为急性黄疸型甲型肝炎入院。一般不会出现下列哪种情况?
A. 尿色深黄,振荡后泡沫亦呈黄色 B. 粪色加深近黑褐色
C. 乙型肝炎表面抗原阴性 D. 血清丙氨酸氨基转移酶显著升高
E. 血清总胆固醇轻度降低

6-217 患者,男性,56岁,既往有"肝病"史,本次因大呕血入院。检查:面色苍白,巩膜轻度黄染,肝脏未扪及。实验室检查:ALT 100U/L,总胆红素 60μmol/L,结合胆红素 38μmol/L,A/G=0.8。考虑患者患了
A. 慢性活动性肝炎 B. 肝硬化失代偿期
C. 急性黄疸型肝炎 D. 溃疡并发大出血
E. 肝癌并发大出血

6-218 患者,女性,40岁,肝功能检查:ALT 180U/L,GGT 30U/L,ALP 50 U/L,血清总胆红素 19μmol/L,直接胆红素 5μmol/L,白蛋白 50g/L,球蛋白 25 g/L,尿胆红素阴性,尿胆原阳性。该患者可能是发生了下列何种情况?
A. 红细胞破坏过多 B. 肝细胞癌
C. 胆道梗阻 D. 急性肝炎
E. 慢性肝纤维化

6-219 患者,男性,36岁,诊断慢性肾小球肾炎住院,临床检查尿常规发现有少量红细胞和尿蛋白,内生肌酐清除率55ml/min,血清肌酐 270μmol/L,判断该患者肾脏损害情况为下列哪一种
A. 肾功能正常 B. 肾储备能力下降期
C. 氮质血症期 D. 肾衰竭期

E. 尿毒症期

6-220 患者,女性,45岁,因眼睑、颜面部水肿5天而收治入院,查内生肌酐清除率为45ml/min。请问该患者的肾功能为

A. 正常 B. 轻度损害
C. 中度损害 D. 重度损害
E. 肾衰竭

6-221 患者,男性,37岁。曾有水肿史,近年来加重。血压18/10.7kPa(135/80mmHg),贫血貌,血红蛋白为98g/L。尿常规:蛋白+++,红细胞5~10/HP。血尿素氮(BUN)8mmol/L,血肌酐120μmol/L,血浆白蛋白25g/L,血清胆固醇7.5mmol/L,三酰甘油(甘油三酯)2.4mmol/L。考虑为

A. 慢性肾炎普通型 B. 慢性肾炎肾病型
C. 慢性肾功能不全 D. 慢性肾炎高血压型
E. 慢性肾炎混合型

6-222 患者,女性,30岁,突起尿频、尿急2天,伴尿道口灼痛,无发热、腰痛。检查:体温37℃,心、肺正常,双肾区无叩击痛。血常规中白细胞4.5×10^9/L,其中中性粒细胞占0.70,淋巴细胞占0.25;尿常规中每高倍镜下白细胞10个。据此,病人可能是患了

A. 急进性肾炎 B. 急性肾盂肾炎
C. 慢性肾盂肾炎急性发作 D. 急性膀胱炎
E. 急性肾炎

6-223 患者,女性,高热、腰酸一天来院就诊,尿液检查:白细胞满视野,大量上皮细胞,应考虑为

A. 急性肾盂肾炎 B. 泌尿系统结石
C. 肾脏肿瘤 D. 急性肾炎
E. 慢性肾炎

6-224 患者,男性,主诉参加朋友聚会后出现上腹部突发剧烈疼痛,伴有恶心、呕吐,医生怀疑为急性胰腺炎,为明确诊断主要应做下列哪项检查

A. 血清淀粉酶测定 B. 尿淀粉酶测定
C. 血清脂肪酶测定 D. 血钙测定
E. 血糖测定

6-225 患者,女性,26岁,因腹部胀满、低热、食欲不振收治入院。查肺部呼吸音稍粗,心尖区可闻及Ⅱ级收缩期杂音,肝、脾未扪及,移动性浊音(+)。实验室检查:血红蛋白110g/L,白细胞10×10^9/L,中性粒细胞0.68,淋巴细胞0.32,红细胞沉降率50mm/h末。腹穿液报告:相对密度(比重)1.018,黏蛋白试验(+),细胞计数600×10^6/L,以淋巴细胞为主。可能的诊断是

A. 结核性腹膜炎 B. 右心功能不全
C. 慢性心包炎 D. 肝硬化腹腔积液
E. 原发性肝癌

6-226 患者,女性,18岁,因面部红斑、低热、口腔溃疡、小关节疼痛入院。实验室检查:血红蛋白100g/L,白细胞3.5×10^9/L,红细胞沉降率40mm/1h末,IgG 22.4g/L,IgA

4.35g/L,IgM 2.42g/L,CH50 10 000u/L,C_3 0.87g/L,ANA(+),dsDNA(+),RF(+)。考虑何病

A. 系统性红斑狼疮 B. 白塞病
C. 类风湿关节炎 D. 风湿热
E. 硬皮病

6-227 患者,女性,45岁,有肝炎病史,近期食欲减退、体重下降,肝区持续性胀痛。实验室检查:甲胎蛋白340μg/L。可能的诊断为

A. 原发性肝癌 B. 卵巢癌
C. 病毒性肝炎 D. 肝硬化
E. 糖尿病

A_3型单项选择题(6-228～238)

(228～229题共用题干)

患者,女性,60岁,有肝硬化病史10年,近日发现精神不振、乏力、牙龈出血、皮肤有出血点,有尿频、尿急、腰痛就诊,经检查后医生诊断为肝硬化、脾功能亢进、尿路感染。

6-228 尿路感染原因是

A. 红细胞减少 B. 血红蛋白减少
C. 血小板减少 D. 中性粒细胞减少
E. 单核细胞减少

6-229 皮肤、牙龈出血的原因是

A. 有中毒颗粒 B. 血小板减少
C. 嗜酸性粒细胞减少 D. 嗜中性粒细胞减少
E. 淋巴细胞减少

(230～231题共用题干)

患者,男性,50岁,皮肤黄染4天来院就诊,体格检查结果为皮肤、巩膜黄染,尿液检查结果为外观深黄色,摇荡后泡沫仍为黄色,尿胆红素阳性,尿胆原阳性。

6-230 该患者的尿液为

A. 胆红素尿 B. 血红蛋白尿
C. 血尿 D. 尿酸盐增多
E. 饮水过少

6-231 该患者可初步考虑为

A. 阻塞性黄疸 B. 胆道梗阻
C. 胆结石 D. 溶血性黄疸
E. 肝细胞性黄疸

(232～234题共用题干)

患者,男性,20岁。突发寒战、高热半天,同时恶心、呕吐,共吐3次,吐出胃内容物。不久即出现左下腹阵发性疼痛,排便次数增多,至就诊时已10多次,但便量越来越少,伴里急后重感。据述中午在外用餐,吃的是盒饭,后又因天热口渴,喝过少量生水。无同食者集体发病现象。

6-232 最可能的医疗诊断是
A. 伤寒
B. 霍乱
C. 菌痢
D. 食物中毒
E. 血吸虫病

6-233 该病人腹泻的粪便性状特点为
A. 黏液脓血便
B. 米泔样便
C. 洗肉水样便
D. 柏油样便
E. 白陶土样便

6-234 一般不会出现的护理诊断是
A. 腹泻
B. 疼痛
C. 体温过高
D. 体液不足
E. 皮肤完整性受损

(235～236题共用题干)

患者,男性,35岁,昨晚因暴饮暴食、酗酒后,突感上腹部剧烈而持续的疼痛,疼痛向腰背部呈带状放射来院急诊,测体温38.5℃,血清淀粉酶为800u/L,尿淀粉酶为1 200u/L。

6-235 该病人可能的医疗诊断是下列哪项
A. 急性阑尾炎
B. 急性胃肠炎
C. 急性胆囊炎
D. 急性腹膜炎
E. 急性胰腺炎

6-236 该患者最突出的护理诊断为下列哪项
A. 紧张
B. 疼痛
C. 活动无耐力
D. 知识缺乏
E. 体温升高

(237～238题共用题干)

患者,女性,40岁,无明显原因出现呼吸困难,呈端坐位,张口呼吸,大汗淋漓。实验室检查结果:血常规检查示红细胞$4.6\times10^{12}/L$,血红蛋白120g/L,白细胞总数$7\times10^9/L$,其中中性粒细胞0.6,淋巴细胞0.3,嗜酸性粒细胞0.1,痰液涂片检查见较多嗜酸性粒细胞,血气分析,PaO_2为8.6kPa(64.5mmHg),$PaCO_2$为6.8kPa(51mmHg),pH值为7.25,BB为40mmol/L。

6-237* 该患者的血气分析结果应考虑为
A. 低氧血症
B. 高碳酸血症
C. 低氧血症伴高碳酸血症
D. 呼吸性碱中毒
E. 肺泡通气过度

6-238* 该患者的血气分析结果还可考虑为
A. 呼吸性碱中毒
B. 代谢性酸中毒
C. 呼吸性酸中毒
D. 代谢性酸中毒合并呼吸性酸中毒
E. 代谢性碱中毒合并呼吸性酸中毒

A_4 型单项选择题(6-239～6-245)

(6-239～6-242 共用题干)

患者,男性,57 岁,既往有慢性肾小球肾炎病史 11 年,近一个月来,食欲不振,伴恶心、呕吐、腹泻、尿少,每日少于 400ml,体格检查:血压 170/105mmHg,面部水肿,双下肢凹陷性水肿,尿常规检查发现血尿、蛋白尿。

6-239 该患者作肾功能检查出现异常的不包括
　　A. 血尿素氮升高　　　　　　　B. 血肌酐增高
　　C. 内生肌酐清除率升高　　　　D. 酚红排泄试验率下降
　　E. 尿相对密度(比重)1.010～1.012

6-240 如果患者需做内生肌酐清除率试验,护士应交代患者试验前及试验日 3 天饮食为
　　A. 低蛋白饮食　　　　　　　　B. 低热量饮食
　　C. 低盐饮食　　　　　　　　　D. 低脂饮食
　　E. 低维生素饮食

6-241 内生肌酐清除率试验主要反映
　　A. 肾小球滤过功能　　　　　　B. 近端肾小管功能
　　C. 远端肾小管功能　　　　　　D. 体内蛋白质合成功能
　　E. 体内蛋白质分解功能

6-242 留取的 24 小时尿液标本中应加入的防腐剂是
　　A. 甲醛　　　　　　　　　　　B. 甲苯
　　C. 冰醋酸　　　　　　　　　　D. 浓盐酸
　　E. 麝香草酚

(6-243～6-245 共用题干)

患者,男性,50 岁,患胃溃疡 6 年。近 2 个月以来,腹痛节律性消失,体重明显下降。需要粪便隐血试验。

6-243 粪便隐血试验前 3 天,患者可食用的食物是
　　A. 绿叶蔬菜　　　　　　　　　B. 瘦肉
　　C. 动物血　　　　　　　　　　D. 豆制品
　　E. 猪肝

6-244 粪便隐血试验阳性,提示患者每日出血量至少在多少毫升以上
　　A. 5ml　　　　　　　　　　　　B. 10ml
　　C. 30ml　　　　　　　　　　　D. 60ml
　　E. 100ml

6-245 若粪便隐血试验持续阳性,代表患者可能为
　　A. 胃溃疡癌变　　　　　　　　B. 胃溃疡复发
　　C. 钩虫病　　　　　　　　　　D. 肠结核
　　E. 胃溃疡合并十二指肠溃疡

B 型配伍选择题(6-246～6-285)

　　A. 中性粒细胞增多　　　　　　B. 嗜酸粒细胞增多

        C. 淋巴细胞增多   D. 单核细胞增多
        E. 嗜碱粒细胞增多
6-246 支气管哮喘
6-247 急性化脓菌感染
6-248 流行性腮腺炎
6-249 急性感染恢复期
        A. 尿量＜100ml/24h
        B. 尿量＜400ml/24h 或＜17ml/h
        C. 尿量 1 000～2 000ml/24h
        D. 尿量＞2 500ml/24h,相对密度(比重)＞1.020
        E. 尿量＜400ml/24h,相对密度(比重)＝1.010
6-250 正常人尿量
6-251 少尿
6-252 无尿
6-253 慢性肾衰竭
6-254 糖尿病
        A. 淡黄色   B. 深黄色
        C. 鲜红色   D. 酱油色
        E. 乳白色
6-255 丝虫病病人的尿
6-256 黄疸型肝炎病人的尿
6-257 肾结石病人发作时的尿
6-258 急性溶血病人的尿
        A. 血白蛋白显著下降   B. 尿胆红素强阳性
        C. 血钾降   D. 网织红细胞增多
        E. 白细胞总数升高,中性粒细胞增多
6-259 阻塞性黄疸病人可见
6-260 晚期肝硬化病人可见
        A. 酸溶血试验   B. 异丙醇试验
        C. 抗人球蛋白试验   D. 红细胞渗透脆性试验
        E. 高铁血红蛋白还原试验
6-261* 蚕豆病病人宜检测
6-262* 血红蛋白病病人宜检测
6-263* 免疫性溶血性病人宜检测
6-264* 遗传性球形细胞增多症病人宜检测
6-265* 阵发性睡眠性血红蛋白尿病人宜检测
        A. 假性蛋白尿   B. 溢出性蛋白尿
        C. 肾小球性蛋白尿   D. 肾小管性蛋白尿
        E. 混合性蛋白尿

6-266 各种肾小球病后期

6-267 急性肾小球肾炎

6-268 多发性骨髓瘤

6-269 中毒性肾病

6-270 膀胱炎

    A. 米泔样便　　　　　　　　B. 冻状便

    C. 果酱样便　　　　　　　　D. 柏油样便

    E. 黏液脓血便

6-271 阿米巴痢疾病人可排出

6-272 上消化道出血病人可排出

6-273 霍乱病人可排出

6-274 肠易激综合征病人可排出

6-275 细菌性痢疾病人可排出

    A. 肌红蛋白　　　　　　　　B. 肾素活性

    C. 甲胎蛋白　　　　　　　　D. β_2 微球蛋白

    E. C肽

6-276 测定肾功能宜选用

6-277 分析高血压宜选用

6-278 确诊急性心肌梗死宜选用

6-279 诊断糖尿病宜选用

6-280 诊断原发性肝癌宜选用

    A. 内生肌酐清除率(Ccr)为 70～51ml/min

    B. Ccr 为 50～31ml/min

    C. Ccr<30ml/min

    D. Ccr<20ml/min

    E. Ccr<10ml/min

6-281 肾功能轻度损害

6-282 肾功能中度损害

6-283 肾功能重度损害

6-284 晚期肾功能不全

6-285 终末期肾功能不全

X_1 型多项选择题(6-286～6-326)

6-286 血常规检查项目包括

    A. 白细胞计数　　　　　　　B. 白细胞分类计数

    C. 血红蛋白测定　　　　　　D. 红细胞计数

    E. 血小板计数

6-287 红细胞增多见于

    A. 高原生活　　　　　　　　B. 剧烈活动

C. 重度肺气肿　　　　　　　　D. 法洛四联症
E. 白血病

6-288 以下人群的贫血属于生理性贫血的是
A. 肺心病　　　　　　　　　　B. 妊娠中后期
C. 老年人　　　　　　　　　　D. 婴幼儿
E. 高原地区居民

6-289 红细胞沉降率增快见于
A. 大手术　　　　　　　　　　B. 慢性肾炎
C. 严重贫血　　　　　　　　　D. 急性心肌炎
E. 肝硬化

6-290 网织红细胞增多见于
A. 再生障碍性贫血　　　　　　B. 缺铁性贫血
C. 急性溶血性贫血　　　　　　D. 急性粒细胞性白血病
E. 失血性贫血

6-291 下列叙述哪些正确
A. 严重的化脓菌感染，中性粒细胞出现中毒颗粒
B. 应用糖皮质激素可出现嗜酸性粒细胞减少
C. 慢性粒细胞性白血病常出现嗜碱性粒细胞增多
D. 严重组织损伤可使中性粒细胞下降
E. 剧烈运动后中性粒细胞常减少

6-292 中性粒细胞增多见于
A. 化脓菌感染　　　　　　　　B. 严重组织损伤
C. 急性溶血　　　　　　　　　D. 消化道大出血
E. 急性粒细胞白血病

6-293 核左移见于
A. 急性中毒　　　　　　　　　B. 急性化脓性感染
C. 急性溶血　　　　　　　　　D. 脾功能亢进
E. 应用氯霉素后

6-294 嗜酸性粒细胞增多见于
A. 寄生虫感染　　　　　　　　B. 食物过敏
C. 支气管哮喘　　　　　　　　D. 湿疹
E. 脾功能亢进

6-295 单核细胞增多见于
A. 病毒性肝炎　　　　　　　　B. 疟疾
C. 结缔组织病　　　　　　　　D. 伤寒
E. 活动性结核

6-296 血小板减少见于
A. 运动后　　　　　　　　　　B. 弥散性血管内凝血
C. 再生障碍性贫血　　　　　　D. 脾功能亢进

E. 过敏性紫癜

6-297 凝血酶原时间延长见于
A. 肝损伤　　　　　　　　　B. 阻塞性黄疸
C. 维生素 K 缺乏　　　　　　D. 凝血酶原缺乏
E. 血小板下降

6-298 采集尿标本时应注意
A. 容器清洁　　　　　　　　B. 尿样新鲜
C. 早孕试验需晨尿　　　　　D. 避免月经白带混入
E. 做尿培养需取中段尿

6-299 有关下列检查中需加的防腐剂叙述中,哪些是正确的
A. 尿蛋白定量,加甲苯　　　　B. 尿糖定量,加甲醛
C. 尿细胞成分测定,加甲醛　　D. 尿 17-酮、1-羟测定,加浓盐酸
E. 尿 K^+、Na^+ 测定,加甲苯

6-300 下列特征尿表述,正确的是
A. 胆红素尿振荡后有黄色泡沫　　B. 尿潴留患者尿有氨臭味
C. 糖尿病酮症病人尿有苹果味　　D. 有机磷农药中毒尿有苦杏仁味
E. 膀胱直肠瘘病人尿液带粪臭味

6-301 尿液一般检查项目包括
A. 尿量　　　　　　　　　　B. 尿相对密度(比重)和酸碱度(pH)
C. 尿蛋白定性　　　　　　　D. 尿糖定性
E. 尿沉渣检查

6-302 尿相对密度(比重)试验的参考值包括
A. 日夜尿量比为(3~4):1
B. 12 小时夜尿量不应>750ml
C. 尿液最高最低相对密度(比重)之差应>0.009
D. 尿液最高相对密度(比重)应在 1.020 以上
E. 24 小时尿量为 3 000ml 以上

6-303 引起尿糖假阳性的因素有
A. 食糖过多　　　　　　　　B. 甲状腺功能亢进
C. 服用维生素 C　　　　　　D. 服用异烟肼
E. 服用水杨酸

6-304 尿酮体阳性可见于
A. 长期饥饿　　　　　　　　B. 严重呕吐
C. 糖尿病酮症酸中毒　　　　D. 腹泻
E. 高热

6-305 酱油色尿见于
A. ABO 血型不合输血　　　　B. 新生儿溶血症
C. 服用伯氨喹啉　　　　　　D. 蚕豆黄
E. 肾挫伤

6-306 尿液呈乳白色可见于
　　A. 脓尿　　　　　　　　　　B. 菌尿
　　C. 血红蛋白尿　　　　　　　D. 脂肪尿
　　E. 乳糜尿

6-307 下列有关正常人尿检结果表述,哪些是正确的
　　A. 正常人尿内可有微量葡萄糖　　B. 正常人尿内蛋白质含量极微
　　C. 正常人尿内可见少量扁平上皮细胞　　D. 正常人尿内偶见透明管型
　　E. 正常人尿内可有少量白细胞

6-308 慢性肾炎可出现
　　A. 红细胞管型　　　　　　　B. 颗粒管型
　　C. 蜡样管型　　　　　　　　D. 白细胞管型
　　E. 上皮细胞管型

6-309 脓血便可见于
　　A. 菌痢　　　　　　　　　　B. 慢性肠炎
　　C. 溃疡性结肠炎　　　　　　D. 直肠癌
　　E. 肠结核

6-310 可出现柏油样便的疾病有
　　A. 食管静脉曲张破裂　　　　B. 消化性溃疡
　　C. 胆道出血　　　　　　　　D. 糜烂性胃炎
　　E. 慢性胰腺炎

6-311 出现鲜血便的疾病有
　　A. 痔　　　　　　　　　　　B. 结肠癌
　　C. 菌痢　　　　　　　　　　D. 阑尾炎
　　E. 胆道结石

6-312 在进行粪便隐血试验检查前,应嘱病人检查前3天禁食
　　A. 豆制品　　　　　　　　　B. 动物肝脏
　　C. 动物血　　　　　　　　　D. 绿叶蔬菜
　　E. 瘦肉

6-313 脑脊液葡萄糖减少见于
　　A. 结核性脑膜炎　　　　　　B. 化脓性脑膜炎
　　C. 隐球菌性脑膜炎　　　　　D. 病毒性脑膜炎
　　E. 脑脓肿

6-314 关于渗出液的特点正确的是哪项
　　A. 相对密度(比重)在1.018以上　　B. 能自凝
　　C. 黏蛋白试验阳性　　　　　D. 蛋白定量在30g/L以上
　　E. 葡萄糖定量低于血糖

6-315 血氨病理性增高见于
　　A. 肝性脑病　　　　　　　　B. 尿毒症
　　C. 重症肝病　　　　　　　　D. 剧烈运动

E. 进食高蛋白饮食

6-316 下列哪些属于肝功能检测范围
A. 胆红素代谢
B. 凝血功能
C. 蛋白质代谢
D. 激素代谢
E. 解毒功能

6-317 血清天冬氨酸转移酶(AST)增高见于哪些疾病
A. 心肌梗死
B. 急性肝炎
C. 肌肉挤压伤
D. 大手术
E. 急性胰腺炎

6-318 血清 γ-谷氨酰转肽酶(γ-GT)的增高见于下列哪些疾病
A. 原发性肝癌
B. 转移性肝癌
C. 慢性肝炎
D. 脂肪肝
E. 肝硬化

6-319 血清碱性磷酸酶(ALP)增高见于
A. 阻塞性黄疸
B. 溶血性黄疸
C. 肝癌
D. 成骨细胞瘤
E. 骨折恢复期

6-320 内生肌酐清除率测定的临床意义有
A. 较早地反映肾小球滤过功能
B. 初步估计肾功能
C. 指导临床治疗
D. 判断肾小球损害的敏感指标
E. 动态观察肾移植术是否成功

6-321 血尿素氮增高见于
A. 肾功能不全
B. 上消化道出血
C. 尿路梗阻
D. 急性传染病
E. 严重脱水

6-322 下列有关血乳酸脱氢酶活性的描述,哪些是正确的
A. 急性心肌梗死乳酸脱氢酶同工酶(LDH_1)、LDH_2 增加
B. 急性肝炎早期 LDH_5 增高
C. 慢性肝炎、肝硬化 LDH_5 增高
D. 阻塞性黄疸,LDH_4 增高较多见
E. 正常 LDH 参考值为 $LDH_1 > LDH_3 > LDH_5$

6-323 血钙增多见于
A. 甲状旁腺功能亢进
B. 低蛋白血症
C. 骨转移癌
D. 多发性骨髓瘤
E. 急性出血坏死性胰腺炎

6-324 总胆固醇增高见于
A. 肝细胞严重受损
B. 高血压
C. 糖尿病
D. 肾病综合征
E. 甲状腺功能减退

6-325 下列哪些属于自身抗体
　　A. 抗核抗体(ANA)　　　　　　B. 抗平滑肌抗体(ASA)
　　C. 抗线粒体抗体(AMA)　　　　D. 抗甲状腺球蛋白抗体
　　E. 类风湿因子(RF)

6-326 抗核抗体阳性见于
　　A. 系统性红斑狼疮(SLE)　　　B. 进行性系统性硬皮病(PSS)
　　C. 皮肌炎(DM)　　　　　　　D. 干燥综合征(SS)
　　E. 慢性活动性肝炎(CAH)

X_2 型多项选择题(6-327～6-330)

6-327 患者男性,54 岁。患胃溃疡 10 多年,近 1 个月来疼痛加剧,药物治疗后不能缓解,为了了解病情,下列检查中哪些是必要的
　　A. X 线钡餐检查　　　　　　　B. 胃镜检查
　　C. 胃液分析　　　　　　　　　D. 大便隐血试验
　　E. 血淀粉酶测定

6-328* 患者男性,诊断为十二指肠溃疡。数小时前突然呕吐咖啡样胃内容物,体检发现神色紧张、面色苍白。在进行的下列检查中哪些可出现异常
　　A. 血红蛋白定量　　　　　　　B. 血细胞计数
　　C. 大便隐血试验　　　　　　　D. 血尿素氮(BUN)
　　E. 尿蛋白定量

6-329 患者女性,26 岁。因白细胞下降、脱发、小关节疼痛数月,疑为系统性红斑狼疮,还需做哪些检查以帮助确诊
　　A. 抗核抗体　　　　　　　　　B. 补体结合试验
　　C. 红细胞沉降率　　　　　　　D. 免疫球蛋白
　　E. 尿常规

6-330* 某革兰阴性杆菌感染所致腹膜炎患者,某日发现胸背部有较大淤血斑,疑为并发弥散性血管内凝血,下列哪些检查结果对诊断有意义
　　A. 血小板减少　　　　　　　　B. 血浆纤维蛋白原减少
　　C. 凝血酶原时间延长　　　　　D. 鱼精蛋白副凝试验阳性(3P 试验)
　　E. 纤维蛋白原降解产物(FDP)下降

名词解释题(6-331～6-355)

6-331 网织红细胞

6-332 红细胞沉降率

6-333 核左移

6-334 缺铁性贫血

6-335 巨幼细胞贫血

6-336 再生障碍性贫血

6-337 出血时间

6-338 凝血时间

6-339 脓尿

6-340 蛋白尿

6-341 糖尿

6-342 等渗尿

6-343 镜下血尿

6-344 支气管管型

6-345 肾小球性蛋白尿

6-346 隐血

6-347 粪便隐血试验

6-348 白陶土样便

6-349 酶胆分离

6-350 内生肌酐清除率

6-351 补体

6-352 抗核抗体

6-353 类风湿因子

6-354 漏出液

6-355 渗出液

简述问答题(6-356～6-380)

6-356 简述实验室检查与护理工作的关系。

6-357 何谓贫血？引起血红细胞和血红蛋白减少的原因是什么？

6-358 为什么中性粒细胞增多或减少和白细胞计数增多或减少的结果一致？

6-359 中性粒细胞病理性增多的临床意义是什么？

6-360 骨髓细胞学检查结果符合哪些情况视为正常骨髓象。

6-361 糖尿病患者怎样留4段尿和4次尿？

6-362 试述班氏法尿糖定性试验的检查方法和注意事项。

6-363 简述哪些情况可能出现尿糖阳性。

6-364 尿液检查中如何根据检测项目的不同应用相应的防腐剂？

6-365 简述肾小球性蛋白尿的形成及临床意义

6-366 渗出液和漏出液的鉴别。

6-367 为什么说肝功能正常不能排除肝脏疾病？

6-368 为什么说测定 A/G 较测定血清总蛋白(TP)有实际意义？

6-369 血氨升高的临床意义？

6-370 急性黄疸型肝炎可能有哪些实验室检查异常？

6-371 肝硬化失代偿期可能有哪些实验室检查异常？

6-372 内生肌酐清除率的标本采集方法和临床意义。

6-373 叙述尿液浓缩和稀释试验的临床意义。

6-374 口服葡萄糖耐量试验的标本采集方法。

6-375 简述糖尿病的诊断标准。

6-376 何谓高血钾症?其临床意义如何?

6-377 何谓血气分析?血气分析的结果有何意义?

6-378 试述自身抗体的种类和临床意义。

6-379 什么是肿瘤标志物?试举出3个常用项目,并说明其在临床的应用价值?

6-380 简述前列腺液的标本采集方法。

综合应用题(6-381~6-385)

6-381 患者,女性,30岁,反复出现皮肤瘀点,并有鼻腔出血、月经过多,近来出现贫血、脾大,医生开医嘱为其做血液检查。

请解答:采集血标本时有哪些注意事项?

6-382 值班护士小孙在下午1时接班时,明确医嘱30床病人(王××,女性,35岁)明天抽血测定游离甲状腺素(FT_4)和三碘甲状腺原氨酸(FT_3),随即通知患者晚餐不要吃油腻食物。病人问:"可以喝酒吗?"小孙答:"只能喝啤酒。"次日凌晨5时,大夜班护士小张准备抽血,先在采血试管内加入抗凝剂,约5:15分时,至30床边,见病人下肢尚在静脉输液,为节约时间,便拔下输液皮条,插上5ml干针筒,缓缓抽出静脉血,很快注入准备好的采血试管内,并随手在采血管上贴上化验单的标签,并将其放在试管架上。待到上午8时化验室日班上班时,再行送验。

请解答:值班护士小孙与小张的做法中,哪些是错误的,为什么?

6-383 24岁女性患者,贫血1年。血红蛋白80g/L,红细胞$3×10^{12}$/L,网织红细胞0.007,白细胞、血小板正常。经口服铁剂治疗7天后,血红蛋白不升,网织红细胞为0.043。

请解答:(1)最可能的医疗诊断是什么?
(2)该患者贫血程度如何?依据是什么?

6-384 患者,女性,39岁,夜间发作性腹部烧灼样疼痛5个月余,进食后能迅速缓解,昨日夜间起排柏油样便3次,来院急诊,医生开医嘱为其做粪便隐血试验。

请解答:(1)可能的医疗诊断是什么?
(2)护士应叮嘱患者做粪便隐血试验检查前注意哪些事项?
(3)粪便隐血试验阳性有何临床意义。

6-385 患者,女性,60岁,近2个月来食欲下降、皮肤瘙痒。查尿蛋白(+++),血Cr:820μmol/L,诊断为慢性肾功能不全尿毒症期。

请解答:(1)该患者的Ccr可能有何变化?有何依据?
(2)如何采集Ccr的标本?

答案与题解

【选择题】

6-1 E	6-2 E	6-3 C	6-4 C	6-5 A	6-6* D	6-7* D	6-8* A
6-9 D	6-10 E	6-11 E	6-12 D	6-13 E	6-14 A	6-15 E	6-16 C
6-17 D	6-18 E	6-19 D	6-20 A	6-21* E	6-22 B	6-23 D	6-24 A
6-25 E	6-26 D	6-27 C	6-28 C	6-29 B	6-30 E	6-31 B	6-32 D

6-33 B	6-34* B	6-35 C	6-36 D	6-37 C	6-38 D	6-39 C	6-40* B
6-41* E	6-42 B	6-43 A	6-44 D	6-45 A	6-46 A	6-47 C	6-48 D
6-49 D	6-50 D	6-51 A	6-52 E	6-53 A	6-54 E	6-55 A	6-56 B
6-57 A	6-58 D	6-59* D	6-60 A	6-61 E	6-62 E	6-63 E	6-64 C
6-65 E	6-66 B	6-67 D	6-68 B	6-69 A	6-70 C	6-71 E	6-72 E
6-73 E	6-74 A	6-75 B	6-76 B	6-77 C	6-78 B	6-79 B	6-80 A
6-81 A	6-82 E	6-83 A	6-84 C	6-85 A	6-86 A	6-87 A	6-88 A
6-89 C	6-90 B	6-91 A	6-92 A	6-93 D	6-94 C	6-95 B	6-96 A
6-97 E	6-98 B	6-99 C	6-100 D	6-101 A	6-102 D	6-103 E	6-104 E
6-105 B	6-106 C	6-107 A	6-108 A	6-109 B	6-110 B	6-111 C	6-112 E
6-113 B	6-114 B	6-115 B	6-116 A	6-117 A	6-118 A	6-119 B	6-120 A
6-121 B	6-122 B	6-123 E	6-124 C	6-125 A	6-126 E	6-127 C	6-128 B
6-129 C	6-130 B	6-131 C	6-132 A	6-133 A	6-134 B	6-135 A	6-136 A
6-137 B	6-138 E	6-139 A	6-140 A	6-141 A	6-142 E	6-143 B	6-144 D
6-145 E	6-146 C	6-147 D	6-148 B	6-149* E	6-150 A	6-151 C	6-152 C
6-153 A	6-154 C	6-155 D	6-156 E	6-157 A	6-158 C	6-159 B	6-160 A
6-161 D	6-162 B	6-163 A	6-164 A	6-165 B	6-166 B	6-167 A	6-168 D
6-169 A	6-170 D	6-171 A	6-172 A	6-173 D	6-174 A	6-175 C	6-176* E
6-177 E	6-178 E	6-179 B	6-180 C	6-181 E	6-182 C	6-183 A	6-184 E
6-185 A	6-186 D	6-187 E	6-188 C	6-189 B	6-190* B	6-191 A	6-192 C
6-193 B	6-194 A	6-195 C	6-196 A	6-197 A	6-198 A	6-199 B	6-200* D
6-201 C	6-202 C	6-203* E	6-204 B	6-205 B	6-206 A	6-207 A	6-208 A
6-209 A	6-210 A	6-211 D	6-212 C	6-213 E	6-214 C	6-215 C	6-216 B
6-217 B	6-218 D	6-219 C	6-220 C	6-221 B	6-222 D	6-223 A	6-224 A
6-225 A	6-226 A	6-227 A	6-228 D	6-229 B	6-230 A	6-231 E	6-232 C
6-233 A	6-234 E	6-235 E	6-236 B	6-237* C	6-238* D	6-239 C	6-240 A
6-241 A	6-242 B	6-243 D	6-244 A	6-245 A	6-246 B	6-247 A	6-248 C
6-249 D	6-250 C	6-251 B	6-252 A	6-253 E	6-254 D	6-255 E	6-256 B
6-257 C	6-258 D	6-259 B	6-260 A	6-261* E	6-262* B	6-263* C	6-264* D
6-265* A	6-266 E	6-267 C	6-268 B	6-269 D	6-270 A	6-271 C	6-272 D
6-273 A	6-274 B	6-275 E	6-276 D	6-277 B	6-278 A	6-279 E	6-280 C
6-281 A	6-282 B	6-283 C	6-284 D	6-285 E			

6-286 ABCDE   6-287 ABCD   6-288 BCD   6-289 ABCDE   6-290 BCE

6-291 ABC   6-292 ABCDE   6-293 ABC   6-294 ABCD   6-295 BCE

6-296 BCD   6-297 ABCD   6-298 ABCDE   6-299 ACDE   6-300 ABCE

6-301 ABCDE   6-302 ABCD   6-303 CDE   6-304 ABCDE   6-305 ABCD

6-306 ABDE   6-307 ABCDE   6-308 ABC   6-309 ACDE   6-310 ABCD

6-311 ABC   6-312 BCDE   6-313 ABC   6-314 ABCDE   6-315 ABC

6-316 ABCDE   6-317 ABCD   6-318 ABCDE   6-319 ACDE   6-320 ABCDE

6-321 ABCDE	6-322 ABCDE	6-323 ACD	6-324 BCDE	6-325 ABCDE
6-326 ABCDE	6-327 ABCD	6-328* ABCD	6-329 ABCDE	6-330* ABCD

6-6 题解：静脉采血是实验室检查常用的标本采集方法。由于标本采集的时间、病人的状态（空腹与否、用药情况等）不同，血液中的某些化学成分会有所不同。故应根据采血的目的不同选择不同的采血时间。采血过程中止血带压迫时间过长，会使局部静脉淤血，也会改变血液中的某些成分而影响测定结果。也不能从输液的血管采血，因为输液血管中的血液成分会受到所输液体的影响。另外，空腹时间过长，会导致血液中某些成分的浓度下降而影响检查结果的准确性。因此，正确的是必须使用真空采血器抽血，以免采血过程中发生溶血。

6-7 题解：采血过程中发生溶血将严重影响检测结果。避免溶血的方法包括：注射器及针头必须清洁无菌、干燥；止血带不能束缚过紧；避免针头过小或过大；穿刺时应避免损伤过多；采血过程中不能挤压局部组织迫使血液流出；采得血液后应先取下针头，再缓缓推入试管中，以免用力过猛致血细胞破裂而溶血。

6-8 题解：真空采血管试管帽颜色、添加剂和用途见下表。

试管帽颜色	抗凝剂	促凝剂	分离胶	用途
红	—	—	—	常规临床化学和血清学测定
黄	—	+	+	常规临床化学和血清学测定
橘	—	+	—	常规临床化学和血清学测定
绿	肝素钠	—	+	除钾、钠外的急诊生化测定
浅绿	肝素锂	—	+	急诊临床化学各种项目测定
深蓝				血药浓度和微量元素测定
蓝	枸橼酸钠	—	—	出血和血栓学检验
黑	枸橼酸钠	—	—	红细胞沉降率测定
紫	EDTA 盐	—	—	全血细胞计数和血细胞形态学检验

6-21 题解：红细胞染色异常有低色素性、高色素性和嗜多色性。低色素性见于缺铁性贫血、珠蛋白生成障碍性贫血、铁粒幼细胞性贫血。高色素性常见于巨幼细胞性贫血。嗜多色性在增生性贫血，尤以溶血性贫血最为多见。

6-34 题解：白细胞分类计数参考值见下表。

细胞名称	百分数(%)	绝对值($\times 10^9$/L)
中性粒细胞(N)		
中性杆状核粒细胞(Nst)	1～5	0.04～0.5
中性分叶核粒细胞(Nsg)	50～70	2～7
嗜酸性粒细胞(E)	0.5～5	0.05～0.5
嗜碱性粒细胞(B)	0～1	0～0.1
淋巴细胞(L)	20～40	0.8～4
单核细胞(M)	3～8	0.12～0.8

6-40 题解：周围血中出现不分叶核粒细胞（包括杆状核粒细胞及幼稚阶段的粒细胞）的百分数超过 5% 时称为核左移。常见于感染，尤其是化脓菌引起的急性感染，也可见于急性中

毒、急性溶血、急性失血等。

6-41 题解：周围血中5叶以上的粒细胞百分数超过3%时称核右移。主要见于巨幼细胞贫血和应用抗代谢化学药物治疗后。在感染的恢复期，也可出现一过性核右移现象。如在疾病进展期出现中性粒细胞核右移变化，则提示预后不良。

6-59 题解：弥散性血管内凝血的确诊试验包括3P试验、纤溶酶原活性、凝血酶凝固时间测定和纤维蛋白原降解产物（FDP）、D-二聚体。纤维蛋白原定量是弥散性血管内凝血的过筛试验。

6-149 题解：肾脏是调节人体酸碱平衡的重要器官，当肾脏受损害时由于肾小管和集合管调节酸碱平衡作用发生障碍，使体内酸碱度发生变化，临床上可用血气分析、电解质测定及尿液 pH 值变化来诊断酸碱平衡。二氧化碳结合力测定是属于血气分析检测项目之一，二氧化碳结合力增高见于呼吸性酸中毒、代谢性碱中毒。二氧化碳结合力降低见于代谢性酸中毒、呼吸性碱中毒。尿渗量测定和尿液浓缩稀释试验主要是反映远端肾小管的功能。酚红排泄试验主要是反映近端肾小管的功能。内生肌酐清除率的测定主要是反映肾小球的滤过功能。

6-176 题解：在进行血气分析标本采集前，向患者做好合理的解释，起到安抚患者的作用，使患者处于安静状态。临床上常在桡动脉、肱动脉、股动脉处采血。用1ml无菌注射器抽取1 000U/ml的肝素进行湿化抗凝，推出多余肝素，然后排尽注射器内的气体，进针，若刺入动脉，血液则自动流入注射器，一般抽取2～3ml动脉血，拔针后立即将针头刺入橡皮塞内以杜绝空气，然后双手搓动注射器，使肝素与血液充分混合，立即将标本送检。

6-190 题解：免疫球蛋白是一组具有抗体活性的蛋白质，存在于机体的血液、体液、外分泌液及某些细胞膜上。可用单向免疫扩散法和放射免疫测定其含量。免疫球蛋白含量增高有两种情况：一是多克隆性增高，常见于慢性感染、慢性肝病、淋巴瘤 类风湿关节炎、系统性红斑狼疮等；二是单克隆性增高，常见于多发性骨髓瘤、巨球蛋白血症。

6-200 题解：痰液一般检查应留取清晨第一口痰。采集前应先用清水反复漱口，然后用自然咳痰法用力咳出气管深处痰液，盛于清洁容器内送检。作痰细菌培养时需用无菌容器留取痰液，并及时送检。作漂浮或浓集结核杆菌检查时，为了提高阳性检出率，需留12～24小时痰液及时送检。

6-203 题解：病人化验检查中血小板减低、出血时间延长，其余都正常，故属血小板减少性紫癜。再生障碍性贫血应有红细胞、白细胞、血小板和网织红细胞均减少。白血病除有红细胞、血小板减少外，还有异常的白血病细胞。粒细胞减少症仅表现为白细胞减少。

6-237 题解：成人 PaO_2 参考范围为95～100mmol/L，此患者 PaO_2 为8.6kPa(64.5mmHg)，提示中度缺氧；成人 $PaCO_2$ 参考范围为35～45 mmHg，此患者 $PaCO_2$ 为6.8kPa(51mmHg)，高于参考范围，提示肺泡通气不足，高碳酸血症。

6-238 题解：BB 参考范围为45～54mmol/L，此患者 BB 为40mmol/L，低于参考范围，提示代谢性酸中毒或呼吸性碱中毒，而患者血 pH 值为7.25，代表患者为酸中毒；成人 $PaCO_2$ 参考范围为35～45 mmHg，此患者 $PaCO_2$ 为6.8kPa(51mmHg)，高于50 mmHg，提示存在呼吸性酸中毒。综上所述，患者为代谢性酸中毒合并呼吸性酸中毒。

6-261～6-265 题解：有关溶血性贫血病因的实验室检查包括酸溶血试验、红细胞渗透脆性试验，蔗糖水溶血试验，抗人球蛋白试验，红细胞酶缺陷的筛选试验（丙酮酸激酶荧光斑点试验、高铁血红蛋白还原试验），珠蛋白合成异常的一般检验（血红蛋白电泳、碱变性试验、异丙醇试验)。红细胞渗透脆性增高主要见于遗传性球形细胞增多症。酸溶血试验和蔗糖水溶血试验阳性主要见于阵发性睡眠性血红蛋白尿。抗人球蛋白试验阳性主要见于免疫性溶血性贫血。高铁血红蛋白还原试验还原率降低主要见于蚕豆病。异丙醇试验阳性主要见于血红蛋白病。

6-328 题解：肠道内血液被消化吸收，常使血中氮质升高称为肠源性氮质血症。如同时伴有出血性休克及脱水，可造成肾缺血、缺氧，肾小球滤过率下降，肾排泄功能下降，也引起血中非蛋白氮(NPN)升高，一般在出血后数小时出现，24～48小时达高峰，出血停止后3～4天即可恢复。

6-330 题解：弥散性血管内凝血时，体内广泛微血栓形成，消耗大量的血小板、纤维蛋白原、凝血酶原及其他凝血因子，故纤维蛋白原减少，血小板减少，凝血酶原时间延长。由于继发性纤溶亢进，血浆中出现大量的纤维蛋白原降解产物(FDP)，可做3P试验检测。

【名词解释题】

6-331 网织红细胞是晚幼红细胞到成熟红细胞之间尚未完全成熟的红细胞，胞质中尚残存多少不等的核糖核酸等嗜碱性物质，用煌焦油蓝或新亚甲蓝进行活体染色后构成网状结构，故称网织红细胞。

6-332 红细胞沉降率（简称血沉）是指红细胞在一定条件下离体抗凝全血中红细胞自然沉降的速率。

6-333 周围血中出现不分叶核粒细胞（包括杆状核粒细胞及幼稚阶段的粒细胞）的百分数超过5%时称为核左移。

6-334 缺铁性贫血是指体内储存铁耗尽进而影响血红蛋白合成所引起的一类贫血。

6-335 巨幼细胞贫血是指叶酸和(或)维生素 B_{12} 缺乏导致脱氧核糖核酸合成障碍所引起的一类贫血。

6-336 再生障碍性贫血是指骨髓造血功能障碍导致周围血红细胞、粒细胞和血小板减少而引起的贫血。

6-337 出血时间(BT)是指将皮肤毛细血管刺破后，血液自然流出到自然停止所需的时间。

6-338 凝血时间(CT)是指血液离体后到发生凝固所需的时间。

6-339 脓尿指离心尿液每高倍镜视野白细胞超过5个，又称镜下白细胞尿。

6-340 24小时尿蛋白定量超过150mg时称为蛋白尿。

6-341 当血糖浓度超过8.88mmol/L，或定性方法测出尿糖为阳性时称为糖尿。

6-342 由于肾实质严重破坏，使肾小管丧失浓缩和稀释功能，尿相对密度（比重）固定在1.010±0.003，尿渗量为300mmol/L左右，亦即此时与正常血浆渗量相等，故称等渗尿。见于慢性肾炎肾衰竭、尿崩症等。

6-343 镜下血尿是指尿液外观不明显，而离心沉淀后进行镜检，每高倍镜视野红细胞平均3个以上。

6-344 支气管管型是由纤维蛋白、黏液等在支气管内凝集而成的灰白色树枝状物，如混有血红蛋白则呈红色或棕红色。见于纤维素性支气管炎、支气管哮喘、部分肺炎病人。

6-345 肾小球性蛋白尿是最常见的一种蛋白尿，是由于肾小球滤过膜因炎症、免疫、代谢等因素损伤后使血浆蛋白特别是清蛋白滤出量加大,肾小管不能将滤出的蛋白质完全重吸收,而出现的蛋白尿,又称清蛋白尿。

6-346 隐血是指上消化道少量出血,粪便外观无颜色变化,肉眼及显微镜均不能证实的出血。

6-347 粪便隐血试验是指用化学或免疫的方法来证实粪便隐血的试验。

6-348 白陶土样便指粪便呈黄白色陶土样,系各种原因引起胆道阻塞,进入肠道的胆红素减少或缺如,使粪胆素减少或缺如所致,见于胆汁淤积性黄疸。

6-349 酶胆分离是指急性重症肝炎病情恶化时,机体表现为黄疸加重,胆红素明显升高,而转氨酶却减低的现象。常提示肝细胞严重坏死,预后差。

6-350 肾在单位时间将若干毫升血液中的内生肌酐全部清除出去,称为内生肌酐清除率。

6-351 补体(compiement,C)是存在于正常人和动物血清与组织液中的一组经活化后具有酶活性的蛋白质。补体是由30余种可溶性蛋白、膜结合性蛋白和补体受体组成的多分子系统,故称为补体系统。根据生物学功能,可将其成分分为补体固有成分、补体调控成分和补体受体(CR)。

6-352 抗核抗体是一组能与细胞核或核的组成成分(如DNA)发生反应的抗体,可分为抗DNA和抗组蛋白抗体、抗核非组蛋白抗体、抗核仁抗体等。

6-353 类风湿因子(RF)是变性IgG刺激机体产生的一种自身抗体,主要为IgM型,也可见IgG、IgA、IgD和IgE型。RF主要存在于类风湿关节炎病人的血清及关节腔液中。

6-354 漏出液为非炎性积液,主要由于血管内胶体渗透压降低而形成。

6-355 渗出液为炎性积液,主要由于细菌感染和恶性肿瘤而形成。

【简述问答题】

6-356 护理工作中,护士正确采集标本对协助诊断、观察病情有重要作用,如菌痢病人,应挑选黏液脓血便作标本,并及时送检;对糖尿病病人采集尿样时,如闻及烂苹果味,应考虑出现糖尿病酮症酸中毒。不少检验需要穿刺操作,会给病人带来不便和一定痛苦,护士应作好解释工作,并以熟练的操作技术取得病人的信任和配合。

6-357 贫血指外周血中红细胞计数、血红蛋白含量和血细胞比容低于参考范围的下限。临床上习惯利用血红蛋白作为衡量贫血程度的指标。减少的原因有:①生理性减少:见于新生儿及15岁前儿童、老年人及妊娠中、晚期等。②病理性减少:由于造血原料不足、造血功能障碍及红细胞丢失、破坏过多等原因引起。见于各种原因所致的贫血,如缺铁性贫血、再生障碍性贫血、溶血性贫血和失血性贫血等。

6-358 由于外周血中白细胞的组成主要以中性粒细胞为主,故在大多情况下,白细胞的增多或减少,主要受中性粒细胞的影响,其临床意义与白细胞分类计数的增多或减少基本一致。

6-359 中性粒细胞病理性增多见于:①急性感染:是引起中性粒细胞增多最常见的原因,以急性化脓性感染为常见。②严重的组织损伤:见于严重外伤、大面积烧伤、手术创伤、急性心肌梗死及严重的血管内溶血等。③急性中毒:包括急性内源性因素如尿毒症、糖尿病酮症酸中毒及外源性化学物质、生物毒素所致的中毒等。④急性失血:急性大出血时,白细胞总数常在1~2小时内迅速增高。⑤非造血系统恶性肿瘤及白血病等。

6-360 正常骨髓象表现为:①骨髓增生活跃;②粒、红细胞比值正常,2~4:1;③粒系增生活跃,约占有核细胞的50%,其中原粒细胞<2%,早幼粒细胞<5%,中幼粒细胞和晚幼粒细胞各<15%,嗜酸性粒细胞<5%,嗜碱性粒细胞<1%,各阶段细胞形态属于正常;④红系增生活跃,约占有核细胞的20%,其中原红细胞<2%,早幼红细胞<5%,以中幼红细胞和晚幼红细胞为主,平均各为10%,细胞形态无明显异常;⑤淋巴细胞约占20%,小儿可达40%,单核细胞、浆细胞各<4%,多为成熟细胞,原始和幼稚阶段罕见,细胞形态无异常;⑥巨核细胞全片可见7~35个,以产血小板型居多,形态正常;⑦可见少量非造血细胞,如网状细胞、内皮细胞、脂肪细胞等;⑧无异常细胞及寄生虫。

6-361 有4次尿:即早、中、晚餐前30分钟尿液和睡觉前30分钟的尿液,留尿前30分钟先把尿排空,再留尿做尿糖定性测定,反映留尿前30分钟内的血糖水平。4段尿:即将24小时分为4段。早餐后到午餐前为第1段,午餐后到晚餐前为第2段,晚餐后到晚上睡觉前为第3段,晚上睡觉后到次日早餐前为第4段。每时间段内不管小便几次,全收集一起混匀。4段尿分别留在4个瓶子里,记录尿量,做尿糖定性,故反映的是每段时间里血糖高低程度及持续时间长短。

6-362 班氏尿糖定性检查法:①将班氏试剂20滴滴入干燥试管内,置乙醇(酒精)灯上加热煮沸观察颜色有无变化;②若蓝色不变,加入尿液2滴、再煮沸;③待冷却后观察颜色变化并记录之。注意事项:①尿液需新鲜;②尿样与班氏试剂容积比为1:10;③煮沸时试管口不要对着自己脸面,以免沸液喷溅烫伤面部;④避免假阳性因素,如尿内含果糖、乳糖、麦芽糖时试验可呈阳性,服用异烟肼、维生素C、水杨酸等药物也会造成假阳性。此种检查法目前临床已很少使用。

6-363 导致糖尿的原因,可归纳为以下几种。

(1) 血糖增高性糖尿:多见于内分泌疾病,如糖尿病,甲状腺功能亢进,垂体前叶功能亢进如肢端肥大症、嗜铬细胞瘤、Cushing综合征等,以上内分泌疾病所引起的糖尿,又称为继发性高血糖性糖尿。

(2) 肾性糖尿(血糖正常性糖尿):这是因肾小管对葡萄糖重吸收功能减退,肾糖阈值降低所致的糖尿。见于家族性糖尿、慢性肾炎、肾病综合征、妊娠等。

(3) 暂时性糖尿:①生理性糖尿,如大量进食碳水化合物,或静脉注射大量葡萄糖后可致一时性血糖上升,尿糖阳性;②应激性糖尿,见于情绪激动、颅脑外伤、脑血管意外时,系肾上腺素或胰高血糖素分泌过多或延脑血糖中枢受到刺激所致。

(4) 非葡萄糖性糖尿:当乳糖、半乳糖、果糖、甘露糖及一些戊糖等非葡萄糖摄入过多或代谢紊乱时,可出现相应的糖尿。见于肝硬化严重破坏所致果糖尿或半乳糖尿、妇女哺乳期的乳糖尿、大量进食水果后的果糖尿或戊糖尿等。

(5) 假性糖尿:尿中不少物质具有还原性,如维生素C、尿酸、葡萄糖醛酸或随尿排出的药物如异烟肼、链霉素、水杨酸、阿司匹林等,可使班氏试剂中氧化铜还原成氧化亚铜,呈阳性反应,此种情况称为假性糖尿。

6-364 ①甲苯:可在尿液表面形成薄膜层以防尿液与空气接触,防止细菌污染,延缓尿中化学成分的分解,用于尿蛋白、尿糖定量检查。用量为5ml/L尿。②甲醛:可固定尿液中有形成分,防止细菌生长,用于管型、细胞等检查。因为是还原剂,故不用于尿糖检查。用量为40%甲醛5ml/L尿。③浓盐酸:可防止尿中激素被氧化,用于尿17-羟或17-酮皮质类固醇、肾上腺素及去甲肾上腺素、儿茶酚胺等定量检查。用量为5~10ml/L尿。④麝香草酚:用于尿电解质、结核杆菌检查,用量为1g/L尿。⑤冰醋酸:可固定尿中醛固酮类物质、5-羟色胺,用于尿中醛固酮、5-羟色胺检查,用量为10~25ml/24h尿。⑥硼酸:用于激素的放射免疫分析,用量为1g/100ml尿。

6-365 肾小球性蛋白尿是由于肾小球滤过膜因炎症、免疫等因素损伤后静电屏障作用减弱和(或)滤过膜孔径增大,使血浆蛋白特别是清蛋白滤过,可见于各类原发和继发的肾小球疾病。

6-366 答案见下表:

渗出液和漏出液的鉴别

鉴别要点	漏出液	渗出液
原因	非炎症所致	炎症、肿瘤、化学或物理刺激
外观	淡黄、浆液性	血性、脓性、乳糜性等
透明度	透明或微混	多混浊
相对密度(比重)	低于1.018	高于1.018
凝固	不自凝	能自凝
黏蛋白定性	阴性	阳性
蛋白定量	<25g/L	>30g/L
葡萄糖定量	与血糖相近	常低于血糖水平
细胞计数	$<100\times10^6/L$	$>500\times10^6/L$
细胞分类	以淋巴细胞、间皮细胞为主	根据不同病因,分别以中性粒细胞为主胞
细菌学检查	阴性	可找到病原菌

6-367 肝脏有较强的再生能力,当病变轻微或肝脏代偿功能良好时,肝功能检查可以正常,故不能因肝功能正常而否认肝脏有病变,应通过临床观察,动态追踪以及参照其他辅助检查综合评价。

6-368 大多数肝病患者血清总蛋白(TP)常在正常范围内。肝细胞合成白蛋白的功能最易受到障碍而使白蛋白(A)降低,同时,肝细胞因受炎症破坏或抗原刺激使球蛋白(G)合成增加,于是A/G比值发生变化。对肝病患者来说,A/G倒置表示肝病慢性化或肝硬化。

6-369 血氨生理性增高见于进食高蛋白饮食、运动后等。病理性增高中最常见的原因是肝、肾功能衰竭,如肝性脑病、重症肝炎、肝癌、休克及尿毒症等。

6-370 丙氨酸氨基转移酶(ALT)增高,血清总胆红素增高,1分钟胆红素增高,尿胆原阳性,尿胆红素阳性。

6-371 白蛋白降低,球蛋白增加,A/G比值倒置。蛋白电泳中γ-球蛋白增高,ALT增高,单胺氧化酶(MAO)增高,血清胆红素增高,血清胆固醇酯下降,尿胆原阳性,凝血酶原时间(PT)延长,腹腔积液为淡黄色漏出液。

6-372 试验前和试验日摄取低蛋白饮食共3天,禁食肉类,避免剧烈运动。试验日晨8时,排空膀胱,此后收集至次晨8时的24小时尿液,内置甲苯防腐剂。试验日次晨抽取静脉血2~3ml,注入抗凝管、混匀。将血、尿标本同时送验。测量身高、体重以计算体表面积。
临床意义:①较早判断肾小球损害;②对肾功能作初步估计;③指导治疗、护理。

6-373 ①肾病患者,若夜尿量>750ml,为肾功能不全表现;②最高相对密度(比重)<1.018,表示肾小管浓缩功能不全;③尿相对密度(比重)大多固定在1.010,表示肾浓缩功能

严重障碍。

6-374 口服葡萄糖耐量试验标本采集方法为试验前3天应有足够的碳水化合物饮食,每天食物中含糖量不得少于200g,同时停服所有影响试验的药物,可维持正常的活动。受试前晚餐后禁食10～16小时。试验日于清晨采集空腹血糖标本后,将75g葡萄糖溶于300ml水中,5分钟内饮完,其后30分钟、1小时和2小时、3小时各采集静脉血标本1次,采血的同时留取尿标本,分别测定血糖和尿糖。采血时取坐位姿势,整个试验过程不能吸烟、饮茶或咖啡。

6-375 糖尿病的诊断标准:①有糖尿病症状,空腹血糖均>7.0mmol/L;②口服葡萄糖耐量试验(OGTT)血糖峰值>11.1mmol/L,2小时血糖>11.1mmol/L;③有糖尿病症状,随机血糖>11.1mmol/L,且伴有尿糖阳性者。

6-376 血钾浓度高于5.5 mmol/L称高血钾症。血清钾升高的临床意义:①摄入过多,如高钾饮食、输入大量库存血、静脉输注大量钾盐等;②排出减少,如急性肾衰竭,长期使用潴钾利尿剂、肾上腺皮质功能减退症等;③细胞内钾外移,如严重溶血或组织损伤、急性酸中毒或组织缺氧、家族性高血钾性周期性麻痹等。

6-377 血气分析是了解人体内环境状态的重要方法之一,其主要检查项目包括血液pH值、血氧分压、血二氧化碳分压及经计算得到的二氧化碳总量、实际碳酸氢和剩余碱等其他酸碱平衡指标。血气分析的结果对诊断呼吸功能和代谢紊乱具有重要价值,普遍应用于危重病人的抢救、各种疾病引起的急性或慢性呼吸功能衰竭的诊断和治疗、心肺复苏和体外循环监测等

6-378 ①抗核抗体对结缔组织疾病[系统性红斑狼疮(SLE)、进行性系统性硬皮病(PSS)、类风湿关节炎(RA)等]有重要辅助诊断价值;②抗平滑肌抗体、抗线粒体抗体对肝脏疾病有一定参考价值;③抗甲状腺球蛋白抗体、抗微粒体抗体对桥本甲状腺炎诊断有鉴别意义;④类风湿因子对干燥综合征、类风湿关节炎等的诊断有直接指导作用。

6-379 肿瘤标志物是指存在于肿瘤细胞内或肿瘤细胞表达及脱落的物质,或者是宿主对体内肿瘤反应而产生的物质,可存在于细胞胞质、细胞核中或细胞表面,也可见于血液、组织或体液中。

AFP是协助诊断肝癌的良好指标,PSA是协助诊断前列腺癌的良好指标,CEA是一种光谱肿瘤标志物,对结肠癌、胰腺癌、肺癌、乳腺癌等有辅助诊断价值。这些指标在监测肿瘤的疗效、预后评价等方面也具有一定的价值。

6-380 用前列腺按摩法,嘱病人排空尿后取膝胸位,也可取侧卧位。医师戴橡胶指套,指端涂液体石蜡,以示(食)指末节插入肛门,向内、向前按摩,每侧4～5次。再将手移至中线向肛门口按压数次,再挤压会阴部至尿道口,挤出前列腺液,用玻片接取标本送验。如需做细菌培养,则应先清洁尿道口,用无菌容器收集前列腺液送验。

【综合应用题】

6-381 采集血液标本时需注意以下事项:①止血带压迫时间最长不超过1分钟,以免压迫时间过长,使局部静脉扩张、淤血,血液中某些成分的含量有所变化。②避免人为溶血,如注射器及针头必须干燥,止血带不要束得太紧,针刺时防止局部组织损伤过多,勿用手挤压局部组织使血液流出。③用传统采血试管采血时,抽血时应避免产生大量泡沫,抽好血液后先拔去针头,然后将血液沿试管管壁缓慢注入试管内,勿用力挤压或冲击。需抗凝时,应将血液与抗凝

剂轻轻充分混匀,切忌用力振荡试管。④严禁从静脉输液管中采集血标本,并尽量不要从正在输液的手臂采血,而是从对侧采血,不能从对侧采血时,则从输液穿刺部位远端采血,防止血液被稀释以及输注成分对标本的干扰。⑤如遇到患者采血时发生晕厥,应先拔出针头,让其平卧,一般休息片刻即可恢复。必要时可嗅芳香氨酊、针刺或指掐人中、合谷等穴位。

6-382 护士小孙的做法有两处错误:①在采集放射免疫分析血样的前日晚应禁止饮酒和吃油腻食物。啤酒也是酒,她答应病人可以喝啤酒是错误的;②通知病人时,应作必要解释,防止因精神紧张等因素而影响甲状腺激素的分泌,同时还应嘱咐病人早点休息,避免情绪激动等。护士小张的做法有4处错误:①不应在采血试管内加抗凝剂,因为测定甲状腺激素用的是血清标本;②用放射免疫法测定血甲状腺激素应采肘静脉血,而小张直接从下肢输液针头中抽血,不仅位置不正确,而且由于针头中及局部血管中药液浓度较高,还可能影响测定结果;③虽抽血时速度缓慢,但注入试管时速度太快,同样易致溶血而影响测定结果;④采集放免测定血标本后应立即送验,否则应将样品置于-20℃保存。小张于清晨5:15分抽取血样后,仅置室温中,至8时后方送验,这将使测定结果大受影响,因为室温下易促使微量甲状腺激素发生酶解、降解和变质。

6-383 (1) 缺铁性贫血。

(2) 临床上常用 Hb 作为衡量贫血程度的指标。根据 Hb 减低的程度将贫血分为四度:轻度贫血时 Hb<120g/L(女性 Hb<110g/L);中度贫血时 Hb<90g/L;重度贫血时 Hb<60g/L;极重度贫血时 Hb<30g/L。该患者的血红蛋白为 80g/L,所以为中度贫血。

6-384 (1) 十二指肠溃疡并发上消化道出血。

(2) 患者在检查前3天开始应禁服铁剂、维生素C、铋剂等药物,禁食肝脏、动物血、瘦肉及大量绿叶蔬菜等食物,有牙龈出血时嘱其勿咽下,以避免检查结果出现假阳性。

(3) 粪便隐血试验阳性见于消化道出血、溃疡、恶性肿瘤(如胃癌)、急性胃黏膜病变、肠结核、溃疡性结肠炎等。也可用于鉴别某些消化道出血性疾病的性质,如消化道恶性肿瘤,如胃癌,其阳性率可达95%~96%,呈持续阳性;而消化性溃疡的阳性率为40%~70%,呈间歇阳性。因此,连续监测可早期发现消化道恶性肿瘤。

6-385 (1) 内生肌酐清除率(Ccr)可能<10ml/min。因临床上常用 Ccr 对肾功能进行分期:①肾衰竭代偿期(第1期):Ccr 为 80~51ml/min。②肾衰竭失代偿期(第2期):Ccr 为 50~20ml/min。③肾衰竭期(第3期):Ccr 为 19~10ml/min。④尿毒症期或终末期肾衰竭(第4期):Ccr<10ml/min。

(2) Ccr 的标本采集方法为:①检查前连续低蛋白饮食3天(<40g/d),禁食肉类食物,避免剧烈运动。②第4天晨8时排尽尿液,收集此后24小时尿液(次日晨8时尿必须留下),容器内添加防腐剂甲苯3~5ml。③检查日抽取静脉血2~3ml,与24小时尿液同时送检,测定血和尿中肌酐浓度。④测身高、体重。

(刘 芹)

第七章 心电图检查

选择题(7-1～7-139)

A₁型单项选择题(7-1～7-69)

7-1* 正常的心脏传导系统哪部分传导速度最慢
 A. 房室结　　　　　　　　　B. 希氏束(房室束)
 C. 结间束　　　　　　　　　D. 浦肯野纤维
 E. 左、右束支

7-2* 正常的心脏传导系统哪部分传导速度最快
 A. 希氏束(房室束)　　　　　B. 右束支
 C. 左束支　　　　　　　　　D. 结间束
 E. 浦肯野纤维

7-3 Ⅱ导联连接方法应是下列哪一项
 A. 左上肢接正极,右上肢接负极
 B. 右上肢接负极,左下肢接正极
 C. 右上肢接正极,左上肢与左下肢共同连接负极
 D. 左下肢接正极,右下肢接负极
 E. 左上肢接正极,右上肢与左下肢共同连接负极

7-4 肢体导联电极主要放置于
 A. 右臂、右腿、左腿　　　　B. 右臂、左臂、左腿
 C. 胸前、右腿、左腿　　　　D. 右臂、左臂、右腿
 E. 胸前、右臂、左臂

7-5 加压单极肢体导联,分别以下列哪项表示
 A. V₁、V₂和V₃　　　　　　B. VL、VR和VF
 C. V₄、V₅和V₆　　　　　　D. aVL、aVR和aVF
 E. Ⅰ、Ⅱ和Ⅲ

7-6 胸导联V1电极应放在下列哪一项
 A. 胸骨左缘第4肋间　　　　B. 左腋前线V4水平处
 C. 胸骨右缘第4肋间　　　　D. 左锁骨中线与第5肋间相交点
 E. 左腋中线第5肋间水平处

7-7 胸导联V5电极应放在下列哪一项
 A. 左锁骨中线第5肋间　　　B. 胸骨右缘第4肋间
 C. 左腋中线第5肋间　　　　D. 胸骨左缘第4肋间

E. 左腋前线 V4 水平处
7-8 心电图记录纸的正确描述是
A. 横向距离代表振幅
B. 纵向距离代表时间
C. 横向距离代表时间
D. 每小格相当于 0.04mV 电压
E. 横向距离代表电压

7-9 有关心电图各波段时间的测量,错误的是
A. 正向波的时间从基线下缘测量
B. 负向波的时间应从基线下缘测量
C. 选择波幅最大、波形清晰导联
D. 从波形起点内缘测至波形终点内缘
E. 室壁激动时间是从 QRS 波群起点到 R 波峰垂直线之间的水平距离

7-10 根据 R-R 或 P-P 间距的大格数(每格 0.2s)可大约估算心率值是
A. 心率=50/大格数
B. 心率=100/大格数
C. 心率=200/大格数
D. 心率=300/大格数
E. 心率=500/大格数

7-11 正常心电轴的范围
A. $-30°\sim+90°$
B. $-30°\sim-90°$
C. $+90°\sim+180°$
D. $-90°\sim-180°$
E. $+30°\sim+90°$

7-12 正常人心电轴目测法的结果是
A. Ⅱ、Ⅲ 导联 QRS 波群主波均向上
B. Ⅰ 导联主波向上,Ⅱ 导联主波向下
C. Ⅰ、Ⅲ 导联 QRS 波群主波均向下
D. Ⅰ 导联主波向下,Ⅱ 导联主波向上
E. Ⅰ、Ⅲ 导联 QRS 波群主波均向上

7-13 关于心电图波形的含义,下列说法哪项是错误的
A. P 波代表心房除极
B. QRS 波代表心室除极
C. ST 段代表心室复极
D. T 波代表心室复极
E. P-R 间期代表心房除极终点至心室除极开始的时间

7-14 正常成年人心电图各波段下列哪项是错误的
A. P-R 间期 0.12~0.20s
B. P 波时限 0.06~0.11s
C. Q-T 间期 0.46~0.60s
D. QRS 波时限 0.06~0.10s
E. 在肢体导联 ST 段上抬均<0.1mV

7-15 关于正常 P 波形态,下列哪项是错误的
A. 形态:呈钝圆形
B. 电压:肢体导联<0.25mV
C. 时限:成人≤0.11s
D. PtfV1≥-0.03mm/s
E. 方向:窦性 P 波在肢体导联及胸导联均可直立或倒置

7-16 成人 P-R 间期的正常范围为
A. 0.12~0.20s
B. 0.04~0.06s
C. 0.06~0.10s
D. 0.10~0.20s
E. >0.20s

7-17 有关正常人 QRS 波群的描述,下列哪项不妥
A. 时间为 0.06~0.10s
B. 胸导联 R 波多在 1.2~1.8mV 之间

C. V1 导联 VAT<0.03s   D. Q 波振幅不超过同导联 R 波的 1/10

E. V5 导联 VAT<0.05s

7-18 心电图上的 J 点位于

A. 从 P 波终点至 QRS 波起点之间的线段

B. QRS 波群的终末部分与 S-T 段起始之交接点

C. 从 P 波起点至 QRS 波终点之间的线段

D. QRS 波群的起始部分与 S-T 段终末之交接点

E. 从心室肌的内膜面到达外膜面的时间

7-19 右心房肥大的主要诊断条件是

A. P 波时限>0.11s

B. P 波在Ⅰ、Ⅱ、aVR、aVL 导联有切迹

C. P 波振幅在Ⅲ、Ⅱ、aVF 导联≥0.25mV

D. P 波形态呈钝圆形

E. PtfV1>-0.04mm/s

7-20 左心房肥大的主要诊断条件

A. 肢体导联 P 波振幅>0.25mV   B. P 波时限<0.11s

C. P 波峰距<0.04s   D. P 波狭窄而振幅低

E. P 波时限>0.11s,峰距>0.04s,PtfV1<-0.04mm/s

7-21 下列哪项为双心房肥大的心电图改变

A. P 波振幅<0.25mV   B. P 波时限<0.11s

C. P 波峰距<0.04s,振幅≥0.25mV   D. P 波狭窄而振幅低

E. 肢体导联 P 波振幅≥0.25mV,时限>0.11s,峰距>0.04s

7-22 下列哪项为左心室肥大的主要诊断条件?

A. R_{V1}>1.5mV   B. $R_{V1}+S_{V5}$>1.2mV

C. $R_{V5}+S_{V1}$:男>4.0mV,女>3.6mV   D. R_{aVF}<2.0mV

E. R_{aVL}<1.1mV

7-23 洋地黄效应的心电图改变为

A. ST 段呈下斜型压低,T 波双相或倒置,并呈鱼钩型

B. ST 段呈水平型压低,T 波双支对称、直立

C. 常出现阵发性室上性心动过速

D. 出现室性心动过速

E. P-R 间期缩短

7-24 洋地黄中毒的心电图改变为

A. P-R 间期缩短

B. 频发或多源性室性早搏,有时形成尖端扭转型室速及房室传导阻滞

C. 常见窦房传导阻滞

D. ST 段上抬,T 波直立

E. T 波倒置,Q-T 间期缩短,ST 段呈鱼钩型改变

7-25 高血钾的心电图特点为
　　A. T 波倒置　　　　　　　　　　B. P-R 间期缩短
　　C. T 波高耸,呈帐篷型改变　　　　D. 常出现窦性心动过速
　　E. T 波增高

7-26 低血钾的心电图特点为
　　A. P-R 间期明显延长　　　　　　B. Q-T 间期缩短
　　C. ST 段弓背型上抬　　　　　　　D. QRS 波异常增高
　　E. U 波明显,Q-T-U 间期延长

7-27 慢性肺源性心脏病的心电图特点是
　　A. 左心房肥大　　　　　　　　　B. 左心室肥大
　　C. 心室内传导阻滞　　　　　　　D. 心电轴左偏
　　E. 肺性 P 波,肢体导联 QRS 波低电压

7-28 二尖瓣狭窄及关闭不全的心电图特点是
　　A. 左心室肥大　　　　　　　　　B. 左心房、右心室肥大
　　C. 右心室肥大　　　　　　　　　D. 心电轴左偏
　　E. 心室内传导阻滞

7-29 窦性心律的主要诊断条件是
　　A. 无 P 波
　　B. P 波在 I、V_5、V_6 导联倒置,aVR 导联直立
　　C. P 波在 I、II 导联直立,aVR 导联倒置,P-R 间期≥0.12s
　　D. 可见逆行 P 波,R-P 间期<0.20s
　　E. P 波消失,f 波代替

7-30 窦性心动过速的主要诊断条件是
　　A. P-R 间期≥0.12s
　　B. 具有窦性心律的特点,心率 100~150 次/分
　　C. 窦性 P 波,心房率 40~60 次/分
　　D. P 波在 II、III、aVF 导联倒置,aVR 导联直立
　　E. P-R 间期<0.12s

7-31 窦性心动过缓的主要诊断条件是
　　A. 窦性心律　　　　　　　　　　B. P-P 间期相差 0.16s
　　C. 具有窦性心律特点,心率<60 次/分　　D. 心率>150 次/分
　　E. P II、III、aVF、V_5 倒置,PaVR、V_6 直立

7-32* 窦性心律不齐的主要判断条件是
　　A. 具有窦性心律的特点,在同一导联中最长的 P-P 间期与最短的 P-P 间期相差 0.16s 或 0.12s
　　B. P-P 间期相差>0.10s
　　C. P 波在 II、III、aVR、aVF、V_5、V_6 导联倒置,aVR 导联直立
　　D. P-R 间期<0.12s
　　E. P-P 间期相差<0.12s

7-33 正常窦性心律的诊断中,下列哪项是错误的
　　A. 窦性P波在Ⅱ导联直立,aVR导联倒置
　　B. 心房率60～100次/分
　　C. P波在Ⅰ、Ⅱ、V_4～V_6导联倒置,aVR导联直立
　　D. P-P间期之差<0.12s
　　E. P-R间期0.12s～0.20s

7-34 关于窦性心动过速下列哪项是错误的?
　　A. 窦性P波　　　　　　　　　　B. P-R间期≥0.12s
　　C. 心房率250～350次/分　　　　D. 心房率多为100～150次/分
　　E. P波在Ⅰ、Ⅱ、aVF、V_4～V_6导联直立,aVR导联倒置

7-35 关于窦性心动过缓下列哪项是错误的?
　　A. P-R间期≥0.12s
　　B. 1岁以内心房率常<100次/分,1～6岁<80次/分,6岁以上及成人<60次/分
　　C. P波在Ⅰ、Ⅱ、aVF、V_4～V_6导联直立,aVR导联倒置
　　D. P-P间期<0.12s
　　E. 心室率<40次/分

7-36 关于窦性心律不齐下列哪项是错误的?
　　A. P波在Ⅰ、Ⅱ、aVF、V_4～V_6导联直立,aVR导联倒置
　　B. P-R间期≥0.12s
　　C. P-P间期逐次缩短至脱落
　　D. 心房率60～100次/分
　　E. 任何2个同导联的P-P间期相差0.16s或0.12s

7-37 房性早搏的主要诊断条件是
　　A. P'波提前出现,但形态与窦性者相同
　　B. 代偿间歇常完全
　　C. P'波提前出现,P'波的外形与同导联窦性P波不同,代偿间歇不完全
　　D. P-R间期<0.12s
　　E. P'波按时出现,R-R按时出现

7-38 交界性早搏的主要诊断条件是
　　A. 逆行P'波提前出现,P'-P间期>0.12s
　　B. P'波提前出现,P'-R间期>0.12s
　　C. 代偿间期常不完全
　　D. QRS波提前出现,时限≥0.12s
　　E. 逆行P'波提前出现,可落在QRS波之前,P'-R间期<0.12s;落在QRS波之后,R-P'间期<0.20s,有时埋在QRS波之中而不见;代偿间期常完全

7-39 室性早搏的主要判断条件是
　　A. QRS波提前出现,之前有提前出现的P波
　　B. 代偿间歇不完全
　　C. QRS波时限<0.12s

D. QRS 波提前出现,时限≥0.12s,之前无提前 P 波

E. P 波与 R 波均推后出现

7-40 交界性早搏的条件中,下列哪项是错误的

A. QRS 波及逆行 P'波均提前出现

B. 逆行 P'波在 QRS 波之前,P'-R 间期<0.12s,之后 R-P'间期<0.20s

C. 逆行 P'波提前出现,P'-R 间期≥0.12s

D. 代偿间歇常完全

E. QRS 波与窦性者基本相同,也可以伴室内差异性传导

7-41* 室性早搏中,下列哪项是错误的

A. QRS 波提前出现,之前无 P 波　　B. QRS 波提前出现,时限<0.12s

C. 提前的 QRS 波宽大畸形,时限≥0.12s　D. 代偿间歇常完全

E. 有继发性 T 波改变(T 波与主波方向相反)

7-42 阵发性室上性心动过速的诊断条件为

A. QRS 波时限>0.12s

B. 可见 P 波多样化

C. 常伴室内差异性传导

D. QRS 波频率 100 次/分以上,可见逆行 P 波,P-R 间期>0.12s

E. 连续 3 个或 3 个以上的室上性早搏,频率 160~250 次/分

7-43 阵发性室性心动过速的诊断条件为

A. 连续 3 个或 3 个以上的室性早搏,频率 140~200 次/分,最快可达 250 次/分,儿童可达>250 次/分

B. QRS 波时限>0.12s

C. R-R 基本规整

D. 逆行 P 波的 P'-R 间期<0.12s 或 R-P 间期<0.20s

E. QRS 波时限<0.12s

7-44* 非阵发性室性心动过速的诊断条件为

A. QRS 波时限<0.12s　　　　　B. 心室律绝对不整齐

C. 常见室性融合波　　　　　　D. QRS 波时限>0.12s

E. 连续 3 个或 3 个以上的室性早搏,频率 60~100 次/分

7-45 心房扑动的主要诊断条件是

A. P 波消失,以 F 波代之

B. 心室律绝对不规则

C. P 波消失,以 F 波代之,频率多在 250~350 次/分

D. QRS 波时限≥0.12s

E. 心房率 150~250 次/分

7-46 心房颤动的主要诊断条件是

A. 心室律绝对规则

B. P 波消失,以 f 波代之,心房率 350~600 次/分

C. QRS 波时限>0.12s

D. 可见心室夺获

E. 可见室性融合波

7-47 心室扑动的主要诊断条件是

A. P 波消失,以 f 波代之

B. QRS 波时限＜0.12s

C. 可见心室夺获

D. P-QRS-T 基本消失,节律基本规则的宽大畸形的波幅,频率在 200～250 次/分

E. 常见室性融合波

7-48 心室颤动的主要判断条件是

A. QRS 波时限＜0.12s

B. P 波消失

C. QRS 波与 T 波不规则

D. 心室律绝对不规则

E. QRS 波和 T 波完全消失,代之以形状大小各异、极不规则的颤动波,频率 250～500 次/分

7-49 下列哪项心律失常的心室律绝对不规则

A. 室性逸搏心律　　　　　　B. 左前分支传导阻滞

C. 阵发性房性心动过速　　　D. 室性早搏

E. 心房颤动

7-50 关于心房颤动下列哪项是错误的

A. P 波消失,以 f 波代之,心房率 350～600 次/分

B. 心室律绝对不规则

C. QRS 波形态、时限正常,但也可伴室内差异性传导

D. 心室率≥130 次/分为快速性,有学者认为≥100 次/分为快速性,≥200 次/分极速性

E. 心房率 250～350 次/分

7-51 关于心室扑动的诊断,下列哪项是错误的?

A. 正常的 P-QRS-T 基本消失　　B. 无法分清 QRS 波与 T 波

C. 节律基本规则的宽大畸形的波幅　D. 心房率约 160 次/分

E. 频率 200～250 次/分

7-52 前间壁心肌缺血特征性心电图改变出现的导联是

A. Ⅰ、aVL 导联　　　　　　B. V_1～V_3 导联

C. V_4～V_6 导联　　　　　　D. Ⅱ、Ⅲ、aVF 导联

E. V_7～V_8 导联

7-53 前壁心肌缺血特征性心电图改变的导联是

A. V_1～V_3 导联　　　　　　B. Ⅰ、aVL 导联

C. V_4～V_5 导联　　　　　　D. V_7～V_9 导联

E. V_3R～V_5R 导联

7-54 广泛性前壁心肌缺血出现特征性心电图改变的导联是

A. V_1～V_3 导联　　　　　　B. V_4～V_6 导联

C. Ⅱ、Ⅲ、aVF 导联　　　　　　　　D. $V_1 \sim V_6$ 导联

E. Ⅰ、aVL 导联

7-55 高侧壁心肌缺血出现特征性心电图改变的导联是

A. Ⅰ、aVL 导联　　　　　　　　　B. Ⅱ、Ⅲ、aVF 导联

C. $V_7 \sim V_8$ 导联　　　　　　　　D. $V_4 \sim V_6$ 导联

E. $V_3R \sim V_5R$ 导联

7-56 下壁心肌缺血出现特征性心电图改变的导联是

A. $V_1 \sim V_6$ 导联　　　　　　　　B. $V_7 \sim V_8$ 导联

C. $V_1 \sim V_4$ 导联　　　　　　　　D. Ⅱ、Ⅲ、aVF 导联

E. Ⅰ、aVL 导联

7-57 后壁心肌缺血出现特征性心电图改变的导联是

A. $V_1 \sim V_2$ 导联　　　　　　　　B. V_5、V_6 导联

C. $V_7 \sim V_9$ 导联　　　　　　　　D. Ⅱ、Ⅲ、aVF 导联

E. $V_3R \sim V_5R$ 导联

7-58 下列哪项心电图改变能确定有心肌缺血

A. P 波≥0.25mV　　　　　　　　B. 右心室面电压偏高

C. 心电轴左偏　　　　　　　　　D. V_4、V_5 导联 ST 段下斜型下移 0.2mV

E. V_4、V_5 导联 ST 段 J 点下移 0.3mV

7-59 Ⅰ度房室传导阻滞的主要诊断条件是

A. P-R 间期间歇性延长，可见 QRS 波漏搏

B. P-R 间期逐次延长，可见 QRS 波漏搏

C. P-R 间期≥0.21s

D. P-R 间期不延长，但有 QRS 波漏搏

E. R-R 间期逐次缩短，并出现 QRS 波漏搏

7-60 Ⅱ度Ⅰ型房室传导阻滞的主要诊断条件是

A. P-P 间期逐次缩短　　　　　　　B. P-R 间期逐次延长至一次 QRS 波漏搏

C. P-R 间期逐次延长，但无 QRS 波脱落　D. P-R 间期逐次缩短

E. P 波少于 QRS 波

7-61* 在心电图检查时才能发现的心律失常是

A. 房性早搏　　　　　　　　　　B. 室性早搏

C. 心房颤动　　　　　　　　　　D. 间歇性Ⅱ度Ⅱ型窦房传导阻滞

E. Ⅰ度房室传导阻滞

7-62 Ⅱ度Ⅱ型房室传导阻滞的主要诊断条件是

A. 无 QRS 波漏搏

B. P 波与 QRS 波无关

C. 房室传导比例常为 2∶1～5∶1

D. P-R 间期固定（正常或延长），有 QRS 波漏搏

E. P-R 间期逐次延长至一次 QRS 波漏搏

7-63 高度房室传导阻滞的主要诊断条件是

A. P 波多于 QRS 波,大部分 P 波与 QRS 波无关,有心室夺获

B. P 波多于 QRS 波,无心室夺获

C. P 波少于 QRS 波,P-P 规则

D. P 波与 QRS 波无关

E. P-P 间期大于 R-R 间期

7-64 Ⅲ度房室传导阻滞的主要诊断条件是

A. P 波少于 QRS 波,P 波与 QRS 波有关

B. P-R 间期逐渐延长至 QRS 波脱落

C. P 波多于 QRS 波,P 波与 QRS 波无关,心房率大于心室率

D. P 波少于 QRS 波,P 波与 QRS 波无关,有心室夺获

E. P 波少于 QRS 波,无心室夺获

7-65 下列哪项不属于Ⅱ度Ⅰ型房室传导阻滞的诊断条件

A. P-R 间期逐次延长至 QRS 波漏搏　　B. 漏搏的 R-R 间期小于 2 个短的 R-R 间期

C. P-R 间期固定延长,无 QRS 波漏搏　　D. 可见 QRS 波漏搏

E. 漏掉前的 R-R 间期逐次缩短

7-66 下列哪项不属于Ⅱ度Ⅱ型房室传导阻滞的主要诊断条件

A. QRS 波时限<0.10s　　B. P-R 间期正常,也可以延长

C. P 波与 QRS 波有关　　D. 房室传导比例常为 2∶1,3∶1,3∶2,4∶3

E. 无 QRS 波漏掉

7-67 下列哪项不属于高度房室传导阻滞的诊断条件

A. P 波多于 QRS 波　　B. 多数 P 波与 QRS 波无关

C. P-R 间期固定延长　　D. 心房率大于心室率

E. 有心室夺获

7-68 下列哪项不属于几乎完全性房室传导阻滞的诊断条件

A. 在 12 个导联中,若能下传心室的 P 波少于 3 个,偶见心室夺获

B. P 波多于 QRS 波

C. 心房率大于心室率

D. P-R 间期逐次延长至 QRS 波漏搏

E. 绝大部分 R-R 规则

7-69 下列哪项不属于Ⅲ度房室传导阻滞的诊断条件

A. P-R 间期固定延长,有 QRS 波漏搏　　B. 心房率大于心室率

C. QRS 波规则出现　　D. P 波多于 QRS 波,P 波与 QRS 波无关

E. P 波规则出现

A_2 型单项选择题 (7-70~7-82)

7-70 患者,女性,40 岁,卵巢囊肿术前常规心电图检查,结果为窦性心律;心率:80 次/分;P-R 间期:0.18s;QRS 时限:0.08s;Q-T 间期:0.38s。该患者的心电图结果为

A. 正常心电图　　B. 窦性心动过速

C. 窦性心动过缓　　　　　　　　D. 窦性停搏
E. 房性早搏

7-71 患者女性,57 岁,系统性红斑狼疮(SLE)患者,自觉心悸,心电图检查:窦性心律,心率:115 次/分,>100 次/分 为窦性心动过速;P-R 间期 0.12s;QRS 时限 0.08s,Q-T 间期 0.30s,该患者的心电图结果为
A. 正常心电图　　　　　　　　　B. 窦性心动过速
C. 窦性心动过缓　　　　　　　　D. 窦性停搏
E. 房性早搏

7-72 患者男性,60 岁,自觉胸闷,心电图检查:窦性心律,心率 53 次/分,<60 次/分 为窦性心动过缓;P-R 间期 0.16s;QRS 时限 0.10s;Q-T 间期 0.42s。该患者的心电图结果为
A. 正常心电图　　　　　　　　　B. 窦性心动过速
C. 窦性心动过缓　　　　　　　　D. 窦性停搏
E. 房性早搏

7-73 患者男性,54 岁,有甲状腺功能亢进史,自觉心悸,心电图检查:大部分为窦性心律;部分出现一个正常窦性心动紧接着出现提前的 P'-QRS-T 波群,P'-R 间期≥0.12s,P' 波后的 QRS 波形态呈室上性,该患者的心电图结果为
A. 正常心电图　　　　　　　　　B. 窦性心动过速
C. 窦性心动过缓　　　　　　　　D. 窦性停搏
E. 房性早搏

7-74 患者女性,27 岁,心肌炎后遗症,心电图检查:大部分为窦性心律,部分出现一个正常窦性心动紧接着出现宽大畸形的 QRS-T 波群,其前无相关 P 波,提前的 QRS 波时限>0.12s,主波与 T 波方向相反,代偿间期完全。该患者的心电图结果为
A. 室性早搏　　　　　　　　　　B. 窦性心动过速
C. 窦性心动过缓　　　　　　　　D. 交界性早搏
E. 房性早搏

7-75 患者女性,58 岁,有冠心病史,心电图检查:大部分为窦性心律,部分出现两个正常窦性心动紧接着出现宽大畸形的 QRS-T 波群,其前无相关 P 波,提前的 QRS 波时限>0.12s,主波与 T 波方向相反,代偿间期完全。该患者的心电图结果为
A. 室性早搏　　　　　　　　　　B. 窦性心动过速
C. 窦性心动过缓　　　　　　　　D. 交界性早搏
E. 房性早搏

7-76 患者男性,69 岁,风心病史,心电图检查,结果示各导联 P 波消失,代之以大小、形态、间距各异的小"f"波,R-R 间期绝对不相等,平均心室率 90 次/分,QRS 时限 0.08s,Q-T 间期 0.32s。该患者的心电图结果为
A. 室性早搏　　　　　　　　　　B. 心房颤动
C. 窦性心动过缓　　　　　　　　D. 心房扑动
E. 房性早搏

7-77 患者男性,71 岁,高血压心脏病,心力衰竭,心电图检查,结果示各导联 P 波消失,代之以大小、形态、间距各异的小"f"波,R-R 间期绝对不相等,平均心室率 146 次/分,QRS 时

限 0.08s,Q-T 间期 0.30s。该患者的心电图结果为
- A. 室性早搏
- B. 心房颤动
- C. 窦性心动过缓
- D. 心房扑动
- E. 房性早搏

7-78 患者男性,78 岁,急性脑梗死,心电图检查:示 P-QRS-T 波群消失,出现大小不等、极不匀齐的低小波,该患者的心电图结果为
- A. 室性早搏
- B. 心房颤动
- C. 心室颤动
- D. 心房扑动
- E. 房性早搏

7-79 患者男性,83 岁,冠心病,心电图检查:示窦性心律,心率:75 次/分。P-R 间期 0.30s,>0.20s,QRS 时限 0.08s,Q-T 间期 0.38s,该患者的心电图结果为
- A. Ⅰ度房室传导阻滞
- B. 室性早搏
- C. Ⅱ度Ⅰ型房室传导阻滞
- D. Ⅱ度Ⅱ型房室传导阻滞
- E. Ⅲ度房室传导阻滞

7-80 患者男性,85 岁,冠心病,心力衰竭,心电图检查:P 波消失,F 波代之,频率 350～600 次/分,QRS 波时限正常,R-R 绝对不规整,心室率>130 次/分。该患者符合下列哪项心电图表现?
- A. 室性早搏
- B. 心房颤动
- C. 心室颤动
- D. 心房扑动
- E. 房性早搏

7-81 患者女性,19 岁,重症病毒性心肌炎,心电图检查:示正常的 P-QRS-T 基本消失,无法分清 QRS 波及 T 波,节律为基本规整的宽大畸形的波幅,频率 200～250 次/分,该患者符合下列哪项心电图表现?
- A. 窦性心动过速
- B. 心房颤动
- C. 心室扑动
- D. Ⅲ度房室传导阻滞
- E. 室性早搏

7-82 患者女性,27 岁,不慎触电送院急诊,心电图检查:无 QRS 波及 T 波,形态各异,振幅大小不一致,极不规整的颤动波,频率为 200～500 次/分,该患者符合下列哪项心电图表现?
- A. 室性早搏
- B. 心房颤动
- C. 房性早搏
- D. 室性心动过速
- E. 心室颤动

B 型配伍选择题(7-83～7-110)
- A. P 波
- B. Q 波
- C. R 波
- D. S 波
- E. T 波

7-83 心房除极波为

7-84 心室复极波为

7-85 波深必须小于同导联 R 波 1/4 的是

7-86 波高必须大于同导联 R 波 1/10 的是

A. P 波时限　　　　　　　　B. P-R 间期
C. Q 波时限　　　　　　　　D. QRS 波时限
E. Q-T 间期

7-87 代表心房除极时间的是

7-88 代表心室除、复极全过程时间的是

7-89 代表房室传导时间的是

7-90 时间不超过 0.11s 的是

7-91 时间＜0.04s 的是

7-92 时间为 0.12～0.20s 的是

7-93 代表心室除极时间的是

A. P-QRS-T 完全消失,频率 200～500 次/分
B. 无法分清 QRS 波及 T 波,频率 200～250 次/分
C. QRS 波与 T 波推后出现
D. P 波消失,以 f 波代之,心室律绝对不齐
E. P 波消失,以 F 波代之

7-94 心房扑动

7-95 心房颤动

7-96 心室扑动

7-97 心室颤动

A. P-R 间期成人≥0.21s,小孩＞0.18s
B. P-R 间期固定延长,无 QRS 波漏搏
C. QRS 波时限正常
D. P-R 间期固定或延长,在隔 1 次或数次 P 波后发生 QRS 波漏搏
E. P-R 间期逐次延长至 1 次 QRS 波漏搏

7-98 Ⅰ度房室传导阻滞

7-99 Ⅱ度Ⅰ型房室传导阻滞

7-100 Ⅱ度Ⅱ型房室传导阻滞

A. P 波频率慢于 QRS 频率,且 P-R 无固定关系,频率多在 140～200 次/分
B. 连续 3 个或 3 个以上房性或交界性期前收缩,频率在 150～250 次/分
C. P 波形态高尖
D. P 波常呈双峰型
E. 成人心率＞100 次/分,＜160 次/分,P-P 间隔规律

7-101 窦性心动过速

7-102 阵发性室性心动过速

7-103 阵发性室上性心动过速

7-104 右心房肥大

7-105 左心房肥大

A. 频率<60次/分,一般>40次/分,P-P间隔>1.0s

B. 期前出现异位 P 波,形态与窦性 P 波有所不同,P-R 间期≥0.12s

C. 期前出现 QRS-T 波,形态基本正常,逆行 P 波 QRS 波群重叠

D. P-R 间期<0.12s,QRS 波群增宽,时限≥0.10s,QRS 波的起始部粗钝

E. 期前出现宽大畸形的 QRS 波群,时限≥0.12s

7-106 房性早搏

7-107 交界区早搏

7-108 室性早搏

7-109 窦性心动过缓

7-110 经典型预激(WPW)综合征

X_1 型多项选择题(7-111~7-129)

7-111 下列心电图 5 种颜色导联线的连接部位,哪些是错误的

A. 蓝色接右上肢
B. 黄色接左上肢
C. 红色接左下肢
D. 黑色接右下肢
E. 白色接胸前

7-112 下列心电图各波中,显示心肌除极电位变化的是

A. P 波
B. Ta 波
C. QRS 波
D. T 波
E. U 波

7-113 正常人窦性 P 波的特征一般是

A. 在 Ⅰ、Ⅱ、aVF 导联中直立
B. 在 aVR 导联中倒置
C. 在 V_3~V_6 导联中倒置
D. 时限≤0.11s
E. 电压>0.20mV

7-114* 描记心电图前应嘱病人

A. 取下电子表
B. 除去金属饰品
C. 勿接触铁床栏
D. 需用乙醇(酒精)消毒局部
E. 检查时要做深呼吸

7-115 广泛性前壁心肌缺血的心电图改变包括

A. V_1~V_6 导联 ST 段下斜型下移 0.1~0.2mV
B. V_1~V_6 导联 T 波倒置 0.2~0.3mV
C. V_1~V_3 导联 ST 段抬高 0.1~0.3mV,伴 T 波倒置 0.1~0.4mV
D. Ⅱ、Ⅲ、aVF 导联 T 波倒置 0.1mV
E. Ⅰ、aVL 导联 T 波倒置 0.2mV

7-116 前侧壁心肌缺血的心电图改变包括

A. Ⅰ、aVL 导联 ST 段下斜型下移 0.1mV
B. V_7~V_9 导联 ST 段下斜型下移 0.1mV
C. V_4~V_6 导联 ST 段下斜型下移 0.2mV
D. V_1~V_3 导联 ST 段水平型下移 0.1~0.3mV

E. Ⅰ、aVL、V4～V6 导联 T 波倒置 0.1～0.3mV

7-117 前间壁心肌缺血的心电图改变包括
　　A. Ⅰ、aVL 导联 T 波倒置 0.2mV
　　B. V_1～V_3 导联 ST 段下斜型下移 0.1～0.2mV
　　C. Ⅱ、Ⅲ、aVF 导联 ST 段水平型下移 0.2mV
　　D. V_3～V_5 导联 T 波倒置 0.3mV
　　E. V_1～V_3 导联 T 波倒置 0.2～0.4mV

7-118 高侧壁心肌缺血的心电图改变包括
　　A. Ⅱ、Ⅲ、aVF 导联 ST 段稍抬高
　　B. 左心室肥大
　　C. Ⅰ、aVL 导联 ST 段下斜型下移 0.1mV
　　D. Ⅰ、aVL 导联 T 波倒置 0.1mV
　　E. V_7～V_9 导联 T 波倒置 0.2mV

7-119 下壁心肌缺血的心电图改变包括
　　A. Ⅱ、Ⅲ、aVF 导联 ST 段水平型下移 0.2mV
　　B. Ⅱ、Ⅲ、aVF 导联 ST 段抬高 0.2mV
　　C. 肢体导联 QRS 波低电压
　　D. Ⅱ、Ⅲ、aVF 导联 T 波倒置 0.3mV
　　E. Ⅱ、Ⅲ、aVF 导联 T 波直立 0.3mV

7-120* 心房扑动的诊断包括
　　A. P 波消失,以锯齿型 F 波代之,频率 250～350 次/分
　　B. QRS 波时限≥0.12s
　　C. QRS 波时限正常,但也可伴室内差异性传导
　　D. F 波与 QRS 波传导比例>4∶1～6∶1 应提示有房室传导阻滞,或连续 3 次或 3 次以上的逸搏应考虑为Ⅱ度房室传导阻滞,如 QRS 波为逸搏心律时应考虑Ⅲ度房室传导阻滞
　　E. F 波与 QRS 波传导比例的偶数多见,奇数少见,R-R 可规则或不规则

7-121* 心房颤动的诊断条件包括
　　A. P 波消失,以 f 波代之
　　B. 心房率 350～600 次/分
　　C. QRS 波时限正常,但也可伴室内差异性传导
　　D. R-R 绝对不规则,心室率>130 次/分为快速性,心房颤动,心室率≥200 次/分为极速性心房颤动,出现间歇性逸搏心律时应考虑Ⅱ度房室传导阻滞,若均为逸搏心律时应诊断Ⅲ度房室传导阻滞
　　E. QRS 波时限≥0.12s

7-122 心室扑动的诊断条件包括
　　A. 正常的 P-QRS-T 基本消失　　B. 无法分清 QRS 波与 T 波
　　C. 节律基本规则宽大、畸形的波幅　　D. QRS 波时限<0.12s
　　E. 频率 200～250 次/分

7-123 心室颤动的诊断包括
  A. 无 QRS 波及 T 波
  B. 形态各异,振幅大小不一致,极不规则的颤动波
  C. QRS 波<0.12s
  D. 频率 200~500 次/分
  E. 有继发性 T 波改变

7-124 Ⅰ度房室传导阻滞的诊断条件包括
  A. P-R 间期<0.20s
  B. P-R 间期≥0.21s 或>0.18s(小儿)
  C. 按年龄和心率,P-R 间期超过正常最高限度
  D. P-R 间期与心率无关
  E. P-R 间期在正常范围,前后 2 次心率相同,但 P-R 间期相差 0.04s

7-125 Ⅱ度Ⅰ型房室传导阻滞的诊断条件包括
  A. P 波与 QRS 波无关
  B. 漏搏前的 R-R 间期逐次缩短
  C. P-R 间期逐次延长直至 1 次 QRS 波漏搏
  D. 漏搏的 R-R 间期<2 个短的 R-R 间期
  E. P-R 间期逐次延长无 QRS 波漏搏

7-126 Ⅱ度Ⅱ型房室传导阻滞的诊断条件包括
  A. P-R 间期常不恒定
  B. P-R 间期正常或延长
  C. 有心室夺获
  D. P 波不能下传时出现 QRS 波漏搏,房室传导比例为 2∶1、3∶1、4∶3、或 5∶4
  E. QRS 波正常

7-127* 洋地黄中毒的心电图特点包括
  A. 常出现室性心律失常
  B. 可出现频发室性早搏呈联律
  C. 有时呈多源性或尖端扭转型室性心动过速
  D. 可见房性心动过速伴房室传导阻滞,双向性过速或双重性阵发性心动过速
  E. 常出现左心室肥大

7-128 阵发性室上性心动过速的诊断包括
  A. 频率 150~250 次/分,节律规则
  B. QRS 波时限>0.12s
  C. 可见逆行 P 波,常重叠于 QRS 波之内或位于 QRS 波其终末部
  D. 心室律绝对不齐
  E. QRS 波时限<0.12s

7-129 阵发性室性心动过速的诊断包括
  A. 常见室性融合波或心室夺获
  B. P'波可出现在 QRS 波之前,P'-R 间期<0.12s

C. 连续 3 个或 3 个以上的室性早搏,频率 140～200 次/分

D. QRS 波时限≤0.12s

E. QRS 波时限≥0.12s

X₂ 型多项选择题(7-130～7-139)

7-130 某青年,31 岁,上班途中突然感到心悸、胸闷、乏力,心率 183 次/分,心律规则,来院急诊。医生怀疑阵发性室上性心动过速,医嘱给病人做心电图,考虑会出现以下哪些改变?

 A. QRS 波群形态大多为室上性   B. 极易复发或转为心室颤动

 C. P 波不易辨认,节律整齐   D. 继发性 ST-T 改变

 E. 连续 3 个或 3 个以上房性或交界性期前收缩

7-131 某中年,53 岁,有心肌梗死史,护士巡视病房时病人意识不清,大动脉搏动消失,即刻用心电示波监护,估计心电图会有何改变?

 A. QRS 波群呈室上性   B. QRS 波与 T 波消失

 C. 锯齿状扑动波   D. 心率 220 次/分

 E. 完全不规则的大波浪状曲线

7-132 某患者女性,33 岁,10 天前受凉后感冒。今下午下班后出现发热、乏力、心悸、气促、心前区隐痛,来院检查,拟诊为病毒性心肌炎。其心电图很 有可能出现

 A. 室性早搏   B. T 波倒置

 C. 心室颤动   D. 病理性 Q 波

 E. S-T 段压低

7-133 某患者男性,44 岁,原有高血压史,因工作繁忙经常间断使用降压药,近来出现乏力、心慌等症状,由家属再三督促来院检查。心电图提示有左心室肥大表现,下列哪几项可证实?

 A. 胸导联,V₅ 或 V₆ 导联的 R 波>2.5mV

 B. 肢导联,Ⅰ导联的 R 波>1.5mV

 C. QRS 波群时间延长至 0.10～0.11s

 D. 心电轴左偏

 E. 以 R 波为主的导联 ST 段上移

7-134 某患者男性,69 岁,原有慢性阻塞性肺疾患,最近气促明显,医院检查证实为慢性肺源性心脏病。摄 X 线胸片示右心房肥大,若做心电图检查,哪些表现可提示右心房肥大

 A. P 波形态高尖   B. 肺型 P 波

 C. P 波时间正常   D. P 波有切迹

 E. P 波电压降低

7-135* 某患者女性,42 岁,经常感冒、低热、乏力、心悸、胸闷,通过家人认识医生做了多次心电图见 S-T 和 T 波有改变,医生怀疑以下哪些疾病的可能性较大?

 A. 风湿性心肌炎   B. 冠状动脉粥样硬化性心脏病

 C. 病毒性心肌炎   D. 高血压性心脏病

 E. 急性心包炎

7-136 某患者男性,47岁,有冠状动脉粥样硬化性心脏病病史,半年前因昏厥一次入院检查,无异常发现。昨日又突然昏倒并抽搐,呼叫无反应,触诊颈动脉及股动脉均无搏动,且意识丧失,心电图示Ⅲ度房室传导阻滞。以下哪些表现可符合?
A. P 波频率高于 QRS 波群频率　　B. P 波和 QRS 波群完全无关
C. P-P 间距相等、R-R 间距相等　　D. 心房率>心室率
E. P-R 间期逐渐延长

7-137 某患者女性,50岁,患高血压病11年,近几个月来间断胸骨后疼痛,并放射到左肩背部,持续1～3分钟,经入院检查确诊为心绞痛,符合心肌缺血的心电图改变是
A. T 波倒置　　　　　　　　　　B. T 波正常
C. T 波高大直立　　　　　　　　D. ST 段压低
E. 异常 Q 波

7-138 某患者女性,40岁,因心悸、气促9年,反复咯血3年,心尖区闻及舒张期隆隆样杂音及开瓣音,并有早搏,X 线示心脏呈梨形心,诊断为风湿性心瓣膜病二尖瓣狭窄。心电图显示哪些表现可证实为室性早搏?
A. 宽大畸形的 QRS 波群　　　　　B. T 波方向与 QRS 波群主波方向相反
C. QRS 波群时限≥0.12　　　　　D. 代偿间歇完全
E. QRS 波群前无相关 P 波

7-139 某患者男性,57岁,心绞痛16年,近3年胸痛发作频繁,休息或含服硝酸甘油效果欠佳。今天和单位同事发生争吵后,突然胸骨后疼痛数分钟,即刻躺下休息,并口含硝酸甘油,不能缓解,伴大汗送院急诊。急诊护士给予病人做心电图发现什么改变可诊断为急性心肌梗死?
A. 深而宽的异常 Q 波　　　　　　B. 冠状 T 波
C. S-T 段弓背样抬高　　　　　　D. T 波倒置
E. P-R 间期延长

名词解释题(7-140～7-149)

7-140 除极

7-141 复极

7-142 导联

7-143 心电轴

7-144 二尖瓣型 P 波

7-145 肺型 P 波

7-146 早搏

7-147 文氏现象

7-148 预激综合征

7-149 房室传导阻滞

简述问答题(7-150～7-166)

7-150 简述心脏传导系统的组成。

7-151 简述胸导联检测电极具体安放的位置。
7-152 简述心率的计算方法。
7-153 简述心电轴的目测法。
7-154 概述小儿心电图的特点。
7-155 简述左心室肥大的心电图表现。
7-156 简述心肌梗死的基本图形。
7-157 简述心肌梗死的定位诊断。
7-158 简述室性期前收缩的心电图表现。
7-159 简述心室颤动的心电图表现。
7-160 简述心房颤动的心电图特点有哪些?
7-161 简述Ⅱ度房室传导阻滞的心电图表现。
7-162 简述高钾血症和低钾血症的心电图表现。
7-163 洋地黄中毒的心电图特点有哪些?
7-164 叙述心电图的阅读和分析方法。
7-165 描述心电图的临床应用价值。
7-166 心电图操作时的注意事项。

综合应用题(7-167～7-168)

7-167 患者女性,42岁,风湿性心瓣膜病二尖瓣狭窄15余年,最近全身感疲乏、胸闷、心悸、气促明显,食欲下降、腹胀、少尿。查体:二尖瓣面容,颈静脉怒张,心尖部触及舒张期震颤,叩诊梨形心,听诊发现心率120次/分,第一心音强弱不等,心律绝对不齐,脉搏90次/分,不规则,心尖区闻及舒张期隆隆样杂音,肝大,下肢水肿。
请解答:(1)心电图检查会有何改变?
(2)护士在为病人做心电图时应注意哪些问题?

7-168 患者男性,53岁,某研究室技术员,心绞痛发作史2年,近1个月发现情绪激动或过度劳累时胸骨中上段后有压榨样疼痛,伴烦躁、出冷汗,口含硝酸甘油片后不见缓解。查体:心浊音界轻度增大,心率123次/分,增快,心律不齐;心尖部第一心音减弱,可闻及第三心音奔马律。实验室检查:白细胞计数:$13×10^9/L$,红细胞沉降率:32mm/h,肌钙蛋白I:0.6ng/L,肌酸激酶同工酶(CK-MB):>12U/L,肌酸激酶(CK):212U/L,天门冬氨酸氨基转移酶(AST):87U/L。
请解答:(1)估计病人患什么疾病?还可以进一步做哪些检查?
(2)该病人典型的心电图会有哪些改变?
(3)24小时内尤其应观察什么变化?

答案与题解

【选择题】

7-1* A	7-2* E	7-3 B	7-4 B	7-5 D	7-6 C	7-7 E	7-8 C
7-9 B	7-10 D	7-11 A	7-12 E	7-13 C	7-14 C	7-15 E	7-16 A
7-17 D	7-18 B	7-19 C	7-20 B	7-21 E	7-22 C	7-23 A	7-24 B

7-25 C	7-26 E	7-27 E	7-28 B	7-29 C	7-30 B	7-31 C	7-32* A
7-33 C	7-34 C	7-35 E	7-36 C	7-37 C	7-38 E	7-39 D	7-40 C
7-41* B	7-42 E	7-43 A	7-44* E	7-45 C	7-46 B	7-47 D	7-48 E
7-49 E	7-50 E	7-51 D	7-52 B	7-53 C	7-54 D	7-55 A	7-56 D
7-57 C	7-58 D	7-59 C	7-60 B	7-61* E	7-62 D	7-63 A	7-64 C
7-65 C	7-66 E	7-67 C	7-68 D	7-69 A	7-70 A	7-71 B	7-72 C
7-73 E	7-74 A	7-75 A	7-76 B	7-77 B	7-78 C	7-79 A	7-80 B
7-81 C	7-82 E	7-83 A	7-84 E	7-85 B	7-86 A	7-87 A	7-88 E
7-89 B	7-90 D	7-91 C	7-92 B	7-93 D	7-94 E	7-95 D	7-96 B
7-97 A	7-98 A	7-99 E	7-100 D	7-101 E	7-102 A	7-103 B	
7-104 C	7-105 D	7-106 B	7-107 C	7-108 E	7-109 A	7-110 D	

7-111 AC	7-112 AC	7-113 ABD	7-114* ABC	7-115 ABE
7-116 ACE	7-117 BE	7-118 CD	7-119 AD	7-120* ACDE
7-121* ABCD	7-122 ABCE	7-123 ABD	7-124 BCE	7-125 BCD
7-126 BDE	7-127* ABCD	7-128 ACE	7-129 ACE	7-130 ACE
7-131 BDE	7-132 ABE	7-133 ABCD	7-134 ABC	7-135* ABCDE
7-136 ABCD	7-137 ACD	7-138 ABCDE	7-139 ABCD	

7-1 题解：房室结传导速度最慢，房室结内主要含移行细胞，起搏细胞很少，起搏和移行细胞之间相互缺少密切的往来关系，加上有迷路样结构，故激动在房室结速度缓慢，大约200mm/s。

7-2 题解：浦肯野纤维，是直径最宽的细胞，约 30μm，细胞并行排列，电阻低，是心室工作细胞的 1/3，故其传导速度很快，约 4000mm/s。

7-32 题解：当窦房结不匀齐地发出兴奋，使心室节律不规则，称为窦性心律不齐。窦性心律不齐在同一导联最长的 P-P 间期与最短的 P-P 间期相差＞0.16s 或者 0.12s。

7-41 题解：QRS 波提前出现，时限＜0.12s，这是交界性早搏诊断条件之一，有时交界性早搏伴室内差异性传导时，畸形的 QRS 波时限＜0.12s，但必须与室性早搏相鉴别。①室性早搏 V1 导联 QRS 波常呈单向或双相如 qR、QR 或 RS 型，而交界性早搏伴室内差异性传导时在 V1 导联常呈 3 相如 rSR′型。②室性早搏的 QRS 波的起始向量与同导联窦性 QRS 波不同，而交界性早搏的 QRS 波起始向量与窦性 QRS 波相同。③室性早搏的 QRS 波时限≥0.12s，而交界性早搏伴室内差异性传导的 QRS 波时限＜0.12s。④室性早搏无提前出现的 P 波，而交界性早搏有提前出现的 P′波，P′-R 间期＜0.12s。

7-44 题解：连续 3 个或 3 个以上的室性早搏，频率 60～100 次/分，符合非阵发性心动过速的心电图特点。

7-61 题解：因房性或室性早搏、心房颤动、间歇性Ⅱ度Ⅱ型窦房传导阻滞均可出现节律不整，只要检查就能发现；而Ⅰ度房室传导阻滞心室规整，不做心电图检查难以发现，所以正确答案是 E。

7-114 题解：心电图图形来自传到体表的心肌电位变化所产生的微电流，如肌肤接触金属导体则易使这种微电流损失，从而影响心电图描记的准确性，故 A、B、C 项是必须做到的。D

项实际上是不需要的,因连接电极板时局部涂乙醇(酒精)仅为了密切电极板与肌肤的接触,而不是为了消毒,故也可用生理氯化钠溶液、电极液代替,效果更好。E 项是错误的,因为深呼吸可使心电图基线发生大幅度波动,不便图形的测量和诊断,故描记心电图时一般应嘱病人平静呼吸。

7-120 题解:P 波消失,以锯齿型 F 波代之,频率 250~350 次/分,F 波与 QRS 波传导比例 >4∶1~6∶1 时,应提示有房室传导阻滞;或连发 3 次或 3 次以上的逸搏,应考虑Ⅱ度房室传导阻滞;如 QRS 波为逸搏心律时,应考虑Ⅲ度房室传导阻滞;F 波与 QRS 波传导比例以偶数多见,奇数少见,R-R 可规整或不规整,QRS 波时限正常,但也可伴室内差异性传导,以上符合心房扑动的诊断条件。

7-121 题解:P 波消失,F 波代之,频率 350~600 次/分,QRS 波时限正常,但也伴有室内差异性传导,R-R 绝对不规整,心室率>130 次/分,为快速性心房颤动;出现间歇性逸搏心律时,应考虑Ⅱ度房室传导阻滞;若为逸搏心律时,应诊断为Ⅲ度房室传导阻滞。以上符合心房颤动的诊断条件。

7-127 题解:常出现室性心律失常,可出现室性早搏联律,有时呈多源性或尖端扭转型室性心动过速,还可出现房性心动过速伴房室传导阻滞、双向性过速及双重性阵发性心动过速等,符合洋地黄中毒的心电图特点。

7-135 题解:因患者经常感冒,若是病毒感染可能会激发人体自身免疫反应,引起病毒性心肌炎,导致心肌缺血;若是溶血性链球菌感染可能会引起变态反应产生风湿热所致的全心炎,导致心肌缺血;冠状动脉粥样硬化性心脏病有短暂或持久的心肌缺血;它们均可出现 ST 段和 T 波的改变。高血压性心脏病可表现为左心室肥大的 ST 段和 T 波的改变。急性心包炎各导联(除 aVR 和 V_1 外)普遍 ST 段抬高,弓背向下,T 波高耸,一日或数日后 ST 段恢复,T 波低平或倒置,持续数周或数月后 T 波逐渐恢复正常。

【名词解释题】

7-140 当心肌细胞被激动时,细胞膜通透性发生改变,使细胞外 Na^+ 大量进入细胞内,膜内电位增高,并逐渐扩散到整个细胞,从而在已激动与尚未激动的心肌之间产生电位变化(电流),这样的动作电位变化过程称为除极。

7-141 心肌细胞被激动后,大量 Na^+ 内流、K^+ 外流而造成的细胞内、外离子浓度变化,启动了细胞膜上的 Na^+-K^+-ATP 酶(又称 Na^+、K^+ 泵),主动将细胞内 Na^+ 泵出,细胞外 K^+ 泵进,从而再恢复到原先的极化状态,这一过程称为复极。

7-142 在人体不同部位放置电极,并通过导联线与心电图机电流计的正负极相连,这种记录心电图的电路连接方法称为心电图导联。

7-143 心电轴在每一心动周期中,无数心肌细胞的除极、复极过程所产生的各种方向(向)、大小(量)的电动力(心电向量),合在一起实际上表现为一个综合心电向量,称为平均心电轴。在心电图诊断中,习惯是将心室除极过程的综合心电向量在额面上的投影称为心电轴,正常范围为 0°~90°,可根据Ⅰ、Ⅲ导联 QRS 波群主波的方向测出。

7-144 指心电图上的一种特殊形状 P 波,其特征是时间的延长,>0.11s,波的顶部呈双峰形切迹,Ⅱ峰高于Ⅰ峰,峰距≥0.04s,系左心房肥大所致。因多见于二尖瓣病变,故称二尖瓣型 P 波。

7-145 指心电图上的一种高而尖的 P 波。其特征是电压明显增高,在肢导联上>0.25mV,在胸导联上>0.2mV,但时限一般并不延长。系右心房肥大(左房未增大)所致,多见于慢性肺源性心脏病,故称肺型 P 波。

7-146 早搏是指由于异位起搏点过早发放冲动,导致心房或(和)心室提前激动,又称过早搏动或早搏,是最常见的心律失常。

7-147 文氏现象是指心脏传导系统任何部位的传导逐次减慢,随后发生一次脱漏的心电图表现,称为莫氏Ⅰ型或文氏现象。

7-148 预激综合征是指在正常房室传导途径之外,心房和心室之间还存在着 1 支或多支的附加旁路或旁道,使室上性激动抢先抵达心室并提前激动一部分心室肌。

7-149 心脏任何部位的心肌不应期延长所引起的激动传导延缓或阻断,统称为心脏传导阻滞。发生在窦房结与心房之间的传导阻滞,称为窦房传导阻滞;发生于心房内的传导阻滞,称为房内传导阻滞;发生在心房与心室之间的阻滞,称为房室传导阻滞。

【简述问答题】

7-150 心脏传导系统由窦房结、结间束(分前、中、后结间束)、房间束、房室结、房室束或希氏束、左右束支及浦肯野(Purkinje)纤维网组成。

7-151 胸导联检测电极具体安放的位置:V_1 位于胸骨右缘第 4 肋间;V_2 位于胸骨左缘第 4 肋间;V_3 位于 V_2 与 V_4 两点连线的中点;V_4 位于左锁骨中线与第 5 肋间相交处;V_5 位于左腋前线 V_4 水平处;V_6 位于左腋中线 V_4 水平处。

7-152 心率的计算方法:①心律规则:测量 1 个 P-P 或 R-R 间距(s),60s 除以 P-P 或 R-R 间距(s),即为每分钟心率。或者根据 P-P 或 R-R 间距(s)查表,找出相应心率。②心律不规则:ⅰ测量 5 个 P-P 或 R-R 间距,取其平均值代入上述公式或查表,即可得每分钟心率,适用于窦性心律不齐等;ⅱ数出 6s 内的 P 波或 R 波数,乘以 10 便得出每分钟心率,适用于心房颤动(此时数 f 波和 R 波数)等心律失常。ⅲ估算心率:根据 R-R 或 P-P 间距的大格数(每格 0.2s)可大约估算心率值,心率=300/大格数。

7-153 心电轴的目测法:用Ⅰ导联和Ⅲ导联 QRS 波群的主波方向来初步判定心电轴有无偏移。Ⅰ、Ⅲ导联 QRS 波群主波均向上,表示心电轴不偏移;Ⅰ导联主波向上,Ⅲ导联主波向下,表示心电轴左偏;Ⅰ导联主波向下,Ⅲ导联主波向上,表示心电轴右偏。

7-154 小儿心电图的特点:由于解剖及生理上的特点,小儿心电图与成人心电图有明显的不同,年龄越小,差异越大。表现为心率、各间期、各导联的波形、振幅及时间不同,在分析心电图时应特别注意。概括如下:①右心室较成人占优势。可有电轴右偏(5 岁以内),有右心室肥厚的心电图表现,下壁及侧壁导联 q 波加深等。②心率较成人快。小儿迷走神经张力低,交感神经张力高,因而心率较快,常有窦性心动过速,最高可达 150~200 次/分,P-R 间期及 Q-T 间期也相应较短。③各间期及各波时间较成人短。④各波振幅尤其是心前导联各波振幅均较高。小儿胸壁较薄,所以胸导联电压略高。⑤心电位较成人悬垂。⑥心电轴右偏。⑦T 波在不同年龄期有一定改变。胸导联 V_1~V_3 导联常有倒置和双向,个别在 V_4 导联也可以倒置和双向。一般在 15 岁以前恢复正常。

7-155 左心室肥大的心电图表现:①QRS 波群电压:胸导联,V_5 或 V_6 导联的 R 波>2.5mV,或 V_5 的 R 波+V_1 的 S 波>4.0mV(男性)或>3.5mV(女性)。肢导联,Ⅰ导联的

R 波>1.5mV，Ⅰ 导联的 R 波+Ⅲ 导联的 S 波>2.5mV，aVL 导联的 R 波>1.2mV，aVF 导联的 R 波>2.0mV。②心电轴：心电轴左偏。③QRS 波群时间延长至 0.10～0.11s。④ST-T 改变：以 R 波为主的导联 ST 段下移达 0.05mV 以上，T 波低平、双向或倒置。在以 S 波为主的导联中 T 波直立。

7-156 心肌梗死的基本图形：当局部心肌发生梗死时，相关导联可出现缺血、损伤和坏死三种类型的心电图图形。①"缺血型"改变：主要为 T 波改变，其特征与心肌缺血的心电图改变相似。心内膜面心肌缺血，T 波高而直立；心外膜面心肌缺血，T 波对称性倒置。②"损伤型"改变：随着缺血时间延长，程度加重，心肌细胞损伤，主要表现为面向损伤心肌的导联 ST 段抬高。③"坏死型"改变：损伤进一步加重，心肌细胞变性、坏死，主要表现为面向坏死区的导联出现异常 Q 波或 QS 波。在急性心肌梗死后，位于坏死区的导联可同时记录到缺血、损伤和坏死的图形。

7-157 心肌梗死的定位诊断：可根据出现异常 Q 波等特征性心电图改变的导联来进行定位诊断。常见的心肌梗死部位与导联的对应关系如下：①前间壁心肌梗死：V_1～V_3 导联。②前壁心肌梗死：V_3～V_5 导联。③广泛前壁心肌梗死：V_1～V_5 导联或 V_1～V_6 导联。④侧壁心肌梗死：Ⅰ、aVL、V_5、V_6 导联。⑤下壁心肌梗死：Ⅱ、Ⅲ、aVF 导联。⑥后壁心肌梗死：V_7～V_9 导联（做常规导联心电图检查时，如有 V_1、V_2 导联 R 波增高和 T 波高耸时，应考虑后壁心肌梗死可能，加做 V_7～V_9 导联）。

7-158 室性期前收缩的心电图表现：①期前出现宽大畸形的 QRS 波群，时限≥0.12；②其前无相关 P 波；③其 T 波方向多与 QRS 波群主波方向相反；④代偿间歇完全。即室早前后两个窦性 P 波的时距等于两个窦性 P-P 间距。

7-159 心室颤动的心电图表现：QRS-T 波消失，代之以大小不等，极不规则的室颤波，频率 200～500 次/分。

7-160 心房颤动的心电图特点：①P 波及等电位线消失，代之以大小不等，形态各异，间距不一的房颤波（f 波），频率 350～600 次/分；②QRS 波群一般呈室上性；③R-R 间距绝对不规则。

7-161 Ⅱ度房室传导阻滞的心电图表现：Ⅱ度Ⅰ型房室传导阻滞（莫氏Ⅰ型）：①P 波规律地出现；②P-R 间期逐渐延长，直到一个 P 波后无 QRS 波群，QRS 波群脱落后的第一个 P-R 间期又缩短，如此周而复始，这种现象称为房室传导的文氏现象。Ⅱ度Ⅱ型房室传导阻滞（莫氏Ⅱ型）：①发生心室脱漏之前和之后的所有下传搏动（P 波后有 QRS 波群）的 P-R 间期都是恒定的，恒定的 P-R 间期可以在正常范围内，但也可延长；②下传的 QRS 波群的形态大多增宽、畸形，但也可以是正常的；③房室传导比例可呈 2∶1、3∶2、4∶3、5∶4 等。

7-162 高钾血症心电图表现：①细胞外血钾浓度超过 5.5mmol/L，致使 Q-T 间期缩短和 T 波高耸，基底部变窄。②血清钾>6.5mmol/L 时，QRS 波群增宽，P-R 及 Q-T 间期延长，R 波电压降低及 S 波加深，S-T 段压低。③当血清钾增高>7mmol/L，QRS 波群进一步增宽，P-R 及 Q-T 间期进一步延长；P 波增宽，振幅减低，甚至消失。④高血钾的最后阶段，宽大的 QRS 波甚至与 T 波融合呈正弦波。高血钾可引起室性心动过速、心室扑动或颤动，甚至心脏停搏。低钾血症心电图表现：S-T 段压低，T 波低平或倒置和 U 波增高（U 波>0.1mV 或 U/T>1 或 T-U 融合、双峰），Q-T 间期一般正常或轻度延长，表现为 Q-T-U 间期延长。低血钾明显时，可使 QRS 波群时限延长，P 波振幅增高。低血钾可引起房性心动过速、室性异位搏动及室性心动过速、室内传导阻滞,以及房室传导阻滞等各种心律失常。

7-163 洋地黄中毒的心电图特点:出现各种心律失常是洋地黄中毒的主要表现。常见的心律失常有:频发性(二联律或三联律)及多源性室性早搏,严重时可出现室性心动过速(特别是双向性心动过速),甚至室颤。交界性心动过速伴房室脱节,房性心动过速伴不同比例的房室传导阻滞,另外也可发生窦房阻滞伴交界性逸搏或窦性静止、心房扑动、心房颤动等。

7-164 心电图的阅读和分析方法:①检查心电图描记技术:观察定准电压曲线是否准确,走纸速度是否稳定,有无各种伪差等。②判断心律:注意有无 P 波、QRS 波群、T 波及其形状、出现的规律、相互之间的关系,其中 P 波较小,与其他波重叠时不易发现,要仔细寻找,判断是窦性心律或者是异位心律,有无额外节律。③计算心率:正常情况下,心房率与心室率相同,在心房颤动等状况下,分别计算心房率、心室率。④确定心电轴:观察Ⅰ、Ⅲ导联 QRS 波群主波方向,大致确定心电轴方位,如有必要,可计算其角度。⑤检测各波段:检查、测量 P 波、QRS 波群、T 波、U 波、P-R 间期、Q-T 间期,判断是否正常。⑥提出心电图诊断:根据以上心电图表现,系统重点地列出其特征,结合临床资料,如果既往有心电图资料,也要加以比较,综合分析有无心律问题、传导问题、房室肥大问题和心肌问题等,提出心电图诊断:心电图正常,心电图大致正常,心电图可疑,心电图不正常。

7-165 心电图的临床应用价值:①心电图对诊断各种心律失常有肯定价值,是最重要的检查手段,并对指导治疗、判断预后有重要意义,如经食管超速抑制治疗异位快速性心律失常、心脏手术、心导管检查、起搏器或埋藏式心脏复律除颤器等的使用、抗心律失常等药物疗效及不良反应的评价都需要了解心电活动情况,描记心电图,以便及时判断和处理。②对于具有特征性心电图改变和演变规律的心肌梗死者,心电图可以提供可靠的诊断依据。③对于房室肥大、心肌受损、冠状动脉供血不足、洋地黄等药物作用、血钾异常等电解质紊乱,心电图有助诊断。④心电图对瓣膜活动、心音变化、心肌功能等不能直接判断,但在进行其他检查时,同步描记心电图,可提供心动周期的时相标记,协助心功能等测定。⑤心电图也被用于航天、登山、潜水等领域,以便进行心电监测。

7-166 护士在为病人做心电图操作前应做好的准备是:①用物准备:心电图机导联线、心电图机、钢笔、弯盘、生理盐水棉球、接线板(必要时)、心电图报告单、剪刀、胶水、大毛巾,必要时备屏风。②环境准备:室内注意保暖,心电图机放置以不受干扰为宜。③病人准备:嘱患者平卧位休息片刻、四肢平放、肌肉松弛,记录过程中不能移动四肢及躯体。

【综合应用题】

7-167 (1) 心电图检查会出现的改变:①左心房肥大:P 波时间≥0.12s,Ⅰ、Ⅱ、aVL 明显;P 波常呈双峰型,峰距≥0.04s,称为"二尖瓣型 P 波"。②右心室肥大:V_1 导联 R/S≥1,V_5 导联 S 波加深或 R/S≤1,V_1 导联的 R 波+V_5 导联的 S 波>1.05mV,aVR 导联的 R/q 或 R/S≥1,或 R 波>0.5mV,心电轴右偏,心电轴≥+90°,V_1、V_2 导联 ST 段压低,T 波双向、倒置。③心房颤动:P 波及等电位线消失,代之以大小不等,形态各异,间距不一的房颤波(f 波),频率 350~600 次/分;QRS 波群一般呈室上性;R-R 间距绝对不规则。

(2) 护士在为病人做心电图时应注意问题:①做好解释,以消除紧张情绪,取得患者合作,注意保护患者隐私。②取下金属物,避免干扰波形,嘱患者脱袜。③暴露导联线安置部位,但需要保暖。④电极板贴于皮肤固定,松紧适度。⑤导联线连接方法要正确。⑥操作前要打定准电压。⑦按顺序描记12导联。⑧发现不稳或干扰时应该查明原因。⑨操作时应观察病人面色,并询问有无不适。⑩操作完毕关闭电源并安置病人。⑪按规范贴图,及时注明病区、床号、姓名、年龄、日期、时间及各导联。

7-168 (1) 估计病人患急性心肌梗死。还可以进一步做心电图检查、放射性核素检查、冠状动脉血管造影、冠脉CT和超声心动图检查。

(2) 该病人典型的心电图表现:病理性Q波,ST段弓背向上抬高,T波倒置。

(3) 24小时内尤其应观察有无心律失常,以室性心律失常最多见,①频发(每分钟5次以上)、多源、成对出现;②短阵室速或呈RonT现象的室性期前收缩;③室颤是急性心肌梗死早期,特别是入院前的主要死因;④前壁心肌梗死易发生室性心律失常;⑤下壁心肌梗死则易发生房室传导阻滞及窦性心动过缓。

(周英华)

第八章 影像学诊断

选择题(8-1～8-160)

A_1型单项选择题(8-1～8-90)

8-1 护理人员学习影像学检查的主要目的是
　　A. 采用护理评估收集客观资料　　B. 观察脏器组织结构的变化
　　C. 采用护理评估收集主观资料　　D. 为患者制订确实的护理措施
　　E. 证实脏器病变所在的部位

8-2 数字减影血管造影的英文缩写是
　　A. CT　　B. ECT
　　C. DSA　　D. MRI
　　E. PET

8-3 有关 X 线定义的叙述,错误的是
　　A. 比可见光的波长短得多　　B. 肉眼可见的电磁波
　　C. 波长为 0.008～0.031nm　　D. 人体各部位均适用
　　E. 居 γ 射线与紫外线之间

8-4 X 线在医学上利用的原理中不包括
　　A. 利用其穿透性进行 X 线检查　　B. 利用其荧光作用进行透视检查
　　C. 利用其摄影作用进行照片检查　　D. 利用其电离作用进行 CT 扫描
　　E. 利用其生物效用进行肿瘤治疗

8-5 根据人体组织结构的密度,在 X 线上呈灰色的见于下列哪项
　　A. 肺脏　　B. 肠腔
　　C. 股骨　　D. 体液
　　E. 钙化灶

8-6* 根据 X 线在体内各部穿透性,人体组织密度由低至高的排序是
　　A. 气体,液体及软组织,脂肪,骨骼　　B. 骨骼,脂肪,液体及软组织,气体
　　C. 气体,脂肪,液体及软组织,骨骼　　D. 脂肪,气体,液体及软组织,骨骼
　　E. 骨骼,液体及软组织,脂肪,气体

8-7 气体吸收 X 线的量为
　　A. 最少　　B. 最多
　　C. 中等量　　D. 较多
　　E. 较少

8-8 下列哪项是透视的缺点
　　A. 操作方便,费用低　　B. 可多位置观察

C. 能观察器官的动态情况 　　D. 无客观纪录
E. 马上有结果

8-9 摄片是利用 X 的哪项基本特性进行摄取影像的检查方法
A. 穿透作用 　　B. 荧光效应
C. 电离效应 　　D. 生物效应
E. 摄影效应

8-10 下列哪项属于普通 X 线检查
A. 高千伏摄影 　　B. 放大摄影
C. 软线摄影 　　D. 体层摄影
E. 平片摄影

8-11 乳腺疾病常用于下列哪项 X 线检查
A. 钼靶 X 线摄影 　　B. 断层摄影
C. 荧光摄影 　　D. 放大摄影
E. 记波摄影

8-12 低密度造影剂是指
A. 硫酸钡 　　B. 碘化油
C. 二氧化碳 　　D. 胆影葡胺
E. 泛影葡胺

8-13 造影剂硫酸钡主要用于检查何类脏器组织
A. 子宫 　　B. 胆囊
C. 肾脏 　　D. 脑室
E. 食管

8-14 直接引入造影的方法不包括
A. 口服法 　　B. 灌注法
C. 穿刺法 　　D. 浸泡法
E. 导管法

8-15 呼吸系统正常的 X 线表现不包括
A. 胸廓 　　B. 肺组织
C. 纵隔 　　D. 腹直肌
E. 胸膜

8-16* 肺实质的基本病变，除外下列哪项
A. 渗出性病变 　　B. 纤维性病变
C. 肺纹理增粗 　　D. 空洞与空腔
E. 增殖性病变

8-17 慢性支气管炎的 X 线表现为
A. 肺门血管较小 　　B. 肺纹理增多、增粗
C. 致密实变阴影 　　D. 胸膜增厚并伴积液
E. 肋间隙增宽

8-18 阻塞性肺气肿的 X 线表现为
　　A. 两肺透亮度减弱　　　　　　　B. 肺动度显著减弱
　　C. 肺容积缩小　　　　　　　　　D. 心脏呈苹果型
　　E. 肋间隙变窄

8-19 X 线表现为两肺透亮度增加的疾病是
　　A. 支气管哮喘　　　　　　　　　B. 阻塞性肺不张
　　C. 大量胸腔积液　　　　　　　　D. 支气管扩张症
　　E. 肺炎球菌肺炎

8-20 中央型肺癌的 X 线征象不包括
　　A. 一侧或一叶的肺气肿　　　　　B. 边缘大多呈分叶状
　　C. 胸膜凹陷征及空泡征　　　　　D. 阻塞性肺不张
　　E. 阻塞性肺炎

8-21* 有关心血管系统正常 X 线表现的叙述，其错误的是
　　A. 后前位心右缘分两段，心左缘分三段
　　B. 右前斜位前缘为心室上段，后缘为心房上段
　　C. 左前斜位后缘上段－主动脉弓升部，中段－左心房，下段－左心室
　　D. 左前斜位前缘上段－升主动脉，中段－右心房，下段－右心室
　　E. 左侧位前缘自下而上为升主动脉、肺动脉段和右心室的投影

8-22 二尖瓣狭窄病人的 X 线表现为
　　A. 肺动脉段凹陷　　　　　　　　B. 左心缘呈四个弧形
　　C. 左心缘膨隆　　　　　　　　　D. 左心房左心室增大
　　E. 靴形心，心腰丰满

8-23 主动脉瓣关闭不全病人的 X 线表现为
　　A. 以右心室增大为主　　　　　　B. 心腰膨隆
　　C. 主动脉狭窄伸长　　　　　　　D. 主动脉结突出
　　E. 心尖向右延伸

8-24 心包积液病人的 X 线表现为
　　A. 心影向右侧扩大　　　　　　　B. 心缘各弓正常分界消失
　　C. 呈梨型心或球形　　　　　　　D. 心缘搏动普遍增强
　　E. 心膈角变钝

8-25 不符合心包炎 X 线表现特征的是
　　A. 心影两侧对称性增大　　　　　B. 心影呈球形或烧瓶样
　　C. 房室的弧度界限消失　　　　　D. 两肺纹理显而易见
　　E. 心底部明显增宽

8-26 消化系统基本病变属于功能改变的 X 线表现为
　　A. 轮廓的改变　　　　　　　　　B. 管腔大小的改变
　　C. 管壁的改变　　　　　　　　　D. 黏膜皱襞的改变
　　E. 胃肠蠕动改变

8-27 胃肠道憩室的X线表现为
　　A. 各层向腔内凹陷　　　　　　　　B. 皱襞向钡影中延伸
　　C. 袋影一般不突出　　　　　　　　D. 正面像上为方形的钡斑影
　　E. 正面像上为三角形钡斑影

8-28 消化性溃疡病变的X线直接征象为
　　A. 龛影　　　　　　　　　　　　　B. 月晕征
　　C. 激惹征象　　　　　　　　　　　D. 局部充盈不良
　　E. 环形透光影

8-29 食管癌的X线表现特征不包括
　　A. 管腔狭窄　　　　　　　　　　　B. 管壁僵硬
　　C. 轮廓规则　　　　　　　　　　　D. 充盈缺损
　　E. 蠕动消失

8-30 胃癌的X线表现为
　　A. 边缘轮廓规则　　　　　　　　　B. 胃腔增宽
　　C. 胃管壁僵直　　　　　　　　　　D. 充盈完整
　　E. 局部增粗但平整

8-31* 青枝骨折的X线表现为
　　A. 骺端有一条状致密白线　　　　　B. 骺端可见一透亮锐利的线状影
　　C. 骺端与骨骺端分开　　　　　　　D. 骺端骨皮质中断
　　E. 骺端骨皮质与骨小梁扭曲折叠

8-32 关于骨关节常规X线摄片,下列哪一种方法是正确的
　　A. 包括病变全部范围及邻近关节　　B. 先拍左、右斜位,辅以正、侧位片
　　C. 先静脉注入造影剂,然后拍摄　　D. 都要拍对侧片,以便对比
　　E. 采取放大照相

8-33 关于四肢关节的X线摄片描述正确的是
　　A. 关节间隙代表关节腔
　　B. X线所见关节间隙包括了关节软骨及其间的真正微小间隙和少量滑液
　　C. 小儿的关节间隙较成人的狭窄
　　D. 随年龄的增长,小儿的关节间隙逐渐加宽
　　E. 关节软骨及关节囊可以在X线片上明显显示

8-34 下列哪一项描述属错误
　　A. 关节骨性强直,X线征为关节间隙消失,且有骨小梁贯穿其中
　　B. 关节间隙变窄是由于关节腔消失所致(关节软骨破坏坏死)
　　C. 骨质增生是由于骨量增多的结果
　　D. 骨质坏死的主要X线表现是有密度增高的死骨片存在
　　E. 关节肿胀的X线表现为关节周围软组织肿胀,密度增高

8-35 下列哪一项描述属正确
　　A. 骨质增生与骨质疏松的X线表现相反
　　B. 骨质破坏的X线表现为局部骨质密度降低

C. X线片显示关节面规则缺损,表示有关节软骨和骨性关节面同时破坏

D. 骨质软化是指单位体积内骨基质和矿物质含量同时增多

E. 骨膜增生最常见的原因是骨膜下出血

8-36 关于骨质软化下列描述哪一项是正确的

A. 一定单位体积内骨组织有机成分正常,而钙盐含量减少

B. 一定单位体积内骨组织有机成分增多,而钙盐含量减少

C. 一定单位体积内骨组织有机成分减少,而钙盐含量减少

D. 一定单位体积内骨组织有机成分正常,而钙盐含量增多

E. 一定单位体积内骨组织有机成分增多,而钙盐含量增多

8-37 骨样组织的钙盐沉积发生障碍可发生何种病变

A. 骨质破坏　　　　　　　　B. 骨质疏松

C. 骨质软化　　　　　　　　D. 骨质增生

E. 骨膜反应

8-38 关于柯氏骨折的描述哪项是正确的

A. 桡骨远端5～6cm以内骨折　　　B. 远折断向背侧远侧移位

C. 骨折段向掌侧成角畸形　　　　　D. 骨折段向背侧成角畸形

E. 不伴尺骨茎突骨折

8-39 下列哪项X线表现在甲状腺功能亢进时最常见

A. 骨质破坏　　　　　　　　B. 骨质疏松

C. 骨质增生　　　　　　　　D. 骨质病理性骨折

E. 骨膜下骨质吸收

8-40 化脓性关节炎与结核性关节炎的主要X线不同点

A. 是否有关节周围软组织肿胀

B. 是否有骨质疏松

C. 是否合并关节脱位

D. 是否先有关节面模糊,负重区骨质破坏和早期关节间隙狭窄

E. 是否有瘘管形成

8-41 下列哪项不是成骨肉瘤的X线表现

A. 溶骨性骨破坏　　　　　　B. 瘤骨形成

C. 死骨形成　　　　　　　　D. 骨膜反应

E. 软组织肿块

8-42 成骨肉瘤的X线表现下列哪项是正确的

A. 好发于长骨的中央　　　　B. 骨质呈膨胀性破坏

C. 可见皮质旁骨膜反应　　　D. 无瘤骨形成

E. 无软组织肿块

8-43 骨囊肿的X线表现,哪项是错误的

A. 多见于青少年长骨骨干

B. 病变于骨髓腔,呈单房性,椭圆形骨质破坏

C. 周围有薄层硬化,边界清楚

D. 常易发生病理性骨折

E. 病变呈横向发展

8-44 膝关节滑膜型结核的 X 线表现哪一项是正确的

A. 关节肿胀,关节骨端骨密度增高

B. 关节边缘非持重面相对局限骨质破坏

C. 关节间隙狭窄则较早

D. 骨质破坏较广泛时仍不发生关节脱位

E. 愈合后关节多为正常,无纤维性强直

8-45 使用 X 线检查急性化脓性骨髓炎,下列哪项不是其特点

A. 骨质破坏
B. 骨膜反应
C. 骨骼变形
D. 软组织肿块
E. 发热

8-46 化脓性骨髓炎的基本 X 线征,最突出的是哪一项

A. 骨膜反应
B. 骨破坏与增生同时存在
C. 软组织肿胀和窦道形成
D. 病理性骨折
E. 骨轮廓粗大、变形

8-47 下列哪项不是骨骺及干骺端结核的特征表现

A. 为跨越骨骺与干骺端的骨质破坏
B. 病灶向关节方面穿破
C. 体积小而密度淡的死骨
D. 周围组织的骨质疏松
E. 病灶经常向骨干蔓延

8-48 成骨肉瘤的 X 线表现下列哪些是错误的

A. 好发于长骨的骨干
B. 不规则的骨质破坏
C. 骨膜反应
D. 有瘤骨形成
E. 软组织肿块

8-49 关于骨髓瘤的 X 线表现,下列哪项是正确的

A. 单发
B. 骨破坏呈穿凿状
C. 骨密度增高
D. 有骨质增生和骨膜增生
E. 一般不出现病理性骨折

8-50 下列不属于骨折的 X 线征象

A. 嵌入性致密增高带
B. 骨皮质凹陷与隆突
C. 骨小梁中断与扭曲
D. 骨骺分离
E. 边缘硬化线形成密度减低影

8-51 CT 的主要缺点是

A. 对疾病病理性质的诊断有欠缺
B. 操作简便,病人安全
C. 图像逼真,解剖关系明确
D. 密度分辨率高
E. 病人安全、无痛苦、无创伤

8-52 血管内不注射对比剂的 CT 扫描是指

A. 常规增强扫描
B. 造影扫描
C. 多期增强扫描
D. 普通扫描

E. 动态增强扫描

8-53 90%以上的结石可通过下列哪一项X线检查来显示
A. 透视   B. 平片
C. 造影   D. CT
E. MRI

8-54 颅脑外伤后首选的检查方法是
A. CT   B. DSA
C. MRI   D. PET
E. 头颅平片

8-55* 数字化放射摄影的英文缩写是
A. CT   B. CR
C. DR   D. ECT
E. DSA

8-56 计算机X线摄影的主要缺点是
A. 技术成熟、性能稳定   B. 时间分辨率较差
C. 胶片分辨率明显提高   D. 后处理能力强
E. X线曝光量降低、曝光宽容度大

8-57 数字减影血管造影对多少mm以下的微小血管不能显示
A. 1mm   B. 2mm
C. 0.5mm   D. 0.2mm
E. 0.3mm

8-58 数字减影血管造影对下列哪项疾病最有诊断价值
A. 心脏疾病   B. 消化性溃疡
C. 原发性溃疡   D. 动静脉畸形
E. 脑血管疾病

8-59 下列哪项不符合X线摄片检查前准备
A. 摄片时需吸气   B. 充分暴露投照部位
C. 危重病人摄片需有医护人员陪同   D. 腹部摄片应清理肠道
E. 床上摄片时尽量少搬动

8-60 支气管造影检查前准备
A. 造影前1天作体位引流   B. 造影前3天顿服祛痰药
C. 造影前3天开始禁食   D. 造影前1小时口服地西泮5mg
E. 不必作碘和普鲁卡因过敏试验

8-61 心血管造影检查前准备,下列哪项不妥
A. 备好急救药品和器械   B. 常规可先吸入大量氧气
C. 造影前3小时禁食   D. 造影前半小时口服苯巴比妥0.1g
E. 造影前1天作碘、青霉素、普鲁卡因过敏试验

8-62 钡灌肠造影前1天应摄何类饮食
A. 正常饮食   B. 高蛋白流质饮食

C. 少渣半流质饮食　　　　　　　　D. 低热量流质饮食
E. 低盐半流质饮食

8-63 静脉肾盂造影前1晚可用什么方法导泻
A. 番泻叶　　　　　　　　　　　　B. 灌肠法
C. 硫酸镁　　　　　　　　　　　　D. 开塞露
E. 果导

8-64 静脉胆道造影前准备,错误的是
A. 造影前必须做碘过敏试验　　　　B. 检查前1天需服低脂肪晚餐
C. 胆囊切除者免服高脂肪餐　　　　D. 检查前1天需服蓖麻油或番泻叶
E. 晚10时后至次日造影时应禁食及禁水

8-65 CT检查前准备不妥的是
A. 训练患者配合检查的要求　　　　B. 了解患者有无药物等过敏史
C. 平扫前必须作碘过敏试验　　　　D. 腹部检查患者作好清洁肠道工作
E. 若有反应立即停止检查

8-66 MRI与CT相比显示效果差异不大的疾病是
A. 脊髓肿瘤　　　　　　　　　　　B. 脑脱髓鞘疾病
C. 关节病变　　　　　　　　　　　D. 肌肉病变
E. 盆部器官疾病

8-67 下列哪项为MRI的禁忌证
A. 脑梗死和脑肿瘤　　　　　　　　B. 退行性病变
C. 脊髓先天性异常　　　　　　　　D. 危重病人需要使用生命支持系统者
E. 椎间盘突出症

8-68 磁共振成像前的准备不包括
A. 检查前做好登记编号　　　　　　B. 金属物不得带入机房,只能带手机
C. 了解患者检查部位　　　　　　　D. 嘱病人在检查时不能移动受检部位
E. 嘱患者到更衣室更衣

8-69 下列哪项不是超声波的基本物理量
A. 电磁波　　　　　　　　　　　　B. 声速
C. 频率　　　　　　　　　　　　　D. 声强
E. 波长

8-70 不属于超声的物理特性有
A. 反射　　　　　　　　　　　　　B. 透射
C. 吸收　　　　　　　　　　　　　D. 衰减
E. 方向性

8-71 在大多数软组织中,引起声衰减的主要原因是
A. 声折射　　　　　　　　　　　　B. 声阻抗
C. 声透射　　　　　　　　　　　　D. 声吸收
E. 声反射

8-72* 实质性软组织脏器，如肝、脾、肾、子宫的声像图特点为
    A. 无回声暗区　　　　　　　　B. 强回声暗区
    C. 中回声暗区　　　　　　　　D. 高回声暗区
    E. 低回声暗区

8-73 人体组织器官的声学类型属于全反射型的是
    A. 乳腺、肿瘤等　　　　　　　B. 血液、尿液等
    C. 肺脏、胃肠等　　　　　　　D. 心脏、血管等
    E. 肝脏、脾脏等

8-74 纵坐标为扫描空间位置线，横坐标为光点慢扫描时间的超声检查法是
    A. A 型超声　　　　　　　　　B. B 型超声
    C. C 型超声　　　　　　　　　D. D 型超声
    E. M 型超声

8-75 超声心动图又称为
    A. A 型诊断法　　　　　　　　B. M 型诊断法
    C. B 型诊断法　　　　　　　　D. D 型诊断法
    E. 多普勒超声法

8-76 广泛应用于临床的超声检查法是
    A. A 型诊断法　　　　　　　　B. M 型诊断法
    C. B 型诊断法　　　　　　　　D. D 型诊断法
    E. 示波法

8-77 肝硬化声像图，除外下列哪项
    A. 早期可见肝脏肿大实质回声致密回声增强增粗
    B. 晚期肝脏缩小，肝表凹凸不平，呈结节状锯齿状
    C. 中期台阶状变化不规则，萎缩变形，弥漫性回声增强分布不均匀
    D. 门静脉高压时脾肿大厚度、长度增大
    E. 腹腔积液为带状无回声区

8-78 胆管结石声像图为
    A. 胆囊多缩小，胆囊壁增厚，边缘毛糙，回声增强
    B. 胆囊全被癌组织所占有，形成类似实质性肿瘤
    C. 胆囊壁增厚、胆囊萎缩、胆汁甚少或无透声区
    D. 胆囊纵断面超声显示为梨型，横断面为椭圆形的无回声区
    E. 胆管内见强回声斑点或小光团并沿胆管排列成串珠样，有明显闪烁感

8-79 胰腺癌声像图为
    A. 胰腺弥漫性肿大，呈圆形或分叶状
    B. 实性强回声肿块，有声衰减
    C. 胰腺轮廓规则，但边缘不规整
    D. 纵切面探查到下腔静脉受压，腹主动脉、肠系膜上动脉及上静脉移位等
    E. 基本上均可见肿块有伪足样浸润征

8-80 不符合肾积水声像图的是
　　A. 轻度积水出现肾窦分离　　　　　　B. 中度积水肾窦出现无回声区
　　C. 重度积水肾盂肾盏明显扩大　　　　D. 中度积水肾盏积水不明显
　　E. 重度积水肾实质明显变薄

8-81 不符合子宫肌瘤声像图为
　　A. 肌瘤为多发或位于子宫表面时，子宫体积增大、形态失常
　　B. 单发的小肌瘤位于肌层内，子宫形态和大小无异常
　　C. 宫腔线可因肌瘤的压迫变形、移位，宫腔内见中等或低回声区
　　D. 彩色多普勒血流显示血流信号多分布在肌瘤病灶周围，呈环状特征
　　E. 子宫肌瘤的声像图表现取决于肌瘤的部位，其表现基本相同

8-82 胆囊超声检查前准备
　　A. 检查前饮水 500ml　　　　　　　　B. 检查前需空腹 12 小时以上
　　C. 通常在前一日早餐后开始禁食　　　D. 次日上午空腹检查为宜
　　E. 检查前一天多吃油腻食物

8-83 核医学的最基本技术
　　A. 放射性核素功能技术　　　　　　　B. 放射性核素示踪技术
　　C. 放射性核素扩大技术　　　　　　　D. 放射性核素动态技术
　　E. 放射性核素感光技术

8-84 核素显像法的特点不包括
　　A. 可显示脏器和病变的位置　　　　　B. 同时提供有关脏器和病变的血流
　　C. 具有多种动态和定量显示的优点　　D. 可给出脏器的多项功能参数
　　E. 有助于疾病的晚期诊断

8-85 最直接、最灵敏和最正确地反映甲状腺功能状态的检测项目是
　　A. TT_3、TT_4　　　　　　　　　　B. TGAb
　　C. FT_3、FT_4　　　　　　　　　　D. TMAb
　　E. TSH

8-86 发生甲状腺癌的结节主要是
　　A. 热结节　　　　　　　　　　　　　B. 冷结节
　　C. 温结节　　　　　　　　　　　　　D. 大结节
　　E. 小结节

8-87 嗜铬细胞瘤及其恶性瘤转移灶定位诊断的首选检查是
　　A. 肾上腺髓质显像　　　　　　　　　B. 过氯酸钾释放试验
　　C. 肾上腺皮质显像　　　　　　　　　D. 皮质醇及促皮质素测定
　　E. 胰岛素及其抗体

8-88 脑池显像临床上主要用于
　　A. 脑瘤的诊断　　　　　　　　　　　B. 缺血性脑血管意外的诊断
　　C. 癫痫病灶的诊断　　　　　　　　　D. 交通性脑积水的诊断
　　E. 硬膜下血肿的诊断

8-89 全身骨显像的特点,除外下列哪项
　　A. 无绝对禁忌证　　　　　　　　B. 一次成像能显示全身骨骼
　　C. 价格相对低廉　　　　　　　　D. 探测成骨病变灵敏度高
　　E. 由显像剂直接涂于骨表面
8-90 核医学检查前的准备,不妥的是
　　A. 注射显像剂后,病人需要多饮水　B. 检查前排尽尿液
　　C. 哮喘者必须做药物负荷试验　　D. 摘除身体上的金属物品
　　E. 近日作过钡剂检查应将钡剂排净

A₂型单项选择题(8-91～8-100)

8-91 某女性患者,曾患风湿热全心炎,1年前超声心动图证实为风湿性心瓣膜病二尖瓣狭窄,X线表现为肺动脉高压,其突出表现为
　　A. 肺静脉扩张　　　　　　　　　B. 肺纹理减少
　　C. 肺透亮度减低　　　　　　　　D. 肺动脉段突出
　　E. 肺野外围蝶翼状阴影
8-92 患者17岁,因腰痛来院,X线摄片示脊椎骨干骺部出现一局限类圆形,边缘清楚的骨破坏,其内见碎屑状死骨,邻近无明显骨质增生,也无骨膜反应,最大可能为
　　A. 骨脓肿　　　　　　　　　　　B. 骨结核
　　C. 骨囊肿　　　　　　　　　　　D. 骨肉瘤
　　E. 骨巨细胞瘤
8-93 患者男性,37岁,经诊断确诊为骨巨细胞瘤,下列哪项描述不符合其表现
　　A. 长骨骨端关节面下出现溶骨性破坏区　B. 破坏区内出现肥皂泡样骨性间隙
　　C. 骨皮质菲薄向外膨胀　　　　　D. 骨膜增生明显
　　E. 病变处容易发生病理性骨折
8-94 患者6岁,怀疑患股骨头缺血性坏死,早期具有诊断意义的X线征
　　A. 关节囊肿胀　　　　　　　　　B. 股骨头、髋骨质疏松
　　C. 股骨头、髋轻度外移　　　　　D. 股骨头、髋关节面下弧形透亮影
　　E. 关节间隙轻度增厚
8-95* 某男性患者,双手照片发现中指节指骨,边缘骨膜下骨质呈虫蚀状、花边状,毛刺状骨质吸收,尤其桡侧更明显,最大可能的诊断是
　　A. 儿童佝偻病　　　　　　　　　B. 成人骨质软化症
　　C. 甲状旁腺功能亢进　　　　　　D. 类风湿关节炎
　　E. 甲状腺功能减退
8-96 某男性患者,原有高血压和高血脂病史,近一段时间由于工作劳累,血压较高,今晨起床后发现肢体麻木无力、失语。下列哪项检查有助于闭塞血管的定位
　　A. CT　　　　　　　　　　　　　B. CR
　　C. MRI　　　　　　　　　　　　D. DR
　　E. DSA

8-97 某男性患者,中餐进食后突然出现上腹部剧烈样疼痛,向腰背部呈带状放射,继而呕出胆汁。赴院急症初步诊断为急性胰腺炎。医生给予急做超声波检查,估计会出现下列哪项改变?
　　A. 胰腺水肿、出血、坏死,胰腺内部呈无回声暗区,有散在稀疏的光点
　　B. 胰腺局限性肿大,呈圆形或分叶状,胰腺轮廓不规则,边缘不规整
　　C. 胰腺切面可呈蝌蚪型、哑铃型及腊肠型,边界整齐光滑
　　D. 胰腺体积轻度弥漫性或局限性肿大,边界不规整
　　E. 胰腺炎症局部或周围出现无回声区

8-98 某女性患者,长期以来月经量多,伴腹痛。最近几年来月经周期缩短,每次经期延长、血块较多。医生给予做超声检查,若是子宫肌瘤,会有下列哪项征象?
　　A. 无回声为主　　　　　　　　B. 低回声为主
　　C. 中回声为主　　　　　　　　D. 高回声为主
　　E. 强回声为主

8-99 某新生儿出生后有黄疸,持续不退,送院急诊,医生通过询问病史和详细体检后认为是病理性黄疸。未确诊是否是胆道闭锁,进行了核医学肝胆显像检查,表现为
　　A. 病变部位单核吞噬细胞丧失,出现局部放射性减淡缺损区
　　B. 动脉期可见患病部位有明显的放射性分布
　　C. 肝内和肝外胆管梗阻时可见梗阻近端胆管变粗或呈囊状扩张
　　D. 肝显影良好追踪 24 h 不见肠道出现放射性,苯巴比妥试验胆汁促排无效
　　E. 肝胆显像多表现为肠道放射性延迟,一般苯巴比妥试验胆汁促排有效。

8-100 某青年女性,因甲状腺肿大、心动过速、怕热多汗,附院检查甲状腺摄^{131}I试验,3h 30%,6h 40%,24h 56%,并伴摄^{131}I速率加快。可诊断下列哪一疾病?
　　A. 甲状腺功能亢进症　　　　　B. 甲状腺功能减退症
　　C. 缺碘性甲状腺肿　　　　　　D. 青春期甲状腺肿
　　E. 甲状腺肿瘤

B 型配伍选择题(8-101～8-120)

　　A. 骨骼　　　　　　　　　　　B. 脂肪组织
　　C. 肌肉　　　　　　　　　　　D. 气体
　　E. 液体

8-101 X 线摄片阴影为深黑色的是
8-102 X 线摄片阴影为灰白色的是
8-103 X 线摄片阴影为灰黑色的是
8-104 X 线摄片阴影为白色的是

　　A. 均匀的致密实变影　　　　　B. 肺纹理增多、增粗、紊乱
　　C. 出现典型的横"S"征　　　　D. 胸廓为桶状,肋骨呈水平位
　　E. 支气管呈柱状增粗或"轨道征"

8-105 中央型肺癌的 X 线表现
8-106 大叶性肺炎的 X 线表现

8-107 支气管扩张的 X 线表现

8-108 慢性支气管炎的 X 线表现

8-109 阻塞性肺气肿的 X 线表现

  A. 袋影突出   B. 龛影或壁龛

  C. 激惹征象   D. 黏膜皱襞破坏消失

  E. 胃窦黏膜皱襞宽度不超过 0.5cm

8-110 正常胃黏膜的 X 线表现

8-111 胃癌的 X 线表现

8-112 胃肠道憩室的 X 线表现

8-113 胃溃疡的 X 线表现

8-114 十二指肠球部溃疡的 X 线间接征象是

  A. 关节肿胀   B. 关节全脱位

  C. 关节破坏   D. 关节纤维性强直

  E. 关节半脱位

8-115 关节功能丧失，但 X 线片显示关间隙正常，无骨小梁贯穿其间

8-116 组成关节的相对骨端部分脱离错位

  A. 平片检查   B. 透视

  C. 关节造影   D. 血管造影

  E. 椎管造影

8-117 青枝骨折以哪种 X 线检查为宜

8-118 观察关节软骨损伤，请问选用何种 X 线检查

  A. 骨质疏松   B. 骨质软化

  C. 骨质破坏   D. 死骨

  E. 骨质硬化

8-119 是局部骨质被病理组织代替而造成的骨组织消失

8-120 是局部骨组织血流供应中断 D

X_1 型多项选择题（8-121～8-152）

8-121 X 线的特征包括

  A. 穿透性   B. 荧光作用

  C. 摄影作用   D. 生物效应

  E. 电离效应

8-122 做 X 线检查中，利用了下列 X 线特性中的哪几项？

  A. 穿透性   B. 荧光作用

  C. 摄影作用   D. 电离作用

  E. 生理效应

8-123 下列哪项关于 X 线表现的描述是正确的

  A. 病灶呈密度均匀一致的阴影——大叶性肺炎

  B. 病灶呈大小一致、密度一致、分布一致——急性粟粒性肺结核

C. 多发性小片状阴影——肺气肿

D. 蜂窝状阴影——支气管肺炎

E. 圆形、卵圆形一致阴影，边缘清楚或模糊——肺癌

8-124 以下描述哪些表现符合肺不张
A. 整个肺叶缩小
B. 该肺叶肺纹理密集
C. 该肺叶呈大片致密影
D. 叶间裂呈梭形膨出移位
E. 邻近肺组织出现代偿性肺气肿

8-125 哪些是中心型肺癌的 X 线表现
A. 肺门肿块
B. 合并阻塞性肺炎
C. 合并阻塞性肺不张
D. 合并肺门淋巴结钙化
E. 合并癌性空洞

8-126 周围型肺癌 X 线具有重要诊断意义征象是哪些
A. 分叶征
B. 毛刺征
C. 胸膜凹陷征
D. 卫星灶
E. 倒"S"征

8-127 风湿性心脏病二尖瓣狭窄 X 线表现主要为
A. 肺淤血
B. 心脏向胸腔两侧扩大
C. 心影呈梨形
D. 左房右室增大
E. 两肺纹理减少

8-128 房间隔缺损的 X 线表现为
A. 心腰凹陷
B. 肺动脉段突出
C. 肺门舞蹈
D. 右房右室增大
E. 心脏呈木靴形

8-129 二尖瓣关闭不全的 X 线征象表现有
A. 心脏为二尖瓣型
B. 左心室增大
C. 左心房增大
D. 主动脉扩张
E. 右心室增大

8-130 主动脉瓣关闭不全的 X 线征象表现有
A. 心脏呈靴形
B. 心腰凹陷
C. 主动脉球部突出
D. 左心下缘向前膨凸
E. 心尖向下

8-131 下列关于肺充血的 X 线表现正确的是
A. 胸腔及叶间可有积液
B. 肺门舞蹈征
C. 肺动脉段凸出，搏动增强
D. 肺野透亮度正常
E. 两侧肺门阴影增大，肺血管纹理增粗、增多，边缘清楚

8-132 左心房增大的 X 线表现为
A. 双密影
B. 双弧阴影
C. 肺门舞蹈征
D. 四弧征
E. 胸膜凹陷征

8-133 下列关于肺淤血 X 线的描述正确的是
　　A. 肺门阴影增大并较模糊　　B. 肺门周围血管扩张
　　C. 肺纹理增多增粗,边缘模糊　　D. 肺透亮度减低
　　E. 胸腔及叶间可有积液

8-134 胃和十二指肠钡餐造影时需观察
　　A. 形态　　B. 张力
　　C. 轮廓　　D. 蠕动
　　E. 位置

8-135 消化道基本病变的形态改变的 X 线表现包括
　　A. 黏膜皱襞　　B. 蠕动
　　C. 狭窄与扩张　　D. 充盈缺损
　　E. 龛影

8-136* 恶性胃溃疡的 X 线特点有
　　A. 龛影不规则,有多个尖角　　B. 龛影位于腔内
　　C. 黏膜破坏,皱襞中断　　D. 癌瘤区蠕动消失
　　E. 胃腔狭窄、胃壁僵硬

8-137 食管静脉曲张的 X 线特点有
　　A. 食管管腔狭窄　　B. 食管边缘凹凸不平
　　C. 正常黏膜皱襞消失　　D. 管壁僵硬及蠕动消失
　　E. 黏膜皱襞呈蛇状或串珠状

8-138 食管癌的 X 线特点有
　　A. 黏膜皱襞的破坏　　B. 管壁僵硬及蠕动消失
　　C. 食管管腔狭窄　　D. 管腔形状不规则,充盈缺损
　　E. 龛影

8-139 胃溃疡的 X 线特点有
　　A. 切线位龛影位于胃的轮廓之内,龛影周围为透亮区环绕形成的"环堤征"
　　B. 多见于小弯侧,典型征象是龛影
　　C. 全胃狭窄,位于胃体者可形成葫芦状胃,位于胃窦者可形成漏斗状狭窄
　　D. 其口部有一圈由黏膜水肿所致的透明带
　　E. 轴位观察龛影呈白色钡点或钡斑,周围黏膜皱襞呈星芒状向龛影口部集中

8-140 十二指肠溃疡的 X 线特点有
　　A. 龛影是十二指肠溃疡的直接征象
　　B. 轴位观察龛影呈白色钡点或钡斑,周围黏膜皱襞呈星芒状向龛影口部集中
　　C. 切线位观察龛影呈乳头状、锥状或其他形状,边缘光滑整齐,密度均匀
　　D. 其口部有一圈由黏膜水肿所致的透明带,为良性溃疡的特征
　　E. 间接 X 线征象有激惹现象,表现为球部常不能完全充盈

8-141 骨的基本病变为
　　A. 骨破坏　　B. 骨坏死
　　C. 骨膜增生　　D. 周围软组织病变

    E. 骨软化

8-142 下列可出现骨密度降低的情况有
    A. 骨质破坏   B. 骨皮质的营养血管沟的投影
    C. 骨质疏松   D. 死骨
    E. 骨折

8-143 关节的基本病变包括
    A. 关节肿胀   B. 关节全脱位,半脱位
    C. 关节纤维性强直   D. 关节破坏
    E. 关节退行性变

8-144 关于关节软骨的描述正确的是
    A. 成年长骨只有骨干和骨端
    B. 小儿长骨的主要特点是骺软骨,且未完全骨化
    C. 小儿长骨的骺软骨表现为小点状骨性致密影
    D. 出生时,长骨骨干已大部分骨化
    E. 干骺部为骨干两端的较粗大部分,由松质骨形成

8-145 化脓性关节炎的特征包括
    A. 关节囊肿胀   B. 关节间隙狭窄
    C. 骨质疏松   D. 关节面边缘少许骨质破坏
    E. 关节骨性强

8-146 转移性骨肿瘤的X线表现,下列哪些是正确的?
    A. 骨质破坏可单发或多发   B. 一般无骨膜增生,软组织肿块
    C. 常伴病理性骨折   D. 脊柱、骨盆、肋骨多见
    E. 椎体破坏,椎间隙变窄

8-147 脊柱结核的X线表现哪些是正确的
    A. 椎体骨质破坏,椎间隙狭窄   B. 椎体骨质破坏、塌陷
    C. 易形成脓肿和脊柱侧弯、后突畸形 D. 大量骨质增生、硬化
    E. 松质骨骨质疏松

8-148 对慢性骨髓炎,下列哪些是正确的
    A. 骨质疏松   B. 骨质增生与破坏
    C. 骨骼变形   D. 死骨形成
    E. 瘘道形成

8-149 骨巨细胞瘤的典型X线表现有哪些
    A. 偏心性膨胀性溶骨破坏,边界清楚
    B. 破坏区似有分隔大小为不等小房,呈泡沫状表现
    C. 破坏边缘无骨硬化,且常有筛孔样破坏
    D. 骨破坏并出现软组织肿块
    E. 骨性肿块向外突出,生长方向常背向骨骺

8-150 超声波的传播特性包括
    A. 声特性阻抗   B. 声波的界面反射与折射

C. 声波的衍射和散射　　　　　　D. 声衰减
E. 超声多普勒效应

8-151 妇产科超声检查前准备是
A. 检查前2~3小时应停止排尿　　B. 必要时饮水500~800ml
C. 怀孕初期，则不必饮水　　　　D. 经阴道超声检查，则无需特别饮水
E. 超声检查前一天少吃油腻食物

8-152 局部脑血流断层显像（γCBF显像）的临床应用范围
A. 短暂脑缺血发作　　　　　　　B. 癫痫病灶
C. 类风湿关节炎　　　　　　　　D. 脑梗死
E. 脑瘤

X_2型多项选择题（8-153~8-160）

8-153 患者33岁，男性，近几年来常发生咳嗽咳痰，并偶有咯血，此病诊断为继发型肺结核，常见的X线表现为
A. 上肺野呈片状云絮样密影　　　B. 病灶中央可有空洞
C. 可有支气管播散　　　　　　　D. 肺门淋巴结常肿大
E. 肺内原发病灶、淋巴结炎和淋巴管炎

8-154 患者男性，70岁，高血压史50年，近日来症状加剧，初步诊断为高血压性心脏病，X线表现为
A. 主动脉增宽迂曲　　　　　　　B. 左心室显示各种不同程度的增大
C. 右心室增大　　　　　　　　　D. 心外形呈靴形
E. 心腰部相对凹陷得更加显著

8-155 某患者，曾有风湿性心瓣膜病，近2年来出现左心衰竭，呼吸困难明显，昨晚咳出粉红色泡沫样痰，估计X线表现为
A. X线表现可分实质性肺水肿及间质性肺水肿两种
B. 肺门及周围血管阴影明显扩张，而外周血管细而稀少，肺外带透明度增加
C. 实质性肺水肿表现为两肺中下野大片状致密阴影，自肺门向外呈蝶翼状
D. 间质性肺水肿可见肺门周围纹理增多，边缘模糊，呈索条状向外延伸
E. 两侧肺门阴影增大，肺血管纹理增粗、增多，边缘清楚

8-156 患者男性，56岁，2型糖尿病史30年，出现多种并发症，如冠心病、高血压、高血脂等。近日来头晕、头痛、血压升高明显。建议病人做哪几项检查为妥？
A. 心电图　　　　　　　　　　　B. CT
C. 脑电图　　　　　　　　　　　D. 头颅超声
E. 脑血管造影

8-157* 患者女，28岁，已婚。因经常出现血尿、腹痛等症状就诊，经X线检查怀疑肾结石，为明确诊断，打算做超声检查，可能会有何改变？
A. 强回声区　　　　　　　　　　B. 肾窦分离
C. 后方声影　　　　　　　　　　D. 无回声区
E. 肾实质明显变薄

8-158 患者男性,患十二指肠球部溃疡已 15 年。近 2 年以来,进餐后上腹饱满不适,伴反酸臭味的宿食。术前可做的检查是 ABD
　　A. X 线钡餐造影　　　　　　　B. 胃液分析
　　C. B 型超声检查　　　　　　　D. 纤维胃镜
　　E. CT

8-159 某风湿性心脏病患者,38 岁,晨起右侧肢体活动不便,不能下床,口角歪斜,言语不清。应考虑为脑梗死,医生给予 CT 检查后还不能完全确诊,故建议病人再做
　　A. CT　　　　　　　　　　　　B. DSA
　　C. MRI　　　　　　　　　　　　D. 脑电图
　　E. 超声心动图

8-160 某男性患者,62 岁,常有腰酸和腰痛史,赴院门诊,拟诊为椎间盘脱出,医生给予 X 线检查,下列描述正确的有
　　A. 椎间盘脱出多为慢性损伤的后果,常见于腰椎和颈椎
　　B. 椎间隙均匀或不对称性狭窄
　　C. 椎体边缘骨赘增生,尤其是后缘出现骨赘
　　D. 脊椎排列变直或有侧弯现象
　　E. 椎体骨质破坏,椎间隙狭窄

名词解释题(8-161～8-174)

8-161 医学影像学

8-162 X 线

8-163 荧光效应

8-164 感光效应

8-165 透视

8-166 软线摄影

8-167 生理排泄法

8-168 龛影

8-169 CT

8-170 增强扫描

8-171 DSA

8-172 MRI

8-173 多普勒效应

8-174 核医学

简述问答题(8-175～8-192)

8-175 简述透视与 X 线摄片的优缺点。

8-176 简述造影方法的分类。

8-177 简述肺气肿的 X 线表现。

8-178 简述大叶型肺炎的 X 线表现。

8-179 简述二尖瓣狭窄及主动脉瓣关闭不全的 X 线表现。
8-180 简述椎间盘突出症的 X 线表现。
8-181 简述 CT 的主要优缺点。
8-182 简述 CT 的临床应用。
8-183 简述数字减影血管造影的临床应用
8-184 简述 X 线透视检查前准备。
8-185 简述 X 线摄片检查前准备。
8-186 简述 X 线造影检查前准备。
8-187 简述 CT 检查前准备。
8-188 简述 MRI 的禁忌证。
8-189 简述肝、胆、胰、脾超声检查前准备。
8-190 简述妇产科超声检查前准备。
8-191 简述核医学检查在心血管系统疾病中的应用。
8-192 简述核医学检查前的准备。

综合应用题(8-193~8-194)

8-193 患者男性,36 岁,已婚,工程师,12 年前因病毒性肝炎住院,3 次肝功能正常而出院。近年来全身感到乏力,食欲不振,有时有恶心,赴院检查肝功能示丙氨酸氨基转移酶(ALT)125U/L、门冬氨酸氨基转移酶(AST)89U/L、总蛋白(TP)60g/L、白蛋白(ALB)34g/L、球蛋白(GLB)26g/L,两对半 HBsAg 阳性、抗-HBc 阳性、抗-HBe 阳性,AFP1136.00ng/ml。
请解答:(1)为明确诊断还可以做哪几项影像学检查?
(2)原发性肝癌的 CT 表现。

8-194 陆先生,51 岁,原有糖尿病史 20 余年,吸烟史 30 年。自任某公司董事长后,工作十分繁忙,压力很大,近 1 年上腹部感到不适,经常出现烧灼感,稍休息就缓解,一直认为是胃病,未加重视。最近因劳累、情绪紧张,胸闷频繁出现。今天上腹不适伴左臂麻木 1 小时,在夫人再三催促下,来医院急诊。心电图:S-T 段稍有压低,余无异常。为明确诊断医生建议做核素心肌灌注显像。
请解答:(1)核素心肌灌注显像的优点有哪些?
(2)核素心肌灌注显像检查的程序是什么?
(3)为什么核素心肌灌注显像时要同时进行负荷试验?
(4)核素心肌灌注显像和多排 CT 及冠状动脉造影有什么不同?

答案与题解

【选择题】

8-1 A	8-2 C	8-3 B	8-4 D	8-5 D	8-6* C	8-7 A	8-8 D
8-9 E	8-10 E	8-11 A	8-12 C	8-13 E	8-14 D	8-15 D	8-16* C
8-17 B	8-18 B	8-19 A	8-20 C	8-21* C	8-22 B	8-23 D	8-24 B
8-25 D	8-26 E	8-27 B	8-28 A	8-29 C	8-30 C	8-31* E	8-32 A

8-33 B	8-34 B	8-35 A	8-36 A	8-37 C	8-38 C	8-39 B	8-40 A	
8-41 C	8-42 C	8-43 E	8-44 B	8-45 D	8-46 B	8-47 B	8-48 A	
8-49 B	8-50 E	8-51 A	8-52 D	8-53 D	8-54 A	8-55* C	8-56 B	
8-57 D	8-58 E	8-59 A	8-60 D	8-61 B	8-62 C	8-63 A	8-64 B	
8-65 C	8-66 E	8-67 D	8-68 B	8-69 A	8-70 B	8-71 D	8-72* E	
8-73 C	8-74 A	8-75 B	8-76 C	8-77 C	8-78 E	8-79 D	8-80 D	
8-81 E	8-82 D	8-83 B	8-84 E	8-85 C	8-86 B	8-87 A	8-88 D	
8-89 E	8-90 C	8-91 D	8-92 B	8-93 D	8-94 D	8-95* C	8-96 A	
8-97 A	8-98 B	8-99 D	8-100 A	8-101 D	8-102 C	8-103 B	8-104 A	
8-105 C	8-106 A	8-107 E	8-108 B	8-109 D	8-110 E	8-111 D	8-112 A	
8-113 B	8-114 C	8-115 D	8-116 E	8-117 A	8-118 C	8-119 C	8-120 D	
8-121 ABCDE	8-122 ABC	8-123 ABE	8-124 ABCE	8-125 ABC				
8-126 ABC	8-127 ACD	8-128 BDE	8-129 ABCDE	8-130 ABCDE				
8-131 BCDE	8-132 ABD	8-133 ABDE	8-134 ABCDE	8-135 ACDE				
8-136* ABCDE	8-137 BCE	8-138 ABCDE	8-139 BDE	8-140 AE				
8-141 ABCD	8-142 AC	8-143 ABCDE	8-144 ABDE	8-145 ABCE				
8-146 ABCD	8-147 ABC	8-148 BCDE	8-149 ABCDE	8-150 ABCDE				
8-151 ABCD	8-152 ABDE	8-153 ABC	8-154 ABDE	8-155 ACD				
8-156 AB	8-157* AC	8-158 ABD	8-159 BCE	8-160 ABCD				

8-6 题解:不同密度组织与 X 线成像的关系中可以看出:①骨骼:吸收 X 线量多,呈高密度影像;②软组织:皮肤、肌肉、结缔组织、内脏及液体等;吸收 X 线中等量,呈中等密度影像;③脂肪组织:吸收 X 线量较少,呈低密度影像;④气体:吸收 X 线量最少,呈低密度影像。故人体组织密度由低至高的排序是气体、脂肪、液体及软组织、骨骼。

8-16 题解:肺实质的基本病变包括渗出性病变、增殖性病变、纤维性病变、钙化、空洞与空腔与肿块。肺间质基本病变包括肺纹理增多、增粗、肺纹理减少、胸腔积液、胸膜增厚、粘连、钙化、气胸、液气胸和脓胸等。

8-21 题解:心血管系统正常的 X 线表现:①后前位:心右缘分两段,上段:略平直,为升主动脉和上腔静脉的复合影,下段:稍凸出呈弧形,由右心房组成,正常两段长度基本相等;心左缘分三段,上段:半球形为主动脉弓和降主动脉起始部(主动脉结),中段:为肺动脉段,稍向内凹陷或平直(心腰),下段:最长且明显凸出。②右前斜位:前缘为心室上段:主动脉弓和升主动脉;中段:肺动脉主干和肺动脉圆锥;下段:长且向下倾斜为右心室,但心尖部有小段左心室。心前间隙:心影前缘与胸骨影之间的透亮区,右室增大时此间隙变窄。后缘为心室上段:由气管、上腔静脉等组成。下段:大部分由左心房构成,仅一小部分为右心房。③左前斜位:后缘上段－主动脉弓降部,中段－左心房(小部分),下段－左心室(大部分),心后三角区－左心室后缘。前缘上段－升主动脉,中段－右心房,下段－右心室,主动脉窗－主动脉弓下方的透光区,心前间隙－呈长方形。④左侧位:前缘自上而下为升主动脉、肺动脉段和右心室的投影。后缘上段为左心房,下段为左心室。且可观察到心后食管间隙,即左心室段与食管、膈面之间存在一个三角形透亮区。故左前斜位后缘上段－主动脉弓降部,中段－左心房,下段－左心室。

8-31 题解:青枝骨折的 X 线表现为仅有部分骨质和骨膜被拉长、皱褶或破裂,常有成角、弯曲畸形。故标准答案应该是骺端骨皮质与骨小梁扭曲折叠。

8-55 题解:数字化放射摄影的英文缩写是 DR,电子计算机体层摄影的英文缩写是 CT,计算机 X 线摄影的英文缩写是 CR,数字减影血管造影的英文缩写是 DSA,正电子发射计算机断层显像的英文缩写是 ECT。

8-72 题解:根据人体组织内部声阻抗及声阻抗差的大小,把人体组织、器官概括为四种声学类型:①无回声暗区(液性暗区):液体物质(血液、尿液、腹腔积液、脓液等)和液体脏器(胆囊、膀胱、血管、心脏)。②低回声区(弱光点):实质性软组织脏器(肝、脾、肾、子宫)。③高回声区(强光点):非均质性和实质性结构(乳腺、肿瘤等)。④强回声(极强光点):含气脏器(肺、胃肠)。

8-95 题解:甲状旁腺功能亢进症时甲状旁腺素刺激破骨细胞活动而加速骨吸收,成骨细胞同时增多而形成新骨,结果是骨转换加速,但骨吸收多于骨形成。大量破骨细胞如聚集在骨膜下,可侵蚀骨基质,使骨皮质外缘吸收(骨膜下骨吸收),而致 X 线表现为皮质变薄、致密影消失,边缘呈毛刷状、花边状,或局部骨吸收而使指骨变细。这些改变多见于指骨、掌骨。成人骨质软化症 X 线表现主要是由于骨内钙盐减少而引起的骨密度减低,与骨质疏松不同的是骨小梁和骨皮质边缘模糊,承重骨骼常发生各种变形,还可见假骨折线。儿童佝偻病的 X 线表现有:长骨干骺端喇叭口样膨大,边缘毛糙;显著的骨小梁粗疏;膝内翻或外翻,髋内翻,长骨弓形弯曲;下肢关节的改变较腕部明显。类风湿关节炎的 X 线表现有:Ⅰ期:关节周围软组织肿胀阴影,关节端骨质疏松。Ⅱ期:关节间隙因软骨的破坏变得狭窄。Ⅲ期:关节面出现凿样破坏性改变。Ⅳ期:关节半脱位和关节破坏后的纤维性和骨性强直。甲状腺功能减退症的 X 线表现有:骨关节炎,关节腔内积液。故标准答案是甲状旁腺功能亢进。

8-136 题解:恶性胃溃疡的 X 线特点有溃疡口部幽门侧和溃疡轮廓发生改变,结节状充盈缺损,龛影不规则,有多个尖角,并位于腔内,黏膜破坏,皱襞中断,局部胃壁蠕动减弱或消失,胃腔狭窄、胃壁僵硬。

8-157 题解:肾结石显示为强回声伴有后方声影。输尿管结石显示在扩张的输尿管下端强回声,后方伴声影。膀胱结石显示膀胱内强光团,后方伴声影。

【名词解释题】

8-161 医学影像学是临床医学发展非常迅速的学科,它包括 X 线成像(透视、摄影和血管造影),CT,磁共振成像(MRI),超声检查,核医学检查(γ 照相、SPECT、PET、PET/CT)。

8-162 X 线是一种波长为 0.008~0.031nm 肉眼看不见的电磁波。在电磁辐射谱中,居 γ 射线与紫外线之间,比可见光的波长要短得多。

8-163 荧光效应是 X 线能激发荧光物质产生肉眼可见的荧光即所谓的 X 线的荧光效应。荧光效应是进行透视检查的基础。

8-164 感光效应是指涂有溴化银的胶片,经 X 线照射后可以感光而产生潜影,经显影、定影处理便形成黑白影像,即 X 线的感光效应。感光效应是 X 线摄片的基础。

8-165 透视是 X 线透过人体被检查部位并在荧光屏上形成影像,进行直接观察的 X 线检查方法。透视一般在暗室内进行。多用于胸部及胃肠检查,也用于心血管造影等检查。

8-166 软线摄影又称钼靶 X 线摄影。钼的原子序数为 42,能产生长波射线(软线)多,穿透力强,适用于软组织 X 线照相,尤其多用于乳腺疾病的诊断。

8-167 生理排泄法经口服或静脉注射造影剂,利用该造影剂具有选择性经某脏器生理聚积或排泄,暂时停留于管道或内腔使之显影,例如口服胆囊造影、静脉肾盂造影等。

8-168 某些病变侵蚀胃肠道内壁致局部出现溃烂缺损,造影剂充填于其中,X 线从切线位投照时表现为向腔外突出的阴影称为龛影。

8-169 CT 是根据人体不同组织对 X 线的吸收与透过率的不同,应用灵敏度极高的仪器对人体进行测量,然后将测量所获取的数据输入电子计算机,经电子计算机处理而获得的重建图像。

8-170 增强扫描从静脉注入水溶性有机碘,再进行扫描,可使某些病变显示更为清晰,并可根据不同器官和(或)不同病变的增强程度差异,作出定性诊断。

8-171 DSA 是 20 世纪 80 年代继 CT 之后兴起的一项新的医学影像技术。是在血管造影时,X 射线照射人体后产生的影像。经影像增强器强化,由摄像机接收并把它变成模拟信号输入数-模转换器,转变成数字信号存入存储器。同时电子计算机图像处理系统把图像分成许多像素,并通过数-模转换器把数字信号变成模拟信号,再输入监视器,从监视器屏幕上就可见到实时纯血管的图像。DSA 包括静脉数字减影血管造影(Intravenous DSA,IV DSA)和动脉数字减影血管造影(Intraarterial DSA,IA DSA)。

8-172 MRI 是利用收集磁共振现象所产生的信号而重建图像的成像技术,是 20 世纪 80 年代初才应用于临床的影像诊断新技术。磁共振成像检查的主要优点是无创伤、无射线、对人体无害。

8-173 当声源与接受体之间存在相互运动时,接受体接受声的频率发生变化,这种现象称为多普勒效应。

8-174 核医学是一种利用标记有放射性核素又称放射性同位素的药物,也就是利用它们发射出的各种射线,如 γ 线、β 线等来诊断和治疗疾病的科学。

【简述问答题】

8-175 透视与 X 线摄片的优缺点:①透视的优点是经济、简便、灵活、清楚,能看到心脏、横膈及胃肠等活动情况,同时还可转动患者体位,作多方面观察,以显示病变及其特征,便于分析病变的性质。缺点是不能显示细微病变,且无法留下影像资料作复查对照,长时间照射对人体有一定的损害。②摄片广泛用于头颅、胸部、腹部、四肢、脊柱、骨盆的检查。摄片的优点是应用范围广,受检者收照 X 线量较少,成像清晰,并可作为现行资料保存,便于复查时对照,也可随时进行教学科研。缺点是检查范围受胶片大小限制,仅为瞬时影像,不能观察动态功能变化。

8-176 造影方法的分类:造影方法分直接引入与生理排泄两种方法。

(1)直接引入法:是经自然通道口引入造影剂至相应的器官进行造影的方法。如胃肠道钡餐或钡灌肠检查、支气管造影、尿道或膀胱造影、子宫输卵管造影、瘘道造影等。也可经皮肤穿刺,自针管或连结导管注射造影剂,引入与外界隔离的腔道或器官内,如各种血管造影、心脏造影、气脑造影及脑室造影等。

(2)生理排泄法:经口服或静脉注射造影剂,利用该造影剂具有选择性经某脏器生理聚积或排泄,暂时停留于管道或内腔使之显影,例如口服胆囊造影、静脉肾盂造影等。

8-177 肺气肿的X线表现:胸廓为桶状,前后径增加,肋间隙变宽,肋骨呈水平位;肺动度显著减弱,膈位置低下,膈顶变平;肺纹理稀疏,变细变直;肺野透亮度增加,肺容积增大;心脏呈悬垂型,心胸比率与心脏横径均缩小;胸骨后缘与升主动脉前缘间距离加大>3cm。

8-178 大叶型肺炎的X线表现:充血期X线表现正常或表现为病变区的肺纹理增强;实变期X表现为形态不同较均匀的致密实变影。消散期X表现为病变可完全吸收或表现为不均匀的斑片影或少量纤维条索影及胸膜肥厚。

8-179 二尖瓣狭窄及主动脉瓣关闭不全的X线表现:①二尖瓣狭窄:梨形心,心脏轻、中度增大,心腰丰满,即肺动脉段突出;左心房增大,左心缘呈四个弧形,左心缘下段圆钝;右心室增大,右心缘膨隆,肺淤血,肺野内可有含铁血黄素颗粒或骨化结节;二尖瓣可见钙化,呈片状或分散小斑片状密度增高阴影。②主动脉瓣关闭不全:心影不同程度增大,以左心室增大为主,心尖向左下延伸;心腰狭小,心腰凹陷;主动脉增宽伸长,主动脉结突出。

8-180 椎间盘突出症的X线表现:椎间盘脱出多为慢性损伤的后果。常见于腰椎和颈椎。X线平片可见:椎间隙均匀或不对称性狭窄;椎体边缘骨赘增生,尤其是后缘出现骨赘;脊椎排列变直或有侧弯现象。

8-181 CT的主要优缺点:CT的主要优点是直接显示X线平片无法显示的器官和病变;密度分辨率高,能发现人体内非常小的病变,图像逼真,解剖关系明确,故对发现病变、确定病变的相对空间位置、大小、数目方面非常敏感而可靠;操作简便,病人安全、无痛苦、无创伤、无危险,临床应用范围广。CT的主要缺点是在疾病病理性质的诊断方面有所欠缺。

8-182 CT的临床应用:①对中枢神经系统疾病的诊断,如颅内肿瘤、脓肿、血肿、肉芽肿、寄生虫病、脑损伤、脑卒中(中风)、椎管内肿瘤、椎间盘突出症等诊断价值高,效果好。②对头部、颈部、胸部、腹部、盆腔脏器、骨盆病变的诊断。③对甲状腺、脊柱、关节、软组织、五官部位病变的诊断。④对占位性病变的诊断,恶性肿瘤、囊肿、血肿、脓肿、肉芽肿及增大的淋巴结的大小、形态、数目和侵犯范围,还可决定某些器官癌肿的分期,是否能进行手术切除。⑤区别病变的病理特性,如实性、囊性、血管性、炎性、钙性、脂肪等。

8-183 数字减影血管造影(DSA)的临床应用:DSA现已被广泛应用于临床,主要是对脑血管疾病、心脏和大血管疾病、颅内肿瘤的诊断和鉴别诊断;胃溃疡和胃癌、肝癌和肝海绵状血管瘤、肾癌的诊断及介入治疗;各种动脉瘤、动脉狭窄、闭塞、动静脉畸形的诊断等。

8-184 X线透视检查前准备:为消除病人进入暗室的恐惧心理,故在透视检查前应向患者说明检查的目的和需要配合的姿势。同时要去除透视部位的厚层衣服,除去影响X线穿透的物品,如金属饰物、发夹、膏药、敷料等,以免影像受干扰。

8-185 X线摄片检查前准备:摄片检查前应向患者解释摄片的目的、方法、要求及摄片的注意事项:①充分暴露投照部位;②摄片时需屏气;③腹部摄片应清理肠道(急腹症除外);④床上病人摄片时尽量少搬动;⑤危重病人摄片时需有医护人员陪同监护。

8-186 X线造影检查前准备:为使造影检查顺利进行并获得预期效果,造影前应注意:①查询患者有无造影检查的禁忌证,如心、肾严重疾病,以及药物过敏史。②向患者解释造影的程序以求得合作。③作碘过敏试验,方法有:舌下试验(将数滴造影剂滴于舌下,5分钟后观察,如有舌发麻、变厚、肿胀等,为阳性反应)。皮下试验(3%造影剂0.1ml注入皮内,10~15分钟后观察,局部红晕超过1.5cm为阳性)。静脉注射法是用30%造影剂1.0ml经静脉注入,观察15分钟有无不良反应,轻者,表现为周身灼热感、恶心、呕吐、荨麻疹等;重者,表现休克、惊厥、喉头水肿及呼吸、循环衰竭等。严重反应致死者极其少见,如无上述反应,才能做造影。④作好抢救准备:过敏试验虽有一定的参考意义,但实践中也有作试验时无症状,而在造影时却发生反应。因此,每次注射碘剂时应准备好急救药品以防不测。如果在造影过程中轻度反应,无需特殊处理,必要时可注射脱敏药物,出现严重症状时,应立即终止造影并进行抗过敏、抗休克和其他对症治疗。若有心脏停搏则需立即进行心肺复苏术等。

8-187 CT检查前准备:①了解患者有无其他药物、食物过敏史,以及心脏病、哮喘病史等。②向患者做好解释检查的目的,训练其配合检查的要求,以提高图像质量。③增强前必须作碘过敏试验,预防发生变态(过敏)反应。④检查前4小时开始禁食。⑤对腹部检查的患者做好清洁肠道和抑制肠蠕动的工作,以减少伪影。⑥进行必要的肝、肾功检查。⑦在增强过程中密切观察患者,若有反应立即停止检查。

8-188 MRI的禁忌证:如置有心脏起搏器、人工心脏瓣膜、动脉瘤夹及神经刺激器者,以及有眼球内金属异物或内耳金属假体者。对体内有各种金属植入物的患者、妊娠3个月内、危重病人需要使用生命支持系统者、癫痫患者、幽闭恐怖症患者须慎重对待。

8-189 肝、胆、胰、脾超声检查前准备:①胆囊超声检查前一天少吃油腻食物,并需空腹8小时以上,以保证胆囊、胆管内充满胆汁,并减少胃肠的内容物和气体的影响。通常在前一日晚餐后开始禁食,次日上午空腹检查为宜。X线胃肠造影与胆囊造影会导致胆囊、胆管附近胃肠道内若残存有钡剂会影响超声检查。因此一般先安排超声检查,或在X线造影3日后,胆囊造影2日后再做超声检查。②胰腺检查的准备同胆囊。③脾脏:单纯检查脾无需特殊准备,但饱餐后脾向后上方移位,影响显像,故以空腹为好。④肝脏:检查前一般无须特别准备,但最好是空腹进行。

8-190 妇产科超声检查前准备:准备基本同胆囊,但检查前2~3小时应停止排尿,必要时饮水500~800ml,务必使膀胱有发胀的感觉。如果是在怀孕初期,则不必饮水,以免膀胱过度充盈而压迫子宫;如经阴道超声检查,则无需特别饮水。

8-191 核医学检查在心血管系统疾病中的应用:心脏核素显像包括心肌血流灌注、心肌代谢显像和心血池显像。心肌灌注显像(MPI)则反映心肌血流灌注情况,揭示狭窄血管与缺血心肌之间的关系。MPI包括静息和负荷两种类型。

8-192 核医学检查前的准备:①注射显像剂后,病人需要多饮水,一般在注射后2小时内饮水500~1 000ml。②排尿时应防止尿液污染衣裤及身体,一旦发现污染应及时更换污染的衣服,并要将污染皮肤局部清洗后再做检查,并在检查前排尽尿液。③摘除身体上的金属物品如项链、钥匙、硬币等,以防影响检查结果。④若病人近日内曾作过钡剂检查,应将钡剂排净后再约检查。⑤核素心肌灌注显像一般要2天完成,负荷和静息显像分别进行。显像前受检者应注意,有支气管哮喘者不建议做药物[腺苷、双嘧达莫(潘生丁)]负荷试验。检查前1~2日停用扩张血管药物和β受体阻滞剂,检查当日早餐进素食,负荷试验时或静息状态下静脉注射显像剂(放射性核素),30分钟左右吃脂肪餐(油煎鸡蛋、全脂牛奶、巧克力等),90分钟左右躺在SPECT下显像。

综合应用题(8-193~8-194)

8-193 (1) 为明确诊断还需要做B型超声波、CT和MRI检查。
(2) 原发性肝癌CT表现为:平扫常见肝硬化,边缘轮廓局限性突起,肝实质内出现单发或多发、圆形或类圆形的边界清楚或模糊的肿块,肿块多数为低密度,周围可见低密度的透亮带为肿瘤假包膜。巨块型肝癌中央可发生坏死而出现更低密度区。对比增强螺旋 CT 多期扫描:动脉期,主要为门静脉供血的正常肝实质还未出现对比增强,而以肝动脉供血的肿瘤很快出现明显的斑片状、结节状强化,CT 值迅速达到峰值;门静脉期,正常肝实质对比增强密度开始升高,肿瘤对比增强密度迅速下降;平衡期,肿块对比增强密度继续下降,在明显强化的肝实质内又表现低密度状态。全部对比增强过程呈"快显快出"现象,如发生血管侵犯或癌栓形成,则可见门静脉、肝静脉或下腔静脉扩张,增强后出现充盈缺损;胆道系统侵犯,引起胆道扩张;肝门部或腹主动脉旁、腔静脉旁淋巴结增大提示淋巴结转移。

8-194 (1) 核素心肌灌注显像检查可提供心肌横断面、冠状面及矢状面的断层像。可明确诊断心肌梗死或缺血部位、大小和范围。

(2) 核素心肌灌注显像检查的程序:核素心肌灌注显像一般要两天完成,负荷和静息显像分别进行。负荷试验时或静息状态下静脉注射显像剂(放射性核素),20 分钟至半小时后吃脂肪餐(油煎鸡蛋、全脂牛奶、巧克力等),90 分钟左右心肌灌注显像。

(3) 一般情况下冠状动脉即使狭窄达到 70%～80%,静息状况下可能不表现出心肌缺血,只有当心脏耗氧量增加,即负荷(运动、劳累、情绪激动等)情况下心肌缺血才表现出来。所以为了准确诊断冠心病心肌缺血,在核素心肌灌注显像时要做负荷试验。

(4) 核素心肌灌注显像和多排 CT 及冠状动脉造影均可用于诊断冠心病。核素心肌灌注显像主要显示心肌有无缺血、心肌细胞功能是否正常。而多排 CT 和冠状动脉造影主要显示冠状动脉有无斑块、钙化及狭窄。

(周继华　周　鹏)

第九章　护理诊断

选择题(9-1～9-81)

A_1 型单项选择题(9-1～9-26)

9-1 有关护理诊断的描述,错误的是
　　A. 属于护理的职责范围　　　　　　B. 是护理程序的核心
　　C. 是制定护理计划的基础　　　　　D. 反映出护理的预见性
　　E. 是对疾病的本质作出判断

9-2 世界上成为护理诊断权威机构的是
　　A. 美国护理诊断分类小组　　　　　B. 美国护士协会
　　C. 北美护理诊断协会　　　　　　　D. 加拿大护士协会
　　E. 世界卫生组织

9-3* 护理诊断最先由美国护士弗吉尼亚·福来于何年提出
　　A. 1953 年　　　　　　　　　　　　B. 1967 年
　　C. 1973 年　　　　　　　　　　　　D. 1982 年
　　E. 1990 年

9-4 下列哪项的内涵和实质是诊断和处理人类对现存和潜在健康问题的反应
　　A. 护理评估　　　　　　　　　　　B. 护理诊断
　　C. 预期目标　　　　　　　　　　　D. 护理评价
　　E. 健康教育

9-5 被命名为"北美护理诊断协会(NANDA)护理诊断分类Ⅰ"的是
　　A. 字母顺序排列分类　　　　　　　B. Maslow 的需要层次分类
　　C. 多轴系健康型态框架　　　　　　D. 人的 9 个反应型态
　　E. 11 种功能性健康型态

9-6 精神困扰属于人的 9 个反应型态中的哪一项
　　A. 交换　　　　　　　　　　　　　B. 选择
　　C. 关系　　　　　　　　　　　　　D. 感知
　　E. 价值

9-7 功能性健康型态分类法是由哪位专家提出
　　A. Gordon　　　　　　　　　　　　B. Walsh
　　C. Lydia　　　　　　　　　　　　 D. Maslow
　　E. Yara

9-8 2000 年 4 月 NANDA 第 14 次会议通过的"NANDA 护理诊断分类系统Ⅱ"是
　　A. 功能性健康型态分类　　　　　　B. 多轴系健康型态分类

C. 人类反应型态分类　　　　　　D. 字母顺序排列分类
E. 人的需要层次分类

9-9 健康感知—健康管理型态是指
A. 排便和排尿方面的问题　　　　B. 对自身的认识和评价
C. 对健康控制能力方面的问题　　D. 个体对应激的反应
E. 睡眠、休息方面出现的问题

9-10 是一种清晰、精确的描述，并借此与其他诊断作鉴别的是护理诊断的
A. 诊断名称　　　　　　　　　　B. 定义
C. 诊断依据　　　　　　　　　　D. 相关因素
E. 诊断类型

9-11 主要症状和体征是护理诊断的
A. 诊断名称　　　　　　　　　　B. 定义
C. 诊断依据　　　　　　　　　　D. 相关因素
E. 客观描述

9-12 作出某一护理诊断时必须具备的依据是
A. 主要依据　　　　　　　　　　B. 次要依据
C. 客观依据　　　　　　　　　　D. 理论依据
E. 相关依据

9-13 促成护理诊断成立和维持的原因或情境是
A. 诊断名称　　　　　　　　　　B. 相关因素
C. 诊断定义　　　　　　　　　　D. 疾病症状
E. 诊断依据

9-14 护理诊断的相关因素中不包括
A. 年龄因素　　　　　　　　　　B. 心理社会因素
C. 生活习惯　　　　　　　　　　D. 家庭遗传因素
E. 环境因素

9-15 护理诊断"体温过高：与患者肺部感染有关，表现为乏力、寒战、高热"，其中"体温过高"属于护理诊断的
A. 问题　　　　　　　　　　　　B. 定义
C. 名称　　　　　　　　　　　　D. 依据
E. 相关因素

9-16 因大咯血使病人面色苍白、呼吸急促、紧张不安而可能导致的"有窒息的危险"应属于
A. 现存的护理诊断　　　　　　　B. 有危险的护理诊断
C. 健康的护理诊断　　　　　　　D. 医护合作性问题
E. 综合征

9-17 因长期卧床皮肤受压导致的压疮，列为"皮肤完整性受损"应属于
A. 现存的护理诊断　　　　　　　B. 有危险的护理诊断
C. 健康的护理诊断　　　　　　　D. 医护合作性问题
E. 综合征

9-18* 健康促进护理诊断仅包含下列哪一项
A. 诊断依据　　　　　　　　B. 诊断标准
C. 诊断定义　　　　　　　　D. 症状和体征
E. 诊断名称

9-19 按三部分陈述,即 PES 公式记录是用于
A. 护理评估记录　　　　　　B. 护理诊断记录
C. 护理措施记录　　　　　　D. 护理计划记录
E. 护理评价记录

9-20 三部分陈述,即 PSE 公式常用于下列哪种护理诊断或问题
A. 可能的护理诊断　　　　　B. 有危险的护理诊断
C. 现存的护理诊断　　　　　D. 综合征
E. 医护合作性问题

9-21 合作性问题的陈述方式为
A. 潜在并发症　　　　　　　B. 二部分陈述
C. 疾病合并症　　　　　　　D. 一部分陈述
E. 三部分陈述

9-22 有关医疗诊断与护理诊断的区别在于前者
A. 采用护理措施能解决　　　B. 可用于个人或团体和家庭
C. 只适用于个体的疾病　　　D. 描述人的生理、心理、社会反应
E. 一个病人可有数个诊断

9-23 护理诊断的基础是
A. 收集资料　　　　　　　　B. 分析资料
C. 整理资料　　　　　　　　D. 形成假设
E. 验证护理诊断

9-24 形成护理诊断假设的必备条件是
A. 属于护理工作范畴　　　　B. 基本反映疾病的病理状态
C. 凡有可能性的都要列出　　D. 能通过医护干预得以解决
E. 只能确立一个诊断假设

9-25 下列护理诊断排序中,常见的首优问题是
A. 急性疼痛　　　　　　　　B. 生命体征异常
C. 有感染的危险　　　　　　D. 实验室检查异常
E. 急性排尿障碍

9-26 病人主要表现为呼吸困难,应列在首位的护理诊断是
A. 生活不能自理　　　　　　B. 紧张焦虑
C. 气体交换受损　　　　　　D. 角色紊乱
E. 有窒息的危险

A₂型单项选择题(9-27～9-33)

9-27 某男性患者,今日上午感鼻咽痒,打喷嚏和流清涕,随即咳嗽、咯黏痰,午后气急、张口呼吸,严重喘鸣,口唇发绀,不能平卧,十分紧张而急诊入院。列出病人最突出的护理诊断
   A. 气体交换受损　　　　　　　　B. 紧张
   C. 生活不能自理　　　　　　　　D. 焦虑
   E. 低效性呼吸型态

9-28 某男性患者,冠心病心绞痛史10年余,近来胸痛发作频繁,休息或含服硝酸甘油无效,最近感冒出现咳嗽、咳白色黏痰,有低热和气促,今上午与邻居争吵后,胸痛30分钟不能缓解,面色苍白伴大汗送院急诊。请列出首位的护理诊断是
   A. 清理呼吸道功能低下　　　　　B. 活动无耐力
   C. 疼痛:胸痛　　　　　　　　　D. 气体交换受损
   E. 体温升高

9-29 某男性患者,经常饭后3小时上腹部疼痛,有时半夜痛醒,有反酸,伴恶心、呕吐。胃肠钡餐检查提示"十二指肠球部溃疡"。以下哪项不属护理诊断
   A. 疼痛:上腹痛　　　　　　　　B. 溃疡病
   C. 有体液不足的危险　　　　　　D. 焦虑
   E. 知识缺乏

9-30 某女性患者,23岁。昨晚出现尿频、尿急,今上午尿痛,并发高热、腰痛来院门诊。列出该病人体温过高的相关因素
   A. 与尿路有细菌感染因素有关　　B. 与炎症刺激尿道口有关
   C. 与排尿多引起细菌感染有关　　D. 与紧张致产热增多有关
   E. 与内分泌代谢紊乱因素有关

9-31 某女性患者,因出血、发热、贫血、全血细胞减少,诊断为急性再生障碍性贫血住院。有一天晚上突然出现头痛、呕吐、瞳孔大小不等,一侧肢体瘫痪,请列出医护合作性的问题
   A. 活动无耐力　　　　　　　　　B. 组织灌注量改变
   C. 体温升高　　　　　　　　　　D. 潜在并发症:颅内出血
   E. 躯体移动障碍

9-32 某女性患者,5年前因怕热、多汗、心悸、心动过速,两手细震颤。查体:甲状腺肿大,两手颤抖,眼球突出。下列哪项为该患者目前存在的护理诊断
   A. 体液过多　　　　　　　　　　B. 活动无耐力
   C. 气体交换受损　　　　　　　　D. 体温过高
   E. 自我形象紊乱

9-33 某男性患者,74岁。高血压史26年,最近血压控制不好,午饭后剧烈头痛,喷射性呕吐多次,继后深昏迷急诊入院,诊断为脑溢血。经抢救已有意识,但病人情绪始终不稳定,请列出最常见的有危险的护理诊断
   A. 有再出血的危险　　　　　　　B. 有受伤的危险
   C. 有感染的危险　　　　　　　　D. 有皮肤完整性受损的危险
   E. 有窒息的危险

A₃型单项选择题(9-34～9-41)

(9-34～9-35 共用题干)

某患者,有糖尿病史 20 年,长期应用胰岛素治疗,但不太注意控制饮食。今晨起床时出现左侧肢体瘫痪,当时意识清楚,被家人送到医院进行诊治。

9-34 该患者最突出的护理诊断为
  A. 急性意识障碍   B. 活动无耐力
  C. 语言功能障碍   D. 有感染的危险
  E. 躯体移动障碍

9-35 列出的护理诊断属于下列哪项
  A. 现存的护理诊断   B. 健康的护理诊断
  C. 有危险的护理诊断   D. 潜在并发症
  E. 可能的护理诊断

(9-36～9-37 共用题干)

某患者,周日和朋友一起进午餐,喝了白酒,回家后突然出现上腹部剧烈样疼痛,向腰背部呈带状放射。继而呕出胆汁。查体:急性病痛苦面容,全腹压痛,腹肌紧张,体温 38.5℃。

9-36 哪项不属于现存的护理诊断
  A. 体温升高   B. 焦虑
  C. 知识缺乏   D. 有休克的可能
  E. 疼痛:腹痛

9-37 该病人首位的护理诊断是
  A. 紧张   B. 疼痛:腹痛
  C. 舒适改变   D. 体温升高
  E. 体液不足

(9-38～9-39 共用题干)

某患者患胃溃疡,每年发作性上腹痛,近年来并发幽门梗阻,反复呕吐宿食,消瘦,皮肤干燥弹性下降。入院后行胃大部切除术。

9-38 该患者入院时最主要的护理诊断是
  A. 心输血量减少   B. 体液不足
  C. 组织灌注量改变   D. 活动无耐力
  E. 皮肤完整性受损

9-39 该护理诊断的相关因素是
  A. 与溃疡并发幽门梗阻反复呕吐宿食有关
  B. 与溃疡并发幽门梗阻行胃大部切除术有关
  C. 与溃疡引起每年发作性上腹痛有关
  D. 与胃溃疡出现皮肤干燥弹性下降有关
  E. 与胃酸和胃蛋白酶消化胃黏膜有关

(9-40～9-41 共用题干)

某患者,因肺结核咯血收入院。白天咯血 1 次,量约 300ml,夜班护士查房时发现该患者又咯血约 300ml 后突然中断,呼吸极度困难,喉部痰鸣音,表现恐惧,两手乱抓,眼球上翻,发绀。

9-40 该患者属于医护合作性解决的问题是
A. 恐惧
B. 清理呼吸道无效
C. 窒息
D. 组织灌注量改变
E. 气体交换受损

9-41 引起该项问题的相关因素是
A. 大量咯血
B. 患肺结核
C. 呼吸困难
D. 面色发绀
E. 表情恐怖

A₄型单项选择题(9-42～9-46)

(9-42～9-46 共用题干)

某男性患者,19岁,患1型糖尿病,依赖胰岛素治疗。最近2天因考试中断了胰岛素治疗。今天上午出现食欲减退、恶心、呕吐、头痛、口干、尿量减少、嗜睡,急诊入院。查体:眼球下陷、血压 90/60mmhg,呼吸深快,呼气中出现烂苹果味,皮肤干燥无弹性。

9-42 该患者属于医护合作性解决的问题是
A. 糖尿病肾病
B. 缺血性中风
C. 高渗性昏迷
D. 冠心病
E. 酮症酸中毒

9-43 该患者最突出的护理诊断为
A. 急性意识障碍
B. 皮肤完整性受损
C. 生活不能自理
D. 体液不足
E. 疼痛:头痛

9-44 列出上述该项护理诊断的主要依据
A. 低血压
B. 脱水征象
C. 呼吸深快
D. 意识障碍
E. 代谢性酸中毒

9-45 该病人采用哪项护理记录单
A. 一般病人护理记录单
B. 手术病人护理记录单
C. 一般病人计划护理单
D. 专项护理记录单
E. 危重病人护理记录单

9-46 病人清醒后的健康教育重点是
A. 饮食控制
B. 准确使用胰岛素
C. 适量运动
D. 避免紧张和劳累
E. 改口服药

B型配伍选择题(9-47～9-65)

A. Black
B. Gordon
C. Lydia Hall
D. 南丁格尔

E. NANDA 第 14 次会议通过

9-47 将健康评估视为"对疾病的观察"的是

9-48 第一次提出护理程序的是

9-49 确立护理评估 4 项原则的是

9-50 提出功能性健康型态的是

9-51 多轴系健康型态框架在

  A. 活动—运动型态   B. 角色—关系型态

  C. 认知—感知型态   D. 营养—代谢型态

  E. 健康感知—健康管理型态

9-52 有受伤的危险属于

9-53 口腔黏膜改变属于

9-54 气体交换受损属于

9-55 知识缺乏属于

9-56 语言沟通障碍属于

9-57 预感性悲哀属于

9-58 执行治疗方案无效

  A. 护理诊断名称   B. 主要依据

  C. 护理诊断定义   D. 次要依据

  E. 相关因素

9-59 做出某一护理诊断时必须具备的依据是

9-60 对做出某一护理诊断有支持作用,并不是决定性的依据

9-61 导致健康问题的直接因素、促发因素和危险因素的是

9-62 对护理诊断的一种清晰、精确描述的是

9-63 对个体、家庭或社区目前正出现的健康状况或生命过程反应的描述是

  A. 用医疗和护理措施都不能解决   B. 既不用于个人也不用于团体

  C. 与疾病存在的时间相同,不会改变   D. 描述一种疾病、一组症状或体征

  E. 描述某种人的生理、心理、社会的反应

9-64 属于医疗诊断的是

9-65 属于护理诊断的是

X_1 型多项选择题(9-66~9-75)

9-66 Maslow 的需要层次分类包括

  A. 生理需要   B. 爱及归属的需要

  C. 安全需要   D. 自我实现的需要

  E. 自尊的需要

9-67* NANDA 将护理诊断的构成分为

  A. 现存的护理诊断   B. 可能的护理诊断

  C. 有危险的护理诊断   D. 综合征

  E. 健康促进护理诊断

9-68 有危险的护理诊断由哪几部分构成
　　A. 名称　　　　　　　　　　　B. 危险因素
　　C. 定义　　　　　　　　　　　D. 相关因素
　　E. 依据

9-69 NANDA 对护理诊断的定义表明护理的内涵和实质是
　　A. 诊断和处理人类现存的和潜在的健康问题
　　B. 诊断和处理人类对现存的和潜在的健康问题的反应
　　C. 服务对象主要是患病的人
　　D. 服务对象既包括患病的人,也包括健康的人
　　E. 个体、家庭和社区均属护理服务的范围

9-70 护理诊断的验证和修订要求是
　　A. 通过动态评估进一步验证　　　B. 进一步收集资料或核实数据
　　C. 反复查阅文献寻找证据　　　　D. 观察病情变化,随时提出问题
　　E. 对新的检查结果不断反思和解释

9-71 护理诊断的相关因素来自于
　　A. 心理因素　　　　　　　　　B. 病理生理学因素
　　C. 情景因素　　　　　　　　　D. 与治疗有关的因素
　　E. 成熟发展因素

9-72 护理诊断书写注意事项正确的是
　　A. 避免使用易引起法律纠纷的词　B. 注意价值判断
　　C. 不可随病情变化而随时变化　　D. 诊断名称应明确
　　E. 应有充分的资料作为诊断依据

9-73 用于护理诊断的陈述形式有
　　A. PIO 公式　　　　　　　　　B. PSE 公式
　　C. PE 公式　　　　　　　　　　D. SOAP 公式
　　E. P 公式

9-74 护理诊断形成的步骤
　　A. 收集资料　　　　　　　　　B. 动态观察和验证护理诊断
　　C. 分析资料　　　　　　　　　D. 作出合理的护理诊断
　　E. 整理资料

9-75 下列哪几项应作为护理诊断排序为首位问题
　　A. 不属于本次发病所反应的问题　B. 直接威胁病人生命的问题
　　C. 导致身体上不健康的问题　　　D. 需要立即采取行动去解决的问题
　　E. 引起情绪上变化的问题

X_2 型多项选择题(9-76～9-81)

9-76 某患者男性,患慢性肾小球肾炎 8 年,经常有贫血、下肢水肿。1 周前尿量减少,出现食欲减退、恶心、呕吐等症状,再次入院。查体:血压 185/130mmhg,尿蛋白(+++),尿沉

渣有颗粒和蜡样管型。诊断为慢性肾衰竭收入住院。列出病人目前现存的护理诊断
- A. 体液过多
- B. 恐惧
- C. 活动无耐力
- D. 有感染的危险
- E. 营养失调：低于机体需要量

9-77 某患者女性，患再生障碍性贫血。查体：面色苍白、口唇及口腔黏膜有散在的瘀点，轻触出血。列出病人目前现存的护理诊断
- A. 活动无耐力
- B. 潜在并发症：颅内出血
- C. 体温升高
- D. 皮肤黏膜完整性受损
- E. 有感染的危险

9-78 某患者女性，1年前出现多食易饥，性情急躁，易激动，失眠，多汗，怕热，消瘦，双眼突出，双侧甲状腺明显肿大，诊断为甲状腺功能亢进症。护士经评估后列出自我形象紊乱的护理诊断，与上述哪些征象有关
- A. 多食易饥
- B. 失眠、多汗、怕热、消瘦
- C. 性情急躁
- D. 双侧甲状腺明显肿大
- E. 双眼突出

9-79 某患者女性，患风湿性心脏病多年，近1年出现心力衰竭，因端坐呼吸而住院，夜间咯出粉红色泡沫痰，继后治疗服用洋地黄类药物治疗时出现黄视现象。此时患者需进行医护合作解决的问题为
- A. 潜在并发症：急性肺水肿
- B. 潜在并发症：重症感染
- C. 潜在并发症：洋地黄中毒
- D. 潜在并发症：急性肾衰竭
- E. 潜在并发症：颅内出血

9-80 某患者男性，因酮症酸中毒入院时处于昏睡状态，有定向障碍，判断失常，有幻觉。列出该患者现存护理诊断的正确陈述形式
- A. P－急性意识障碍
- B. E－与酮症酸中毒有关
- C. P－酮症酸中毒
- D. E－与昏睡状态有关
- E. S－昏睡状态

9-81* 某患者男性，因受凉后出现咳嗽、咳痰伴喘息数小时入院。查体：喘息貌，口唇发绀，桶状胸，两肺闻及广泛哮鸣音。医生诊断为支气管哮喘。护理人员通过评估，在确立护理诊断时可采用的思维方法包括
- A. 比较与类比思维
- B. 分析与综合思维
- C. 归纳思维
- D. 演绎思维
- E. 评判性思维

名词解释题(9-82～9-91)

9-82 护理诊断

9-83 人类反应型态模式

9-84 多轴系健康型态框架

9-85 功能性健康型态

9-86 现存的护理诊断

9-87 有危险的护理诊断
9-88 健康的护理诊断
9-89 综合征
9-90 PSE 公式
9-91 合作性问题

简述问答题(9-92～9-100)

9-92 比较护理诊断与医疗诊断的不同。
9-93 现存的护理诊断由哪几部分构成?
9-94 现存的护理诊断的诊断依据是什么?
9-95 请举例说明相关因素可以是来自哪些方面的因素?
9-96 有危险的护理诊断的诊断依据是什么?
9-97 简述护理诊断书写时的注意事项。
9-98 概述护理诊断的注意事项。
9-99 怎样陈述合作性问题?
9-100 叙述合作性问题与护理诊断的区别。

综合应用题(9-101～9-103)

9-101 患者,男性,75 岁,原有高血压病史,长期服用降压药物,血压控制较好。最近常与家人发生争吵,今日早晨争吵后突感头晕、头痛,跌倒在地,呼之不应,由女儿急送医院。
请解答:(1) 列出该患者目前存在的护理诊断与潜在并发症。
(2) 怎样填写该危重患者的护理记录内容?

9-102 患者,男性,44 岁,因煤气中毒 8 小时后尿量减少、深昏迷而入院。查体:脉搏 130 次/分,呼吸 28 次/分,血压:80/40mmhg,面色潮红、口唇呈樱桃红色,皮肤多汗。
请解答:(1) 列出该患者最突出的护理诊断。
(2) 该患者进一步评估的重点内容有哪些?

9-103 患者,女性,65 岁,突然出现胸骨体中上段后疼痛 50 分钟,伴面色苍白、大汗淋漓,急诊就医,诊断为急性心肌梗死。
请解答:(1) 列出该患者现存的护理诊断和医护合作的问题。
(2) 如何进一步进行症状、体征和辅助检查的评估?

答案与题解

【选择题】

9-1 E	9-2 C	9-3* A	9-4 B	9-5 D	9-6 E	9-7 A	9-8 B
9-9 C	9-10 B	9-11 C	9-12 A	9-13 B	9-14 D	9-15 B	9-16 B
9-17 A	9-18* E	9-19 B	9-20 C	9-21 A	9-22 C	9-23 A	9-24 A
9-25 B	9-26 C	9-27 A	9-28 C	9-29 B	9-30 A	9-31 D	9-32 E
9-33 A	9-34 E	9-35 A	9-36 D	9-37 B	9-38 B	9-39 A	9-40 C
9-41 A	9-42 E	9-43 D	9-44 B	9-45 E	9-46 B	9-47 D	9-48 C

9-49 A	9-50 B	9-51 E	9-52 E	9-53 D	9-54 A	9-55 C	9-56 B
9-57 B	9-58 E	9-59 B	9-60 D	9-61 E	9-62 C	9-63 A	9-64 D
9-65 E							
9-66 ABCDE		9-67* ABCDE		9-68 ABC		9-69 BDE	9-70 ABCDE
9-71 ABCDE		9-72 ADE		9-73 BCE		9-74 ABCDE	9-75 BD
9-76 ABCE		9-77 AD		9-78 DE		9-79 AC	9-80 ABE
9-81* ABCDE							

9-3 题解：护理诊断最先由美国护士弗吉尼亚·福来(Virginia Fry)于1953年提出，20世纪60年代护理诊断作为护理程序中的步骤之一，越来越受到人们的重视。1973年，美国护士协会(ANA)正式将护理诊断纳入护理程序，授权在护理实践中使用。这意味着根据收集到的病人相关资料做出护理诊断已成为护士的责任和权利。为了进一步加强对护理诊断的研究，1973年在美国召开了第1次全国护理诊断分类会议，首次提出了护理诊断的基本框架，并成立了全国护理诊断分类小组。1982年4月召开的第5次会议因有加拿大护理工作者参与，全国护理诊断分类小组更名为北美护理诊断协会(NANDA)，成为有关护理诊断的权威机构。

9-18 题解：健康促进护理诊断即健康的护理诊断是护士对个体、家庭或社区增进健康、实现人的健康潜力的动机和愿望作出的临床判断，具有加强更高健康水平潜能的判断性描述。健康促进护理诊断仅包含名称一个部分而无相关因素。名称以有更高的趋势来表述，一般由"……有效"、"有增进……愿望"、"有……趋势"组成，如"执行治疗方案有效"、"家庭有增强应对的愿望"、"有营养改善的趋势"等。

9-67 题解：NANDA将护理诊断的构成分为现存的护理诊断、有危险的护理诊断、健康促进护理诊断和综合征。此外，在确认护理诊断的过程中也可采用可能的护理诊断这一过渡的护理诊断形式。

9-81 题解：思维方法是人脑借助信息符号，对感性认识材料进行加工处理的方法与途径。通过对病人有关的健康资料的加工与整理、分析与综合，最终确立护理诊断的过程，实际上是一种将不同的科学思维方法应用于护理领域的诊断性临床思维过程。常用的临床思维方法有比较与类比思维、分析与综合思维、归纳及演绎思维和评判性思维。

【名词解释题】

9-82 护理诊断是关于个人、家庭或社区对现存的或潜在的健康问题或生命过程所产生的反应的一种临床判断，护理诊断提供了护理干预的基础，以达到护士职责范围的预期结果。

9-83 人类反应型态模式在1986年的NANDA会议上提出"人的9个反应型态"的护理诊断分类方法，得到了与会者的一致同意，并被命名为"NANDA护理诊断分类Ⅰ"，1988年NANDA会议进一步明确了"NANDA护理诊断分类Ⅰ"是由NANDA通过的一种特殊的护理诊断方法，它包括交换、沟通、关系、价值、选择、移动、感知、认知、感觉。

9-84 多轴系健康型态框架分6个轴系，13个范畴，每个范畴内可以划分为1~6个类别，包含104个诊断性概念和155个护理诊断。6个轴系：诊断概念、剧烈度、护理单元、发展阶段、可能性、特性描述。13个范畴：健康促进、营养与代谢、排泄、活动与休息、感知与认知、自我感知、角色与关系、性与生殖、适应与压力耐受、生命本质、安全与防护、舒适、成长与发育。

9-85 功能性健康型态是 Gordon 于 1982 年提出,主要涉及人类健康生命过程的 11 个方面。这种分类方法易于理解、比较实用。它包括健康感知—健康管理型态、营养—代谢型态、排泄型态、活动—运动型态、睡眠—休息型态、认知—感知型态、自我感知—自我概念型态、角色—关系型态、性—生殖型态、压力—应激耐受型态和价值—信念型态。

9-86 现存的护理诊断是护士对个体、家庭或社区已出现的健康问题或生命过程的反应所做的描述。现存的护理诊断由名称、定义、诊断依据及相关因素 4 部分组成。

9-87 有危险的护理诊断是对一些易感的个体、家庭或社区对健康状况或生命过程可能出现的反应的描述。对有危险的护理诊断要求护士具有预见性。当病人有导致易感性增加的危险因素存在时,要能够预测到可能会出现哪些问题。

9-88 健康的护理诊断是护士对个体、家庭或社区具有加强更高健康水平潜能的判断性描述。健康是生理、心理、社会各方面的完好状态,护理工作者的任务之一是帮助健康人促进健康。健康的护理诊断是护士在为健康人群提供护理时可以采用的护理诊断。

9-89 综合征是对一组特定,且同时发生的,最好采用相似的措施进行干预的现存或有危险的护理诊断的描述,综合征与健康护理诊断一样仅有名称,如创伤后综合征。

9-90 PSE 公式,由 P、S、E 三部分组成。P 为问题,与护理诊断名称同义;S 为症状和体征,也包括实验室检查及其他辅助检查的结果;E 为病因,即相关因素。

9-91 合作性问题是要与其他医务人员,尤其是医生合作方可解决的,属于合作性问题。合作性问题是需要护士观察和监测,以及时发现的某些疾病过程中的并发症,护士予以执行医嘱性措施和采取护理措施,减少其发生的可能性。

【简述问答题】

9-92 护理诊断是护士使用的名词,用于说明个体或人群对健康问题的现存的或潜在的反应,以指导护理;护理诊断侧重于对病人现存的或潜在的健康问题或疾病的反映做出判断。医疗诊断是医生使用的名词,用于说明一种疾病或病理状态,以指导治疗;医疗诊断侧重于对疾病的本质做出判断,即对疾病做出病因、病理解剖和病理生理的诊断。

9-93 现存的护理诊断由名称、定义、诊断依据及相关因素 4 部分组成。

9-94 现存的护理诊断的诊断依据是护理诊断的临床判断标准,是来自健康评估后所获得的有关病人健康状况的主观和客观资料。这些判断标准可以是一个体征,或是一个症状,或是一群症状及体征,也可能是危险因素,这些症状/体征是个体或团体主动表达或被观察到的反应。诊断依据可以是主观的,也可以是客观的,可以分为:①主要依据,即做出某一护理诊断时必须具备的依据。②次要依据,即对做出某一护理诊断有支持作用,但不一定每次作出该诊断时都必须存在的依据,并不是决定性的依据。

9-95 相关因素是指影响护理对象的健康状况,导致健康问题的直接因素、促发因素和危险因素,即促成护理诊断成立和维持的原因或情境。如"完全性尿失禁"的相关因素可能是脊髓神经的外伤或疾病,为直接因素。如挫折的相关因素可能是与境改变有关,为促发因素。如睡眠剥夺的相关因素可能是与长期使用药物或食物性抗催眠剂有关,为危险因素。

9-96 有危险的护理诊断的危险因素是指个体、家庭或社区健康状况改变发生可能性增加的因素,是确认有危险的护理诊断的依据。如导致易感染和(或)不健康状态的环境、生理、心理、遗传或化学等因素。

9-97 护理诊断书写时的注意事项：①所列诊断名称应明确，且简单易懂。应尽量使用 NANDA 认可的护理诊断名称，不要随意创造，以免混乱。一个诊断针对一个问题。②护理诊断应有充分的主、客观资料作为诊断依据，而且都应反映在护理病历中。③书写护理诊断时要避免使用易引起法律纠纷的词。④护理诊断要避免价值判断。⑤问题和相关因素应尽量使用护理术语而不用医疗术语。⑥相关因素需具体、明确，为制定合理的护理措施提供方向。⑦护理诊断应贯彻整体观、系统论，作出全面的诊断，并应随病情变化而随时变化。

9-98 护理诊断陈述时的注意事项：①诊断名词要规范：使用 NANDA 认可的护理诊断名称，不要随意创造护理诊断，或将医疗诊断、药物不良反应、病人需要等作为护理诊断名称。②陈述相关因素应使用"与……有关"的方式，当相关因素无法确定时，可写成与未知因素有关，护士需进一步收集资料，明确相关因素。③知识缺乏的诊断：这一护理诊断的陈述方式是"知识缺乏：缺乏……方面的知识"。

9-99 合作性问题的陈述方式均以潜在并发症开始，其后为潜在并发症的名称，以表明与之相关的是护理措施，否则就无法与医疗诊断相区别了。如"潜在并发症：肝性脑病；潜在并发症：感染"。

9-100 合作性问题与护理诊断的区别：并非所有的并发症都属于合作性问题，有些可以通过护理措施预防和处理的，属于护理诊断，例如与病人近期住院环境改变、情绪紧张有关的"有便秘的危险"。护理人员不能预防和独立处理的并发症才是合作性问题。例如，肝硬化失代偿期消化道大出血主要是与食管静脉曲张破裂有关，护士无法通过护理措施阻止其发生，此时应提出"潜在并发症：出血"这一合作性问题，护士的主要作用是严密观察病人的生命体征及呕血、便血症状发现有无出血发生。一旦被护士诊断为潜在并发症，就意味着病人可能发生或正在发生某种并发症，护士应将病情监测作为重点，以及时发现并与医生合作共同处理。

【综合应用题】

9-101（1）目前存在的护理诊断：①急性意识障碍：与脑溢血发生昏迷有关。②疼痛：头痛，与高血压有关。③焦虑：与家人发生争吵后突然脑溢血有关。潜在并发症：脑疝等。

（2）该危重病人的护理记录内容：病人姓名、性别、科别、住院病历号、床位号、页码、记录日期和时间、生命体征、出入液量、病情观察、护理措施和效果、护士签名等。要求比一般护理记录详细。

9-102（1）该病人最突出的护理诊断：急性意识障碍：与急性一氧化碳中毒有关。

（2）该病人进一步评估的重点内容：①向家属进一步问家庭的取暖设备、通风情况、发病时间等。②进一步评估体温、瞳孔，准确判断中毒程度。③判断有无出现并发症。④按医嘱进行血 COHb 测定、脑电图、CT 检查等。

9-103（1）现存的护理诊断：①疼痛：胸痛，与心肌缺血、损伤和坏死有关。②活动无耐力：与心肌氧的供需失调有关。医护合作的问题：潜在并发症：心律失常、心力衰竭、心源性休克。

（2）症状、体征和辅助检查的评估：①症状评估：全身症状（发热、心动过速等），胃肠道症状（恶心、呕吐、上腹胀痛等），心律失常（以室性心律失常最多见），心源性休克，心力衰竭（急性左心衰竭为主）。②体征评估：心尖部第一心音减弱，早期血压增高后血压均下降，有心律失常、休克或心力衰竭时可有相应的体征出现。③辅助检查评估：血液白细胞计数增高，红细胞沉降率增快，C 反应蛋白（CRP）增高，血清心肌坏死标记物增高（肌钙蛋白 I 或 T、肌红蛋白、肌酸激酶同工酶、肌酸激酶、天门冬氨酸氨基转移酶),心电图检查(缺血、损伤、坏死改变及心肌梗死定位诊断),放射性核素检查和超声心动图检查。

(姚丽文　陈淑英)

第十章 护理病历

选择题(10-1～10-52)

A₁型单项选择题(10-1～10-20)

10-1 护理病历是护理人员为护理对象解决健康问题所提供的
  A. 医疗服务全过程的记录   B. 护理服务全过程的记录
  C. 提供夜间护理服务的记录   D. 提供白天护理服务的记录
  E. 提供医院管理服务的记录

10-2 护理病历的主体部分是
  A. 护理计划   B. 护理效果评价
  C. 护理评估   D. 预期目标
  E. 护理记录

10-3 反映护理病历客观性和法定性的重要准则是
  A. 用词准确   B. 规定格式
  C. 描述精炼   D. 内容真实
  E. 重点记录

10-4 护理病历的基本书写要求,下列哪项不妥
  A. 记录的文字、数据准确无误   B. 内容客观真实、全面完整
  C. 自定格式,及时有效地记录   D. 书写字迹工整,不得乱涂
  E. 要有逻辑性,内容连贯、突出重点

10-5 护理病历书写过程中出现错字、错句需要改错时,正确的是
  A. 可以刀刮原错字,写上正确的内容,并签名注明时间
  B. 可以胶贴原错字,写上正确的内容,并签名注明时间
  C. 可以涂黑原错字,写上正确的内容,并签名注明时间
  D. 可以漂白原错字,写上正确的内容,并签名注明时间
  E. 用双横线划在原错字上,写上正确的内容,并签名注明时间

10-6 护理病历首页一般要求患者入院多少时间内完成
  A. 6 小时   B. 12 小时
  C. 24 小时   D. 48 小时
  E. 72 小时

10-7 护理病历完成的时间一般要求患者入院后
  A. 24 小时内   B. 18 小时后
  C. 12 小时内   D. 6 小时内

　　　　E. 4 小时内
10-8　选择预期目标的注意点,不妥的是
　　　　A. 必须切合实际　　　　　　　　B. 预期目标需经全体医护人员同意
　　　　C. 确定达成目标的日期　　　　　D. 一个护理诊断制定一个预期目标
　　　　E. 是能解决或控制问题本身的
10-9　护理效果评价的依据和标准是
　　　　A. 护理评估　　　　　　　　　　B. 护理措施
　　　　C. 预期目标　　　　　　　　　　D. 护理诊断
　　　　E. 护理评估记录
10-10　护理记录一般要求对一级护理的患者至少
　　　　A. 每 4 小时 1 次　　　　　　　B. 每班 1 次
　　　　C. 每 6 小时 1 次　　　　　　　D. 每天 1 次
　　　　E. 每天 2 次
10-11　护理记录一般要求对二级护理的患者至少
　　　　A. 每周 1 次　　　　　　　　　 B. 每周 2 次
　　　　C. 每周 3 次　　　　　　　　　 D. 每周 4 次
　　　　E. 每周 5 次
10-12　护理记录一般要求对三级护理的患者至少
　　　　A. 每周 1 次　　　　　　　　　 B. 每 2 周 1 次
　　　　C. 每 3 周 1 次　　　　　　　　D. 每 4 周 1 次
　　　　E. 每月 1 次
10-13　护理记录按 PIO 公式记录,常用于
　　　　A. 护理评估时　　　　　　　　　B. 提出护理诊断时
　　　　C. 列出预期目标时　　　　　　　D. 执行护理计划时
　　　　E. 护理效果评价时
10-14　护理记录公式 PIO 分别代表
　　　　A. I(问题)、P(措施)、O(结果)　　B. I(问题)、O(措施)、P(结果)
　　　　C. P(问题)、I(措施)、O(结果)　　D. O(问题)、I(措施)、P(结果)
　　　　E. P(问题)、O(措施)、I(结果)
10-15　因抢救急危重症患者,未能书写护理记录时应在抢救结束
　　　　A. 2 小时内如实补记　　　　　　B. 3 小时内如实补记
　　　　C. 4 小时内如实补记　　　　　　D. 6 小时后如实补记
　　　　E. 12 小时内如实补记
10-16*　危重症患者护理记录的要求,下列哪项是错误的
　　　　A. 病情突然变化随时记录　　　　B. 按专科的护理特点书写
　　　　C. 记录在体温单的相应栏内　　　D. 24 小时总结用黑线标识
　　　　E. 各班小结用蓝线标识
10-17　不属于护理计划的是
　　　　A. 护理评估　　　　　　　　　　B. 护理目标

C. 护理措施 D. 护理诊断
E. 护理评价

10-18 下列哪项不是健康教育的内容
A. 饮食与活动 B. 检查目的及注意事项
C. 预防及康复措施 D. 疾病的诱发因素
E. 诊断和治疗经过

10-19 出院健康教育指导应除外
A. 营养与饮食 B. 门诊随访
C. 功能锻炼方法 D. 药物机制
E. 预防疾病复发

10-20* 手术安全核查记录由谁核对、确认并签字
A. 手术医师、麻醉医师、洗手护士 B. 手术医师、病区医师、巡回护士
C. 手术医师、麻醉医师、巡回护士 D. 手术医师、病区医师、护士长
E. 手术医师、麻醉医师、病区护士

A_2 型单项选择题（10-21～10-23）

10-21 某男性患者，因系统性红斑狼疮病情加重入院，护士进行护理评估后，作为危重病人的护理记录，下列哪项不符合要求
A. 意识模糊 B. 呼吸 20 次/分
C. 皮肤完好 D. 血压 130/90mmHg
E. 家族史阴性

10-22 某女性患者，原有胆石症病史，因暴饮暴食致急性胰腺炎急诊入院，护士对其进行健康教育的重点内容应是
A. 心情舒畅 B. 戒烟限酒
C. 用药指导 D. 合理膳食
E. 适量运动

10-23 某男性患者，有慢性咳嗽、咳痰史 20 余年。最近 5 年来出现进行性的呼吸困难，医院诊断为阻塞性肺气肿。主要的健康指导内容是
A. 劝其适量吸烟 B. 加强呼吸功能锻炼
C. 尽量不要外出 D. 注意个人清洁卫生
E. 多吃营养保健品

B 型配伍选择题（10-24～10-38）

A. 内科健康教育计划单 B. 外科健康教育计划单
C. 护理评估单 D. 护理记录单
E. 计划护理单

10-24 位于护理病历首页的是
10-25 为病人在住院期间所制定个体化的护理计划及效果评价全面记录的是
10-26 病人在整个住院期间健康状况及护理过程全面记录的是

10-27 包括入院教育、住院期间教育、出院教育的是

10-28 包括入院教育、术前和术后指导、出院教育的是

  A. PIO   B. PE
  C. PES   D. SOAPIE
  E. POMR

10-29 医疗记录模式为

10-30 护理记录方式为

10-31 护理记录的表格记录形式为

10-32 护理诊断的三部分陈述形式为

10-33 护理诊断的二部分陈述形式为

  A. 一般病人护理记录   B. 病危病人护理记录
  C. 手术安全核查记录   D. 健康教育计划
  E. 特殊护理记录

10-34 出入液量观察记录应属于

10-35 医嘱告病重的病人应做好

10-36 对一般病人住院期间护理过程的客观记录是

10-37 由手术医师、麻醉医师、巡回护士三方核对、确认并签字的是

10-38 病情稳定后需要给病人制定出院指导的是

X₁型多项选择题(10-39～10-48)

10-39 完整的护理病历书写内容是

  A. 护理评估单   B. 护理诊断单
  C. 计划护理单   D. 护理记录
  E. 健康教育计划单

10-40 护理病历书写的基本要求包括

  A. 内容真实全面   B. 描述精炼准确
  C. 规定格式书写   D. 书写全面工整
  E. 使用规范词汇

10-41 选择预期目标的注意点,不妥的是

  A. 确定达成目标的日期   B. 根据实际情况选
  C. 能解决、促进或控制问题本身 D. 需经陪同者同意
  E. 一个护理诊断选一个预期目标

10-42 护理计划单的内容大致有

  A. 预期目标   B. 护理诊断或问题
  C. 护理措施   D. 日期、停止时间、签名
  E. 效果评价

10-43* 简洁而用时较少的护理表格式记录的模式常采用

  A. SOAP   B. PES
  C. SOAPIE   D. PE

E. POMR

10-44* 特殊护理记录单是指
A. 压疮观察记录单　　　　B. 新生儿护理记录单
C. 疼痛观察记录单　　　　D. 引流管观察记录单
E. 出入液量观察记录单

10-45 健康教育的内容与方式应根据患者哪些情况而定
A. 文化层次　　　　　　　B. 针对个人健康状况和疾病特点
C. 认识能力　　　　　　　D. 对有关知识和技能的了解程度
E. 现有条件

10-46 健康教育的内容主要包括
A. 疾病的诱发因素　　　　B. 治疗护理方案
C. 有关检查项目　　　　　D. 预防及康复措施
E. 入院和出院指导

10-47 医院健康教育依实施场所不同可分为
A. 个人教育　　　　　　　B. 门诊教育
C. 住院教育　　　　　　　D. 预防教育
E. 家庭随访

10-48 健康教育的常用方式为
A. 讲解法　　　　　　　　B. 默写法
C. 示范法　　　　　　　　D. 图片宣传法
E. 视听材料宣传

X₂型多项选择题(10-49～10-52)

10-49 某新生儿患者，黄疸进行性加重，经医生检查诊断为病理性黄疸，由先天性胆道闭锁引起，需要手术治疗。护理人员应选用哪些护理记录单进行记录？
A. 新生儿护理记录单　　　B. 手术护理记录单
C. 危重病人护理记录单　　D. 一般护理评估单
E. 住院病人评估单

10-50 某患者女性，22岁。患系统性红斑狼疮(SLE)2年，鼻梁及面颊两侧呈蝶形水肿红斑，最近下肢水肿明显，经医院尿常规检查：发现蛋白尿、管型尿、血尿。疾病健康教育指导的内容有
A. SLE的病因和诱因　　　　B. SLE的症状和体征
C. 预防SLE发展的相关措施　D. 有利于SLE康复的心理指导
E. 休息、活动、饮食和生活的指导

10-51 某患者男性，蛋白尿11年，轻度血压升高、疲乏无力，近1个月食欲不振、恶心。查体：贫血貌，血压170/115mmhg，入院后诊断为尿毒症早期。护士给病人进行入院教育的内容有
A. 自我介绍，并介绍床位医生　B. 病室环境和设施
C. 病区管理要求和规则　　　　D. 住院期间安全教育

E. 规定检查的标本留取法

10-52 某患者男性，患肝硬化腹腔积液多年，最近因饮食不当出现呕血、黑便一天入院，呕出鲜红色液体3次，量约1 000ml，解黑便2次，量约400g。查体：体温37.7℃，脉搏122次/分，呼吸24次/分，血压70/40mmhg，精神萎靡，面色苍白，四肢湿冷。填写一份完整的护理病历应包括
A. 护理评估单　　　　　　　　B. 护理诊断单
C. 计划护理单　　　　　　　　D. 护理记录单
E. 健康教育计划

名词解释题（10-53～10-62）

10-53 护理病历
10-54 护理评估单
10-55 计划护理单
10-56 护理记录
10-57 PIO方式
10-58 健康教育
10-59 医院健康教育
10-60 手术清点记录
10-61 手术安全核查记录
10-62 辩证思维

简述问答题（10-63～10-71）

10-63 阐述护理病历书写的基本内容。
10-64 护理病历书写的意义有哪些？
10-65 书写护理病历的基本要求有哪些？
10-66 一般患者护理记录的内容有哪些？
10-67 危重患者护理记录的内容有哪些？
10-68 概述选择护理措施的注意点。
10-69 叙述护理记录的内容及方式。
10-70 怎样坚持系统论观点，提高健康评估的准确性？
10-71 以脑卒中患者为例，如何借助矛盾论观点，突出护理问题的主次化。

综合应用题（10-72～10-73）

10-72 患者，男性，29岁，原有癫痫大发作史，昨晚11时突发牙关紧闭，口吐白沫，双上肢屈曲，双拳紧握，双下肢伸直，小便失禁，持续约40秒，意识模糊，间隔20分钟后，又再次出现症状，神志依然不清，为进一步诊治由家属送入急诊住院。
请解答：(1) 如何加强病情观察评估？
(2) 针对该病人在书写危重病护理记录时有哪些要求？

10-73 患者，男性，50岁，原有乙型肝炎病史10余年，6年前因腹胀赴医院检查诊断为肝炎后

肝硬化腹腔积液。最近2个月肝区持续性胀痛，肝脏进行性肿大，近1周黄疸加深，牙龈出血明显，经CT检查证实"原发性肝癌"住院手术治疗。

请解答：(1) 术前应做好哪些指导？

(2) 医生给予患者疼痛治疗，如何进行效果的评价？

答案与题解

【选择题】

10-1 B	10-2 A	10-3 D	10-4 C	10-5 E	10-6 C	10-7 A	10-8 C
10-9 C	10-10 B	10-11 B	10-12 A	10-13 D	10-14 C	10-15 D	10-16* D
10-17 A	10-18 E	10-19 D	10-20* C	10-21 E	10-22 D	10-23 B	10-24 C
10-25 E	10-26 D	10-27 A	10-28 B	10-29 E	10-30 A	10-31 D	10-32 C
10-33 B	10-34 E	10-35 B	10-36 A	10-37 C	10-38 D		
10-39 ABCDE	10-40 ABCDE	10-41 DE	10-42 ABCDE		10-43* AC		
10-44* ABCDE	10-45 ABCDE	10-46 ABCDE	10-47 BCE		10-48 ACDE		
10-49 AB	10-50 ABCDE	10-51 ABCDE	10-52 ABCDE				

10-16 题解：危重病人护理记录应根据相应专科的护理特点书写。每班小结，24小时总结1次(7:00)，并记录在体温单的相应栏内。各班小结用蓝线和24小时总结用红线标识，病情突然变化要随时记录。

10-20 题解：手术安全核查记录是指由手术医师、麻醉医师、巡回护士三方，在麻醉实施前、手术开始前和病人离室前，共同对病人身份、手术部位、手术方式、麻醉及手术风险、手术使用物品清点等内容进行核对、确认并签字。

10-43 题解：护理记录的模式常采用 SOAP 模式即主观资料(Subjective data)、客观资料(Objective data)、评估(Assessment)、计划(Plan)按此顺序组织书写。SOAPIE 模式即主观资料(Subjective data)、客观资料(Objective data)、评估(Assessment)、计划(Plan)、措施(Intervention)、评价(Evaluation)按此顺序组织书写。PES 和 PE 是护理诊断的陈述公式。POMR 为医疗记录。

10-44 题解：随着医疗专科分工的细化和诊疗新技术、新业务的开展，在临床护理工作中经常需要观察某项症状、体征及特殊情况，故需选用一些专科或专项的护理记录单，如压疮观察记录单、疼痛观察记录单、引流管(导管)观察记录单、出入液量观察记录单、新生儿护理记录单等，统称为特殊护理记录单。

【名词解释题】

10-53 护理病历是护理人员为病人解决健康问题、提供护理服务全过程的记录。完整的护理病历是有关护理对象的健康状况、护理诊断、预期目标、护理措施及其效果评价等护理活动的系统记录。护理病历是住院病历的重要组成部分，它既可以对病人的信息进行保存、利于沟通，又可为护理科研和护理教学提供基本的资料，体现着护理质量和专业水平，直接促进护理学科的发展，同时在医疗纠纷及诉讼中也是重要的法律依据之一。

10-54 护理评估单为护理病历首页，是护理人员在病人入院时收集资料的基础上，对病人的健康状况经过客观分析整理后所做的一种总结性记录。其内容包括病人主要的健康状况、生活习惯、情绪反应、家庭情况、文化背景、宗教信仰等生理－心理－社会方面的资料信息。

10-55 计划护理单是护理人员为病人在其住院期间所制定的个体化的护理计划及效果评价的全面系统的记录。其内容包括确立护理诊断/合作性问题的时间、名称、预期目标、护理措施、停止时间、效果评价。

10-56 护理记录是指病人在整个住院期间健康状况及护理过程的全面记录。要求记录内容真实、全面而又重点突出，对病人的病情变化及护理过程前后记录要连贯。记录前应注明日期和时间，记录后签名。

10-57 PIO 方式即记录病人住院期间的健康问题与采取的护理措施，以及措施实施后的效果评价。PIO 中的 P 为问题(problem)的缩写，是指健康问题(护理诊断或合作性问题)；I 为措施(intervention)的缩写，是指所执行的护理措施；O 为结果(outcome)的缩写，是指措施实施后病人的反应，即效果评价。

10-58 健康教育是护理工作的重要组成部分，是促进病人健康恢复、提高病人自我保健意识、恢复其最佳健康水平的重要环节。

10-59 医院健康教育又称临床健康教育或病人健康教育，是以病人为中心，针对到医院接受医疗保健服务的病人及其家属所实施的有目的、有计划、有系统的健康教育活动，其教育目标是针对病人个人的健康状况和疾病的特点，通过健康教育实现疾病控制，促进身心康复，提高生活质量。

10-60 手术清点记录是指巡回护士对手术病人术中所用血液、器械、敷料等的记录必须在手术结束后完成。

10-61 手术安全核查记录是指由手术医师、麻醉医师、巡回护士三方，在麻醉实施前、手术开始前和病人离室前，共同对病人身份、手术部位、手术方式、麻醉及手术风险、手术使用物品清点等内容进行核对的记录，输血的病人还应对血型、用血量进行核对。应由手术医师、麻醉医师、巡回护士三方核对、确认，并签字。

10-62 辩证思维是科学认识论的基础，是辩证法的表现。辩证思维适用于考察客观事物的运动、变化、发展和相互作用。

【简述问答题】

10-63 护理病历书写的基本内容：包括护理评估单、护理诊断、计划护理单、护理记录和健康教育计划。大多数医院住院病人护理病历的书写内容包括护理评估单、一般病人护理记录、危重病人护理记录、手术护理记录，以及健康教育计划等，而护理诊断作为一种主观判断，可不包含其中。

10-64 护理病历是住院病历的重要组成部分，它既可以对病人的信息进行保存、利于沟通，又可为护理科研和护理教学提供基本的资料，体现着护理质量和专业水平，直接促进护理学科的发展，同时在医疗纠纷及诉讼中也是重要的法律依据之一。所以书写护理病历很重要。

10-65 书写护理病历的基本要求：①内容客观真实、全面完整；②描述要精炼，用词要准确；③按规定格式并及时书写；④书写字迹清晰，相关签名齐全。

10-66 一般患者护理记录的内容包括患者的姓名、科别、住院病历号、床位号、页码、记录日期和时间、病情观察情况、护理措施和效果、护士签名等。

10-67 危重患者护理记录的内容包括患者的姓名、科别、住院病历号、床位号、页码、记录日期和时间、出入液量、体温、脉搏、呼吸、血压等病情观察、护理措施和效果、护士签名等。记录时间应具体到分钟。

10-68 选择护理措施的注意点：①要结合病人实际情况具有可行性。②尊重病人的风俗习惯、信仰与价值观。③根据病情具有安全性，如急性心脑血管疾病的危重症病人，不可为避免压疮发生而简单的选择"翻身"这条护理措施。

10-69 护理记录内容包括病人的主观感受、病人的生命体征、意识、瞳孔、排泄物、出入液量、病情动态变化、有关辅助检查的结果、主要护理诊断、实施的治疗和护理措施及其效果等。记录方式为PIO方式，即记录病人住院期间的健康问题与采取的护理措施以及措施实施后的效果评价。PIO中的P为问题(problem)的缩写，是指健康问题(护理诊断或合作性问题)；I为措施(intervention)的缩写，是指所执行的护理措施；O为结果(outcome)的缩写，是指措施实施后病人的反应，即效果评价。

10-70 系统论是研究系统的一般模式、结构和规律的学问，它研究各种系统的共同特征，用数学方法定量地描述其功能，寻求并确立适用于一切系统的原理、原则和数学模型，是具有逻辑和数学性质的一门新兴的科学。系统论认为：整体性、关联性、等级结构性、动态平衡性、时序性等是所有系统的共同的基本特征。系统论的核心思想是系统的整体观念。护士服务的对象是人，以系统论的观点将人看成是一个由生理、心理、社会、精神和文化组成的有机整体的一个系统，这个系统除了有自身如神经、循环等系统外，还有许多次系统：与周围环境交换着物质、能量和信息，特别是周围其他人相互作用，以及受更大的超系统如家庭和所在的群体的控制，故在健康评估时不仅仅从生理、病理、心理层面，还要从社会、精神和文化等多层面去评估，找出健康问题的相关因素，针对性地制订促进康复的措施，从而为服务对象提供包含生理、心理、社会等要素在内的整体性护理照顾。故在临床护理中，采用系统思维把护理对象作为一个整体系统来加以分析、认识，可以更加全面地观察事物，而不是局部地看问题；联系地观察事物，而不是孤立地看问题；立体地观察事物，而不是平面地看问题；发展地观察事物，而不是静止地看问题；灵活地观察事物，而不是机械地看问题。

10-71 脑卒中患者普遍存在平衡功能障碍。平衡功能障碍受许多因素影响，包括：大脑、小脑、脊髓、本体感觉、肌力、骨关节、视觉以及心理等。在制定护理计划时，如果不对上述原因进行评估，并找出主要矛盾，而是简单地进行平衡训练，康复效果就不可能理想。若病人在闭眼站立时平衡障碍重于睁眼，则可能提示本体感觉障碍(通过视觉补偿本体感觉障碍)；若身体重心转移到非受累下肢时，平衡能力明显改善，则可能提示患肢肌力或骨关节功能障碍为主；而如果平衡能力仍然明显异常，则提示大脑平衡中枢控制障碍；若患者注意力分散时平衡状态改善，提示心理因素的影响。比较常见的康复缺陷是简单地进行同样的平衡训练，而不是针对病人何种因素影响平衡的主要矛盾确定训练的重点。如果在现阶段肌肉力量不足是主要矛盾，康复的重点就是肌力训练；如果大脑或小脑功能障碍为主，治疗的重点是大脑或小脑功能的针对性训练；如果骨关节功能障碍影响为主，那么首要的任务是解决骨关节问题。

【综合应用题】

10-72（1）病情观察评估：①观察发病前驱症状，如大发作前数小时出现的全身不适、易激惹、烦躁不安等诱因。②观察发作频率、时间和部位、发作类型、持续时间等。③观察患者抽搐时意识、瞳孔、呼吸变化以及有无呼吸道堵塞。④观察患者的定向力、记忆力、判断力等有无损伤,大小便失禁情况及自理能力。⑤注意有无精神症状,少数患者抽搐停止后,意识在恢复过程中,有短时间的兴奋躁动,应加强保护,以防自伤或他伤。

(2) 针对该病人在书写危重病护理记录时的要求:①危重病人护理记录应根据相应专科即神经内科的护理特点书写。②记录时间具体到分钟。③首页记录应简述病情、经过的处置及效果。④记录内容要详细完整。⑤因抢救未能及时记录,应在抢救结束后6小时内据实补记。⑥每班小结,24小时总结1次(7:00),并记录在体温单的相应栏内。各班小结用蓝线和24小时总结用红线标识。

10-73 (1) 术前指导:①有利于疾病康复的心理指导;②术前各项准备的配合:肠道、皮肤、体位等;③术前特殊检查目的、配合、注意事项;④术前训练:有效咳嗽、咳痰、床上便器使用;⑤术前家属谈话。

(2) 在给予患者镇痛治疗后,疼痛缓解的程度是评价目前治疗的效果和决定下一步的治疗参考指标。因此及时的评价治疗效果对疼痛治疗是非常重要的内容。疼痛治疗效果的评价方法有几种,医生可以根据治疗的需要采用。根据 VAS 评分的方法,观察疼痛减轻的程度是较为客观准确的方法。①根据主诉疼痛程度的分级,疼痛缓解效果可按以下分类:显效:疼痛减轻2度以上;中效:疼痛减轻约1度;微效:疼痛稍有减轻,远不到1度;无效:疼痛无缓解。②疼痛缓解的四级法:完全缓解(CR):疼痛完全消失;部分缓解(PR):疼痛明显减轻,睡眠基本不受干扰,能正常生活;轻度缓解(MR):疼痛有些减轻,但仍感有明显疼痛,睡眠、生活仍受干扰;无效(NR):疼痛无减轻感。③疼痛缓解度的五级分类法:0度:未缓解(疼痛未减轻);1度:轻度缓解(疼痛约减轻1/4);2度:中度缓解(疼痛约减轻1/2);3度:明显缓解(疼痛约减轻3/4);4度:完全缓解(疼痛消失)。

(岑慧红)

附录1　NANDA201项护理诊断一览表（2009～2011）

一、健康促进(Health Promotion)
健康维护能力低下(Ineffective Health Maintenance)
自我健康管理无效(Ineffective Self Health Management)
持家能力障碍(Impaired Home Maintenance)
有免疫状态改善的趋势(Readiness for Enhanced Immunization Status)
忽视自我健康管理(Self Neglect)
有营养改善的趋势(Readiness for Enhanced Nutrition)
家庭执行治疗方案无效(Ineffective Family Therapeutic Regimen Management)
自我健康管理改善的趋势(Readiness for Enhanced Self Health Management)

二、营养(Nutrition)
无效性婴儿喂养型态(Ineffective Infant Feeding Pattern)
营养失调：低于机体需要量(Imbalanced Nutrition：Less Than Body Requirements)
营养失调：高于机体需要量(Imbalanced Nutrition：More Than Body Requirements)
有营养失调的危险：高于机体需要量(Risk for Imbalanced Nutrition：More Than Body Requirements)
吞咽障碍(Impaired Swallowing)
有血糖不稳定的危险(Risk for Unstable Glucose Level)
新生儿黄疸(Neonatal Jaundice)
有肝功能受损的危险(Risk for Impaired Liver Function)
有电解质失衡的危险(Risk for Electrolyte Imbalance)
有体液平衡改善的趋势(Readiness for Enhanced Fluid Balance)
体液不足(Deficient Fluid Volume)
体液过多(Excess Fluid Volume)
有体液不足的危险(Risk for Deficit Fluid Volume)
有体液失衡的危险(Risk for Imbalanced Fluid Volume)

三、排泄(Elimination and Exchange)
排泄障碍(Impaired Urinary Elimination)
功能性尿失禁(Functional Urinary Incontinence)

溢出性尿失禁（Overflow Urinary Incontinence）
反射性尿失禁（Reflex Urinary Incontinence）
压力性尿失禁（Stress Urinary Incontinence）
急迫性尿失禁（Urge Urinary Incontinence）
有急迫性尿失禁的危险（Risk For Urge Urinary Incontinence）
尿潴留（Urinary Retention）
有排尿功能改善的趋势（Readiness for Enhanced Urinary Elimination）
排便失禁（Bowel Incontinence）
便秘（Constipation）
感知性便秘（Perceived Constipation）
有便秘的危险（Risk For Constipation）
腹泻（Diarrhea）
胃肠动力失调（Dysfunctional Gastrointestinal Motility）
有胃肠动力失调的危险（Risk For Dysfunctional Gastrointestinal Motility）
气体交换障碍（Impaired Gas Exchange）

四、活动/休息（Activity/Rest）

失眠（Insomnia）
睡眠形态紊乱（Disturbed Sleep Pattern）
睡眠剥夺（Sleep Deprivation）
有睡眠改善的趋势（Readiness for Enhanced Sleep）
有废用综合征的危险（Risk for Disuse Syndrome）
缺乏娱乐活动（Deficient Diversional Activity）
久坐的生活方式（Sedentary Lifestyle）
床上活动障碍（Impaired Bed Mobility）
躯体活动障碍（Impaired Physical Mobility）
借助轮椅活动障碍（Impaired Wheelchair Mobility）
转移能力障碍（Impaired Transfer Ability）
行走障碍（Impaired Walking）
术后康复迟缓（Delayed Surgical Recovery）
能量场紊乱（Disturbed Energy Field）
疲乏（Fatigue）
活动无耐力（Activity Intolerance）
有活动无耐力的危险（Risk for Activity Intolerance）
有出血的危险（Risk for Bleeding）
低效性呼吸型态（Ineffective Breathing Pattern）
心输出量减少（Decreased Cardiac Output）
外周组织灌注无效（Ineffective Peripheral Tissue Perfusion）
有心脏组织灌注不足的危险（Risk for Decreased Cardiac Tissue Perfusion）

有脑组织灌注无效的危险(Risk for Ineffective Cerebral Tissue Perfusion)
有胃肠道灌注无效的危险(Risk for Ineffective Gastrointestinal Tissue Perfusion)
有肾脏灌注无效的危险(Risk for Ineffective Renal Perfusion)
有休克的危险(Risk for Shock)
自主呼吸障碍(Impaired Spontaneous Ventilation)
呼吸机依赖(Dysfunctional Ventilatory Weaning Response)
有自理能力增强的趋势(Readiness for Enhanced Self-Care)
沐浴/卫生自理缺陷(Bathing/Hygiene Self-Care Deficit)
穿着/修饰自理缺陷(Dressing/grooming Self-Care Deficit)
进食自理缺陷(Feeding Self-Care Deficit)
如厕自理缺陷(Toileting Self-Care Deficit)

五、感知/认识(Perception /Cognition)
单侧身体忽视(Unilateral Neglect)
环境认识环境障碍综合征(Impaired Environmental Interpretation Syndrome)
漫游状态(Wandering)
感知觉紊乱(具体说明：视觉、听觉、方位感、味觉、触觉、嗅觉)(Disturbed Sensory Perception [Specify：Visual, Auditory, Kinesthetic, Gustatory, Tactile, Olfactory])
急性意识障碍(Acute Confusion)
慢性意识障碍(Chronic Confusion)
有急性意识障碍的危险(Risk for Acute Confusion)
知识缺乏(Deficient Knowledge)
有知识增进的趋势(Readiness for Enhanced Knowledge)
记忆功能障碍(Impaired Memory)
有决策能力增强的趋势(Readiness for Enhanced Decision-Making)
活动计划无效(Ineffective Activity Planning)
语言沟通障碍(Impaired Verbal Communication)
有沟通增进的趋势(Readiness for Enhanced Communication)

六、自我感知 (Self-Perception)
有个人尊严受损的危险(Risk for Compromised Human Dignity)
无望感(Hopelessness)
自我认同紊乱(Disturbed Personal Identity)
有孤独的危险(Risk for Loneliness)
有能力增强的趋势(Readiness for Enhanced Power)
无能为力感(Powerlessness)
有无能为力感的危险(Risk for Powerlessness)
有自我概念改善的趋势(Readiness for Enhanced Self-Concept)
情境性低自尊(Situational Low Self-Esteem)

长期性低自尊(Chronic Low Self-Esteem)
有情境性低自尊的危险(Risk for Situational Low Self-Esteem)
体像紊乱(Disturbed Body Image)

七、角色关系(Role Relationship)
照顾者角色紧张(Caregiver Role Strain)
有照顾者角色紧张的危险(Risk for Caregiver Role Strain)
养育功能障碍(Impaired Parenting)
有养育功能改善的趋势(Readiness for Enhanced Parenting)
有养育功能障碍的趋势(Risk for Impaired Parenting)
有依附关系受损的危险(Risk for Impaired Parent/Infant/Child/Attachment)
家庭运作过程失常(Dysfunctional Family Processes)
家庭运作过程改变(Interrupted Family Processes)
有家庭运作过程改善的趋势(Readiness for Enhanced Family Processes)
母乳喂养有效(Effective Breastfeeding)
母乳喂养无效(Ineffective Breastfeeding)
母乳喂养中断(Interrupted Breastfeeding)
父母角色冲突(Parental Role Conflict)
有关系改善的趋势(Readiness for Enhanced Relationship)
无效性角色行为(Ineffective Role Performance)
社会交往障碍(Impaired Social Interaction)

八、性(Sexuality)
性功能障碍(Sexual Dysfunction)
性生活型态无效(Ineffective Sexuality Patterns)
有生育进程改善的趋势(Readiness for Enhanced Childbearing Process)
有母体与胎儿双方受干扰的危险(Risk for Disturbed Maternal/Fetal Dyad)

九、应对/应激耐受性(Coping/Stress Tolerance)
创伤后综合征(Post Trauma Syndrome)
有创伤后综合征的危险(Risk for Post Trauma Syndrome)
强暴创伤综合征(Rape-Trauma Syndrome)
迁移应激综合征(Relocation Stress Syndrome)
有迁移应激综合征的危险(Risk for Relocation Stress Syndrome)
焦虑(Anxiety)
对死亡的焦虑(Death Anxiety)
有威胁健康的行为(Risk-Prone Health Behavior)
妥协性家庭应对(Compromised Family Coping)
无能性家庭应对(Disabled Family Coping)

防卫性应对(Defensive Coping)
应对无效(Ineffective Coping)
社区应对无效(Ineffective Community Coping)
有应对增强的趋势(Readiness for Enhanced Coping)
有社区应对增强的趋势(Readiness for Enhanced Community Coping)
有家庭应对增强的趋势(Readiness for Enhanced Family Coping)
无效性否认(Ineffective Denial)
恐惧(Fear)
悲伤(Grieving)
复杂性悲伤(Complicated Grieving)
有复杂性悲伤的危险(Risk for Compromised Grieving)
个人恢复能力障碍(Impaired Individual Resilience)
有恢复能力受损的危险(Risk for Compromised Resilience)
有恢复能力增强的趋势(Readiness for Enhanced Resilience)
持续性悲伤(Chronic Sorrow)
压力负荷过重(Stress Overload)
自主性反射失调(Autonomic Dysreflexia)
有自主性反射失调的危险(Risk for Autonomic Dysreflexia)
婴儿行为紊乱(Disorganized Infant Behavior)
有婴儿行为紊乱的危险(Risk for Disorganized Infant Behavior)
有增强调节婴儿行为的趋势(Readiness for Enhanced Organized Infant Behavior)
颅内适应能力下降(Decreased Intracranial Adaptive Capacity)

十、生活准则(Life Principles)
有希望增强的趋势(Readiness for Enhanced Hope)
有精神安适增进的趋势(Readiness for Enhanced Spiritual Well-being)
抉择冲突(Decisional Conflict)
道德困扰(Moral Distress)
不依从行为(Noncompliance)
宗教信仰减弱(Impaired Religiosity)
有宗教信仰增强的趋势(Readiness for Enhanced Religiosity)
有宗教信仰减弱的危险(Risk for Impaired Religiosity)
精神困扰(Spiritual Distress)
有精神困扰的危险(Risk for Spiritual Distress)

十一、安全/防护(Safety/Protection)
有感染的危险(Risk for Infection)
清理呼吸道无效(Ineffective Airway Clearance)
有误吸的危险(Risk for Aspiretion)

有婴儿猝死综合征的危险(Risk for Sudden Infant Death Syndrome)
牙齿受损(Impaired Dentition)
有跌倒的危险(Risk for Falls)
有受伤害的危险(Risk for Injury)
有手术期体位性受伤的危险(Risk for Perioperative-Positioning Injury)
口腔黏膜受损(Impaired Oral Mucous Membrane)
有外周神经血管功能障碍的危险(Risk for Peripheral Neurovascular Dysfunction)
防护能力低下(Indffective Protection)
皮肤完整性受损(Impaired Skin Integrity)
有皮肤完整性受损的危险(Risk for Impaired Skin Integrity)
有窒息的危险(Risk for Suffocation)
组织完整性受损(Impaired Tissue Intrgrity)
有外伤的危险(Risk for Trauma)
有血管损伤的危险(Risk for Vascular Trauma)
自伤(Self-Mutilation)
有自伤的危险(Risk for Self-Mutilation)
有自杀的危险(Risk for Suicide)
有对他人施行暴力的危险(Risk for Other-Directed Violence)
有对自己施行暴力的危险(Risk for Self-Directed Violence)
受污染(Contamination)
有受污染的危险(Risk for Contamination)
有中毒的危险(Risk for Poisoning)
乳胶过敏反应(Latex Allergy Response)
有乳胶过敏反应的危险(Risk for Latex Allergy Response)
有体温失调的危险(Risk for Imbalanced Body Temperature)
体温过高(Hyperthermia)
体温过低(Hypothermia)
体温调节无效(Ineffective Thermoregulation)

十二、舒适(Comfort)

有舒适增进的趋势(Readiness for Enhanced Comfort)
舒适度减弱(Impaired Comfort)
恶心(Nausea)
急性疼痛(Acute Pain)
慢性疼痛(Chronic Pain)
社会孤立(Social Isolation)

十三、生长/发展(Growth/Development)

成人身心功能衰退(Adult Failure to Thrive)

生长发展迟缓(Delayed Growth and Development)
有生长迟缓的危险(Risk for Delayed Development)
有生长比例失调的危险(Risk for Disproportionate Growth)

附录2 身体评估和心电图操作评分标准

附表1 生命体征和头颈部评估的考核评分标准

项目	总分	考核要点	得分
素质要求 （2分）	2	仪表端庄，服装整洁，态度和蔼，注意保暖	
评估 （4分）	2	解释、自我介绍，被检查者配合程度	
	2	了解被检查者生命体征及头颈部情况	
操作前准备 （4分）	2	环境准备：安静、舒适，以自然光线作为照明，注意保护隐私。被检查者取舒适体位	
	2	清点检查用物、洗手	
操作过程 （85分）	2	体温（口表或腋表法）	
	2	脉搏（桡动脉测量）	
	2	呼吸（计数每分钟呼吸次数）	
	4	血压（体位正确、卷轴缠带注意松紧、位置、血压计位置、听诊器位置、注气、放气平衡、测量正确、汇报结果）	
	10	检查下眼睑（颜色），巩膜有无黄染	
	10	检查瞳孔对光反射、角膜反射	
	6	触诊颌下淋巴结	
	3	观察鼻外形有无异常、有无颜色改变、有无鼻翼扇动	
	6	检查鼻通气状态、黏膜、分泌物	
	5	观察口唇颜色、有无破裂、口唇疱疹、口角炎、口角歪斜	
	20	借助压舌板检查颊黏膜、牙齿、牙龈、咽部、扁桃体（有无色泽改变，口腔黏膜有无溃疡、出血、真菌感染；有无义齿、龋齿、残根；有无牙龈肿胀、溢脓；有无咽部充血、扁桃体肿大）	
	7	观察静脉充盈	
	8	触诊气管位置	
操作后 （5分）	2	安置被检查者于舒适体位	
	3	告知被检查者检查结果，并依据检查结果列出护理诊断，做好健康教育	
合计	100		

附表2 生命体征和肺脏及心脏评估的考核评分标准

项目	总分	考核要点	得分
素质要求（2分）	2	仪表端庄，服装整洁，态度和蔼，注意保暖	
评估（4分）	2	解释、自我介绍，被检查者配合程度	
	2	了解被检查者生命体征及前、侧胸壁（心、肺）部情况	
操作前准备（4分）	2	环境准备：安静、舒适，以自然光线作为照明，注意保护隐私。被检查者取舒适体位	
	2	清点检查用物、洗手	
操作过程（85分）	2	体温（口表或腋表法）	
	2	脉搏（桡动脉测量）	
	2	呼吸（计数每分钟呼吸次数）	
	4	血压（体位正确、卷轴缠带注意松紧、位置、血压计位置、听诊器位置、注气、放气平衡、测量正确、汇报结果）	
	5	视诊呼吸运动、频率、节律、深度	
	5	视诊心尖搏动（位置、范围、强弱） 心前区隆起 心前区其他搏动	
	10	触诊锁骨上淋巴结、腋窝淋巴结	
	5	触诊双侧胸廓活动度	
	10	触诊双侧触觉语颤	
	10	触诊心尖搏动 震颤、心前区摩擦感（先手掌，后手指）	
	15	听诊双侧前胸和侧胸呼吸音、啰音、听觉语音（自上而下、由外向内、双侧双比）	
	15	听诊二尖瓣区、肺动脉瓣区、主动脉瓣区主动脉瓣第二听诊区、三尖瓣区 听诊内容：心率、心律、心音、杂音	
操作后（5分）	2	安置被检查者于舒适体位	
	3	告知被检查者检查结果，并依据检查结果列出护理诊断，做好健康教育	
合计	100		

附表3 生命体征与腹部评估的考核评分标准

项目	总分	考核要点	得分
素质要求 (2分)	2	仪表端庄,服装整洁,态度和蔼,注意保暖	
评估 (4分)	2	解释、自我介绍,被检查者配合程度	
	2	了解被检查者生命体征及前、侧胸壁(心、肺)部情况	
操作前准备 (4分)	2	环境准备:安静、舒适、以自然光线作为照明,注意保护隐私。被检查者取舒适体位	
	2	清点检查用物、洗手	
操作过程 (85分)	2	体温(口表或腋表法)	
	2	脉搏(桡动脉测量)	
	2	呼吸(计数每分钟呼吸次数)	
	4	血压(体位正确、卷轴缠带注意松紧、位置、血压计位置、听诊器位置、注气、放气平衡、测量正确、汇报结果)	
	5	体位:受检者屈膝、放松腹肌,上肢置于躯干两侧,平静呼吸	
	5	视诊腹部外形 腹壁静脉	
	5	听诊肠鸣音至少1分钟(强度、性质、次数)	
	15	叩诊移动性浊音(经脐平面先左后右)	
	5	肝区叩击痛	
	15	触诊全腹部(左下腹、逆时针方向触至脐部结束,先浅部后深部) 压痛和反跳痛的触诊方法	
	15	在右锁骨中线触诊肝脏(单手)	
	10	检查胆囊无触痛	
操作后 (5分)	2	安置被检查者于舒适体位	
	3	告知被检查者检查结果,并依据检查结果列出护理诊断,做好健康教育	
合计	100		

附表 4　生命体征与脊柱、四肢和关节评估的考核评分标准

项目	总分	考核要点	得分
素质要求 (4 分)	4	仪表端庄,服装整洁,态度和蔼,注意保暖	
评估 (6 分)	2	解释、自我介绍,被检查者配合程度	
	4	了解被检查者生命体征及上、下肢情况	
操作前准备 (5 分)	3	环境准备:安静、舒适,以自然光线作为照明,注意保护隐私。被检查者取舒适体位	
	2	清点检查用物、洗手	
操作过程 (80 分)	2	体温(口表或腋表法)	
	2	脉搏(桡动脉测量)	
	2	呼吸(计数每分钟呼吸次数)	
	4	血压(体位正确、卷轴缠带注意松紧、位置、血压计位置,听诊器位置,注气、放气平衡、测量正确、汇报结果)	
	4	脊柱弯曲度	
	4	脊柱活动度	
	4	脊柱压痛与叩击痛	
	8	观察上肢皮肤(色泽、有无出血点、皮疹、蜘蛛痣)	
	15	观察双手及指甲(有无杵状指、反甲、指甲颜色、指关节有无畸形)	
	2	上肢活动	
	8	检查指、腕、肘、肩关节运动	
	15	观察下肢(有无皮疹、出血、水肿、静脉曲张、关节畸形、杵状趾、指甲颜色有无改变)	
	8	检查趾、踝、膝、髋各关节	
	2	下肢活动	
操作后 (5 分)	2	安置被检查者于舒适体位	
	3	告知被检查者检查结果,并依据检查结果列出护理诊断,做好健康教育	
合计	100		

附表 5 生命体征和神经系统评估的考核评分标准

项目	总分	考核要点	得分
素质要求（4分）	4	仪表端庄，服装整洁，态度和蔼，注意保暖	
评估（6分）	2	解释、自我介绍，被检查者配合程度	
	4	了解被检查者生命体征及神经反射情况	
操作前准备（5分）	3	环境准备：安静、舒适，以自然光线作为照明，注意保护隐私。被检查者取舒适体位	
	2	清点检查用物、洗手	
操作过程（80分）	2	体温（口表或腋表法）	
	2	脉搏（桡动脉测量）	
	2	呼吸（计数每分钟呼吸次数）	
	4	血压（体位正确、卷轴缠带注意松紧、位置、血压计位置、听诊器位置、注气、放气平衡、测量正确、汇报结果）	
	5	肌力分级评估：0级 1级 2级 3级 4级 5级	
	3	瘫痪的类型：单瘫 偏瘫 截瘫 四肢瘫痪 交叉性瘫痪	
	2	肌张力：肌张力增高 　　　　肌张力降低	
	10	检查肱二头肌反射	
	10	检查膝反射	
	10	检查巴彬斯基征（Babinski征）	
	10	检查颈强直	
	10	检查克尼格征（Kernig征）	
	10	检查布鲁津斯基征（Brudzinski征）	
操作后（5分）	2	安置被检查者于舒适体位	
	3	告知被检查者检查结果，并依据检查结果列出护理诊断，做好健康教育	
合计	100		

附表6 心电图操作评分标准

项目	总分	考核要点	得分
素质要求 （5分）	2 3	服装、鞋帽整洁，洗手 仪表大方，举止端庄，态度和蔼可亲	
评估 （2分）	2	了解病史，并告知患者做心电图的目的 了解患者的身体状况及配合程度	
用物准备 （10分）	3 3 4	心电图机、导联线、电极球（至少3个） 检查心电图机性能 治疗盘：导电胶或75%乙醇（酒精）或盐水棉球、剪刀、胶水、心电图报告单及封面，备大毛巾	
操作前准备 （13分）	2 4 3 2 2	自我介绍，核对患者（床号、姓名） 解释目的：诊断、治疗指导 操作须知：平静呼吸、放松、不能走动 环境准备：关门、窗，拉围帘（必要时） 体位（平卧、放松），脱手表，嘱患者脱袜	
操作步骤 （50分）	2 2 4 10 4 2 3 18 5	暴露两手腕内侧、两下肢内侧，解松衣纽 注意保暖 涂上导电胶（可用盐水或乙醇棉球代替） 正确接上导联线　先接肢导联，后接胸导联，金属面朝内侧 开机 观察指针 打定准电压 正确描记各导联心电图变化 观察面色，询问有何不适反应	
整理用物 （10分）	10	协助患者穿好衣服，扶助上、下床 注意保暖，保护隐私 关机 去除导联线 擦净导电胶 整理，洗手	
记录（5分）	5	按导联顺序剪贴一份心电图，并注明导联	
熟练程度 （5分）	5	按时完成操作	
总得分 （100分）	100		

（王　骏　陈淑英）

图书在版编目(CIP)数据

健康评估考题解/王骏,陈淑英,林彬主编. —上海:复旦大学出版社,2013.9(2019.1 重印)
ISBN 978-7-309-09952-2

Ⅰ.健… Ⅱ.①王…②陈…③林… Ⅲ.健康-评估-医学院校-题解 Ⅳ.R471-44

中国版本图书馆 CIP 数据核字(2013)第 172060 号

健康评估考题解
王　骏　陈淑英　林　彬　主编
责任编辑/肖　英

复旦大学出版社有限公司出版发行
上海市国权路 579 号　邮编:200433
网址:fupnet@fudanpress.com　http://www.fudanpress.com
门市零售:86-21-65642857　团体订购:86-21-65118853
外埠邮购:86-21-65109143　出版部电话:86-21-65642845
上海春秋印刷厂

开本 787×1092　1/16　印张 20　字数 468 千
2019 年 1 月第 1 版第 3 次印刷

ISBN 978-7-309-09952-2/R·1335
定价:49.00 元

如有印装质量问题,请向复旦大学出版社有限公司出版部调换。
版权所有　　侵权必究